LE TAPING

Les auteurs

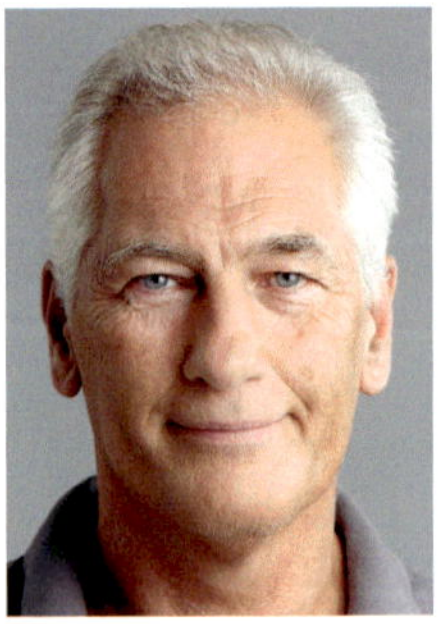

Né en 1954, John Langendoen est physiothérapeute, diplômé en acupuncture et en physiothérapie du sport. Il enseigne la thérapie manuelle. Il est également membre du comité standard de l'association de la thérapie manuelle internationale IFOMPT, ainsi que fondateur et copropriétaire de « Therapy4U Physiotherapie und Training », à Kempten (Allgäu), en Allemagne.

Il a découvert le kinésio-taping auprès de l'équipe nationale de football coréenne pendant la Coupe du monde de football en 2002. Le suivi d'athlètes de haut niveau et d'équipes sportives (équipe de hockey russe, équipes de football sud-coréenne et iranienne) lui a offert la possibilité d'expérimenter des applications de taping fonctionnelles.

La relation entre les bandes adhésives élastiques et la façon de procéder en thérapie manuelle et en physiothérapie du sport l'ont amené à concevoir une nouvelle méthode appelée Kinematic Taping®, un taping fonctionnel qui utilise des bandes élastiques.

John Langendoen enseigne le taping dans plus de 15 pays (Finlande, Afrique du Sud/Swaziland, Kazakhstan, Russie, Italie, Angleterre, etc.).

Il a fondé l'International Kinematic Taping Academy (IKTA), qui compte actuellement 21 membres et équipes d'enseignants dans sept pays.

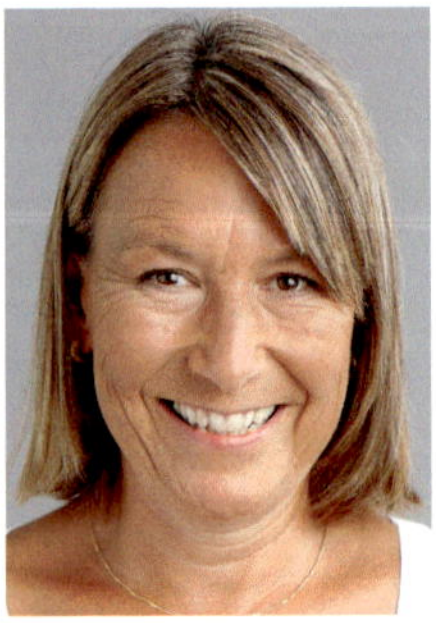

Née en 1956, Karin Sertel est physiothérapeute. Elle est très expérimentée dans le domaine de la thérapie cranio-sacrale (Concept Maitland®) qu'elle pratique sur les enfants et les adultes.

Elle est notamment coach dans le domaine de la psychosomatique et organise également des soirées de méditation et des séminaires en petits groupes réservés aux femmes, à Kempten, en Allemagne.

Son mari, John Langendoen, lui a transmis le virus du taping. Depuis 30 ans, elle incite ses patients à se prendre en charge. Le taping « à pratiquer soi-même » a pris une grande importance au sein de son cabinet.

LE TAPING

Plus de 70 applications à poser soi-même pour soigner efficacement plus de 160 troubles et pathologies

John Langendoen, Karin Sertel

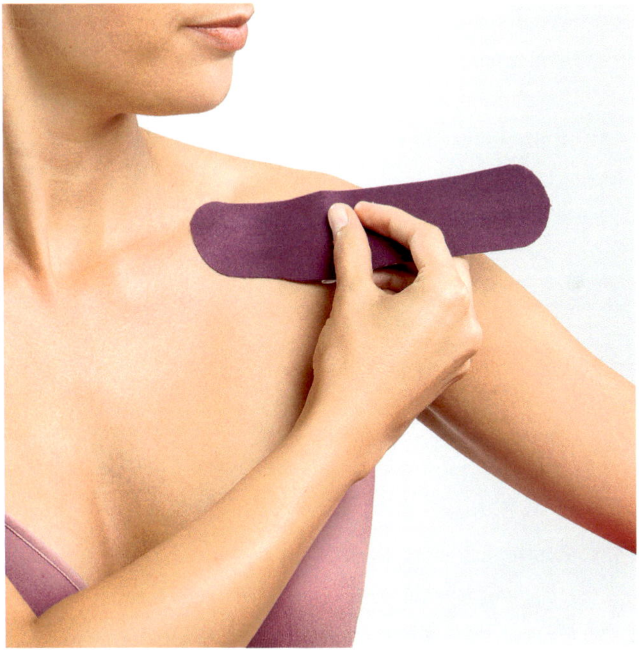

VIGOT

7 Préface

9 Ce que vous devez savoir sur le taping

10 Qu'est-ce que le taping ?

15 Comment agit le taping ?

21 Les fondements du Kinematic Taping®

24 Comment fonctionne le taping ?

29 Le rôle des couleurs

35 Comment préparer les bandes et les appliquer

48 Des applications adaptées aux différentes situations

61 Les applications de la tête aux pieds

62 Application LY : Application lymphatique

64 Application H2 : Hématome (1)

66 Application H3 : Hématome (2)

68 Application D2 : Douleurs

70 Application C5 : Cicatrices récentes

72 Application C4 : Cicatrices anciennes

74 Application V2 : Voûte plantaire longitudinale

76 Application V3 : Voûte plantaire transversale

78 Application H1 : Hallux valgus

82 Application C2 : Cheville (1)

84 Application C3 : Cheville (2)

86 Application T1 : Tendon d'Achille, mollet

88 Application P3 : Plante du pied

90 Application M4 : Muscle tibial postérieur

92 Application M3 : Muscle tibial antérieur

94 Application M9 : Muscles de la jambe

96 Application G2 : Genou, flexion

98 Application G1 : Genou, extension

100 Application G4 : Genou, rotation externe

102 Application G5 : Genou, rotation interne

104 Application G3 : Genou, ligament latéral interne

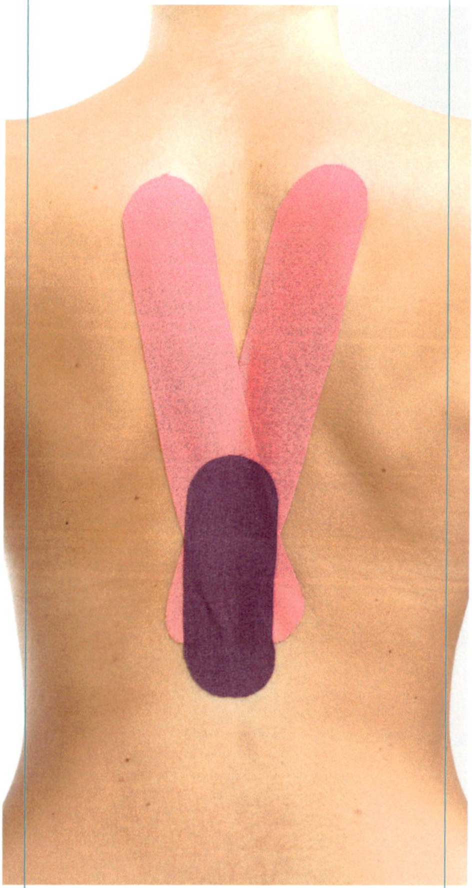

Des effets multiples

C'est surtout la couleur des bandes qui saute immédiatement aux yeux. Certains prétendent qu'elle peut avoir une certaine action sur la douleur. Toutefois, les effets du taping reposent essentiellement sur l'élasticité de la bande adhésive, qui se comporte comme une seconde peau. Vous parviendrez ainsi à des résultats variés : les œdèmes et les hématomes se résorberont plus rapidement, vous réussirez à détendre les muscles, à soulager les douleurs et vous gagnerez en souplesse. Le taping traite de nombreux problèmes physiques.

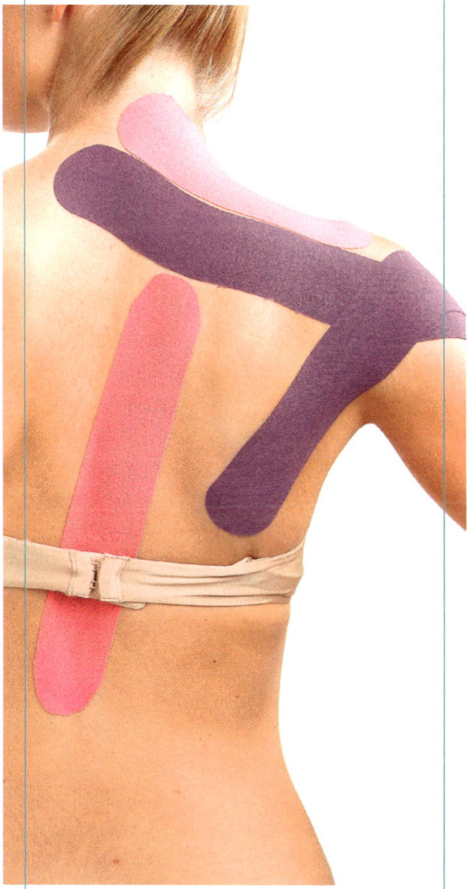

Un emploi facile

Ce qui est formidable avec le taping, c'est qu'on peut le pratiquer soi-même. Vous pourrez ainsi soigner une entorse, des douleurs menstruelles, un rhume, un lumbago, une épicondylite et des douleurs au niveau du genou ou de la hanche en appliquant vous-même les bandes élastiques. Dans le présent ouvrage, vous trouverez 80 applications visant à traiter différents troubles. Référez-vous aux explications détaillées et aux photographies.

106 Application M1 : Muscle sartorius
108 Application Q1 : Quadriceps
110 Application R8 : Rotule (1)
112 Application R9 : Rotule (2)
114 Application R10 : Rotule (3)
116 Application R11 : Rotule (4)
118 Application C11 : Cuisse, face externe
120 Application M17 : Muscles ischio-jambiers
122 Application N2 : Nerf sciatique
124 Application M8 : Muscles adducteurs de la cuisse
126 Application M15 : Muscles fléchisseurs de la hanche
128 Application A2 : Articulation de la hanche
132 Application M13 : Muscles fessiers
134 Application P2 : Plancher pelvien
136 Application S1 : Sacrum
138 Application B1 : Bas-ventre
140 Application A1 : Abdomen
142 Application R2 : Rachis lombaire (1)
144 Application R3 : Rachis lombaire (2)
146 Application R5 : Redressement du bassin
148 Application M19 : Muscles obliques de l'abdomen
150 Application M10 : Muscles droits de l'abdomen
152 Application R4 : Rachis thoracique
154 Application D1 : Diaphragme
156 Application I1 : Insuffisance respiratoire
158 Application C8 : Côtes
160 Application A5 : Articulation métacarpo-phalangienne
162 Application A4 : Articulation en selle du pouce
164 Application T2 : Tendons du pouce
166 Application A6 : Articulations des doigts
168 Application M16 : Muscles fléchisseurs des doigts

170 Application M12 : Muscles extenseurs des doigts
172 Application P5 : Poignet
174 Application C10 : Coude, flexion
176 Application C9 : Coude, extension
178 Application M14 : Muscles fléchisseurs de l'avant-bras
180 Application M11 : Muscles extenseurs de l'avant-bras
182 Application R6 : Rotation de l'avant-bras (1)
184 Application R7 : Rotation de l'avant-bras (2)
186 Application N1 : Nerf médian
188 Application E1 : Épaule
190 Application C6 : Coiffe des rotateurs (1)
192 Application C7 : Coiffe des rotateurs (2)
194 Application O1 : Omoplate
196 Application M5 : Muscle trapèze (1)
198 Application M6 : Muscle trapèze (2)
200 Application M2 : Muscle deltoïde
202 Application M20 : Muscles pectoraux
204 Application R1 : Rachis cervical
206 Application M7 : Muscle trapèze (3)
208 Application C1 : Céphalées
210 Application P6 : Première côte
212 Application P4 : Plexus brachial
214 Application V1 : Vertèbres cervicales
216 Application P1 : Plancher buccal, cou
218 Application M18 : Muscles masticateurs
220 Application A3 : Articulation de la mâchoire
222 Application N3 : Nerf trijumeau
224 Application N4 : Nez et sinus

227 Taping et points spéciaux

245 Index

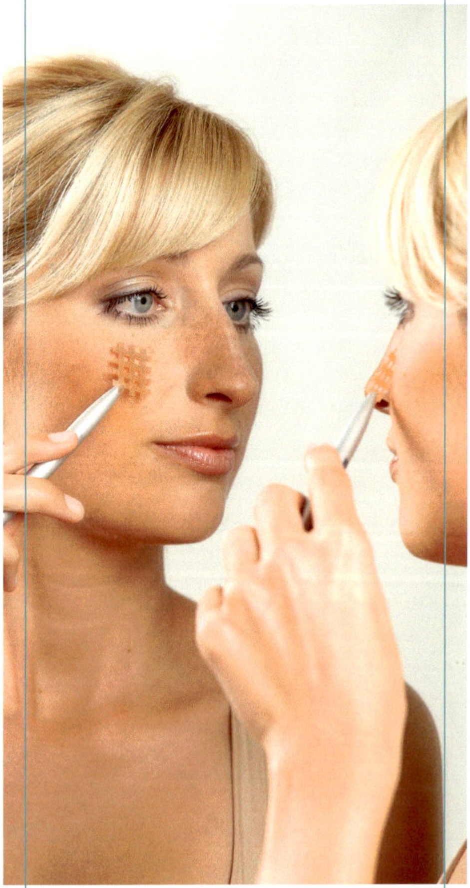

Traiter les points spéciaux

En plus des bandes de taping, nous vous présentons des petits pansements magnétiques et des grilles pour taping que vous pourrez appliquer en toute discrétion sur le visage, par exemple. Une bonne manière de traiter les points douloureux, les points *trigger* et les points d'acupuncture. Vous pourrez également combiner les petites et les grandes bandes pour traiter des céphalées, une sinusite, des contractures musculaires, des douleurs à la hanche et bien d'autres maux encore.

Chers lecteurs, chères lectrices,

Avez-vous l'habitude de vous déplacer avec des bandes de taping sur les bras et les jambes ou bien les avez-vous déjà vues sur vos amis ou vos collègues ? Le taping vous a-t-il déjà été recommandé ou bien ce mot vous est-il familier en raison des émissions sportives que vous avez regardées ?

Que vous ayez ou non testé le taping, cet ouvrage vous invite à découvrir les multiples possibilités que cette technique vous offre afin de vous soigner par vous-même. Vous pourrez ainsi apaiser des douleurs, dénouer des tensions, soigner des hématomes, des crampes, des œdèmes, des déchirures, des entorses, des fragilités ligamentaires, des problèmes articulaires, des douleurs dues à l'arthrose ou aux menstruations, des céphalées, des problèmes de grincement de dents, pour ne citer que quelques exemples. Pour cela, il vous suffira de vous procurer une bande élastique de 5 cm de large.

Le taping et les nombreuses possibilités qu'il offre à chacun d'entre nous sont fascinants. C'est pourquoi nous avons rédigé ce livre à l'intention des débutants. Soyez rassuré, vous n'aurez besoin d'aucune compétence médicale particulière. Ces pages vous donneront toutes les indications nécessaires pour soigner votre conjoint, un ami ou vous-même de manière efficace, en utilisant le taping. Le premier chapitre vous expliquera ce qu'est le taping, son fonctionnement, ses champs d'application et ses modalités. Le deuxième chapitre recense 80 applications que vous pourrez mettre en place vous-même ou avec l'aide de votre partenaire sur les zones plus difficiles d'accès, comme le dos. Elles vous sont présentées en texte et en images, de manière détaillée, étape par étape. Vous pourrez ainsi les reproduire où que vous soyez.

La technique du taping nécessite un peu d'entraînement et de familiarisation. Mais vous parviendrez rapidement à vous soigner, à vous auto-rééduquer et à faire de la prévention grâce à ces petites bandes de couleur magiques !

Kempten, octobre 2011

Karin Sertel et John Langendoen

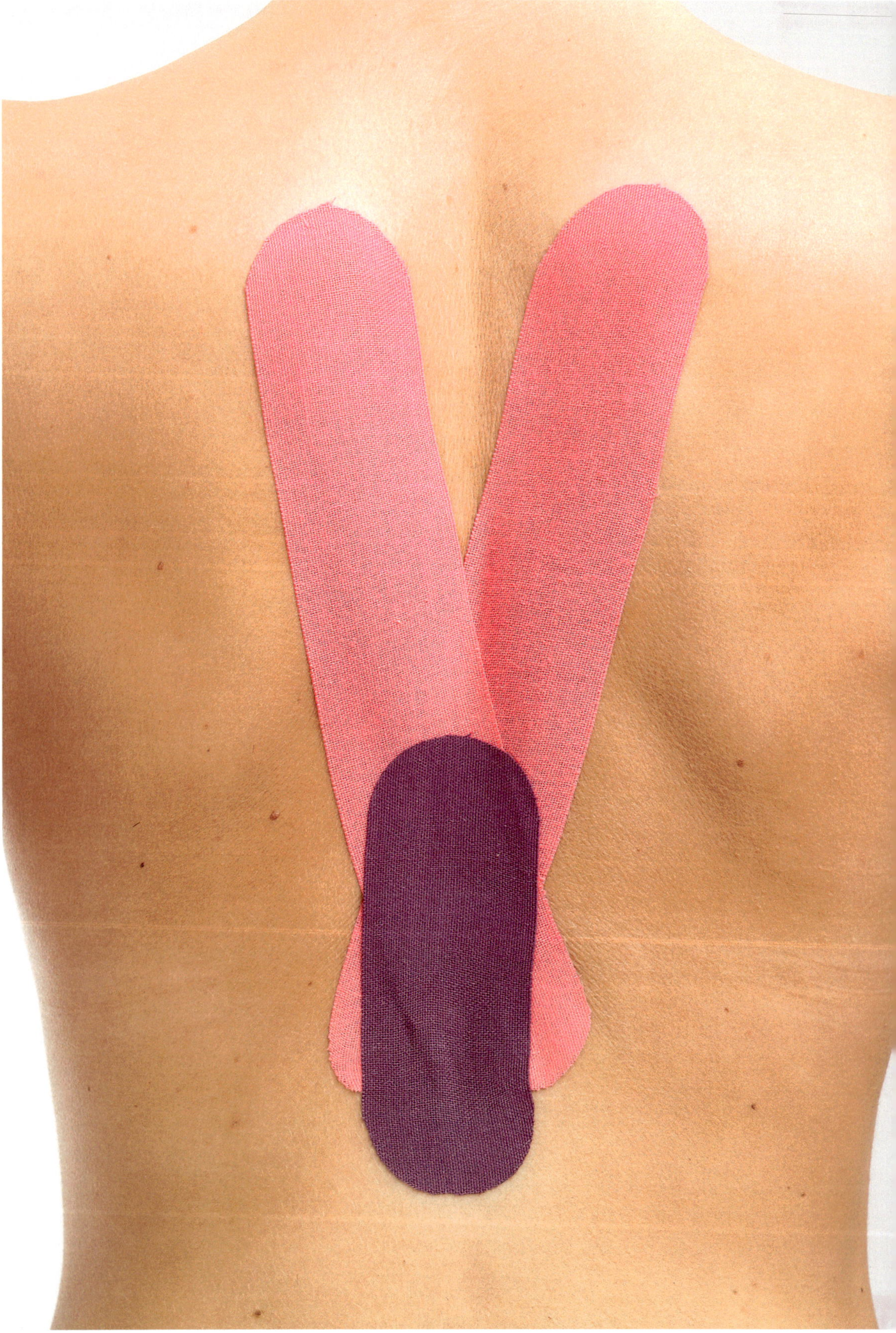

Ce que vous devez savoir sur le taping

Même si ce manuel pratique a été conçu pour vous permettre de vous soigner efficacement par le taping, une introduction théorique à cette technique s'impose. Il est important en effet de savoir d'où elle vient et comment elle fonctionne.

Qu'est-ce que le taping ?

Originaire du Japon, le taping s'est d'abord répandu aux États-Unis avant de gagner l'Europe. Ce sont surtout les couleurs vives des petites bandes élastiques qui ont contribué à faire la notoriété de cette technique.

Dans les émissions et les compétitions sportives, lors d'un jogging en forêt ou même de courses au supermarché, il est fréquent de croiser des personnes arborant de petites bandes colorées, qui sont déjà des adeptes du taping. Toutefois, pour plus de discrétion, d'autres préfèrent les bandes de couleur chair, blanche ou noire.
Que signifie « taping » exactement ? Le taping fait référence à l'application de bandes adhésives (*tape* en anglais). Ces bandes sont appliquées directement sur la peau. Il existe des bandes élastiques, mais aussi des bandes non extensibles.

Important

Les effets et l'emploi de ces deux types de bandes sont différents. Dans cet ouvrage, nous traitons essentiellement de l'application de bandes élastiques.

Mais à quoi servent-elles et dans quels cas faut-il les employer ? La technique du taping permet surtout d'apaiser la douleur. Quand on souffre moins, on peut bouger davantage, ce qui contribue à réduire encore la douleur. La douleur est le principal symptôme que l'on traite par le taping. Cela signifie que partout où elle survient, le taping peut agir. La plupart de ceux qui ont recours au taping ressentent des douleurs qu'ils tentent d'apaiser. Celles-ci peuvent avoir différentes causes. Il peut s'agir de crampes, de problèmes musculaires divers (contusion ou déchirure), d'œdèmes (par exemple après une piqûre d'insecte), de raideur articulaire ou encore de problèmes de cicatrisation.

Moins de douleurs, plus de mobilité

La foulure d'une cheville est un cas de blessure fréquent sur laquelle le taping est particulièrement efficace. Après l'application des bandes élastiques, le patient peut aussitôt se remettre à marcher presque normalement. Cela est dû au fait que le taping empêche les mouvements douloureux. L'articulation concernée est alors guidée et maintenue, et ne risque plus de se tordre.

De plus, les bandes permettent au pied de bouger sans avoir mal. Selon ce principe, il est possible de traiter toutes les zones du corps qui ont besoin d'être maintenues et stabilisées. Grâce au taping, on peut protéger les tissus blessés sans limiter la mobilité.

Le taping traite aussi très efficacement les contractures musculaires. De nombreuses personnes souffrent au niveau de la nuque, des épaules et du dos. Appliquées sur ces zones, les petites bandes élastiques permettent de bouger sans avoir mal. Dans le cas de contractures musculaires au niveau du dos qui empêchent le patient de se pencher, le taping contribue à détendre les muscles concernés. Si bien que lorsqu'on se penche, l'action des bandes apaise la douleur. Cet effet est perceptible et mesurable aussitôt après l'application des bandes. Quand on s'incline, on arrive généralement beaucoup plus facilement à toucher le sol avec ses doigts.

Le taping agit sur la douleur liée au mouvement. Il vise à réduire la douleur afin de permettre une plus grande mobilité. Dans de nombreuses situations, le fait de bouger pourrait apaiser la douleur. Pourtant, quand nous souffrons, nous avons tous tendance à cesser de bouger afin d'immobiliser la zone du corps douloureuse dans le but de la protéger. Il est toutefois conseillé d'identifier les mouvements qui ne font pas souffrir et d'évaluer dans quelle mesure le fait de reproduire certains mouvements douloureux finit par apaiser la souffrance. Le traitement de la douleur par le mouvement – passif ou actif – relève du savoir-faire des physiothérapeutes.

Plus de 80 % d'entre nous souffrent du dos une ou plusieurs fois dans notre vie. Les douleurs lombaires sont souvent si fortes que nous n'avons plus du tout envie de bouger. La peur de la douleur aiguë nous incite à nous immobiliser, voire à rester couché. J'en ai moi-même fait l'expérience. Or l'application des bandes élastiques sur les lombaires et le bassin me confère une telle sensation de maintien que je suis capable de bouger et de me déplacer et ainsi de vivre mon quotidien quasi normalement. Je garde les bandes pendant près d'une semaine.

En cas de hernie discale, par exemple, le taping peut largement contribuer à retrouver rapidement une certaine mobilité. Aujourd'hui, on sait que pour traiter ce type de pathologie, il faut favoriser des mouvements ciblés, alors que l'on conseillait autrefois au patient de s'allonger pour se ménager.

Important

Dans de nombreux cas, le mouvement est le meilleur traitement qui soit. Le taping ne remplace pas le mouvement, mais c'est un excellent moyen de limiter ceux qui sont douloureux tout en préservant une certaine mobilité afin d'apaiser la douleur.

Un vaste champ d'application

Le taping peut être efficace à chaque stade de l'arthrose, pathologie qui provoque des douleurs limitant les mouvements. Quand, par exemple, l'arthrose entrave la mobilité du pouce et que le fait de saisir une bouteille, d'ouvrir une boîte de conserve ou d'essorer une éponge devient douloureux, on peut traiter l'articulation concernée par l'application de bandes. Celles-ci limiteront les mouvements douloureux et favoriseront ceux qui ne le sont pas.

Usure articulaire. Souvent, les patients souffrant d'usure articulaire commencent à ressentir des douleurs quand ils rentrent le soir chez eux et se retrouvent au calme. Là encore, le taping peut être efficace parce qu'il réduit le déséquilibre musculaire et ménage les articulations douloureuses. Prenons un exemple concret : les douleurs au niveau du genou. Les efforts que doit fournir le genou chaque fois que l'on monte les escaliers, que l'on s'assoit, que l'on se lève ou que l'on s'accroupit sont plus supportables quand une bande adhésive modifie le mouvement de rotation de la jambe par rapport à la cuisse. Toutes les articulations et vertèbres touchées par l'arthrose ou victimes d'inflammation peuvent être ainsi traitées par le taping.

Contractures. Grâce au taping, les muscles qui sont contractés peuvent se détendre. La contracture des muscles situés sur la face postérieure de la cuisse (ischio-jambiers), fragilisés chez des sportifs comme les footballeurs, entraîne souvent des effets douloureux au niveau des lombaires. La pose de bandes adhésives peut permettre de compenser en sollicitant davantage des muscles plus faibles, tels que les quadriceps après une opération du ligament croisé. Des contractures musculaires peuvent également survenir lorsque des nerfs sont touchés, en cas de sciatique par exemple. De longues bandes adhésives appliquées sur deux articulations sont susceptibles de soulager la douleur et de détendre les muscles.

Céphalées. Nombreuses sont les personnes qui souffrent régulièrement de céphalées. Il existe 14 catégories de céphalées, elles-mêmes divisées en sous-catégories. Celles qui sont liées aux mauvaises postures que l'on adopte au quotidien peuvent être traitées efficacement par le taping.

Douleurs menstruelles. Les femmes peuvent souvent parvenir à soulager les douleurs menstruelles en appliquant des bandes adhésives horizontales et/ou verticales au niveau du bas-ventre.

Gonflements. Le taping est aussi très efficace contre les œdèmes et les hématomes. C'est notamment le cas pour ceux du mollet ou de la cheville, en cas d'entorse ou suite à un coup de pied reçu au football ; de même pour l'œdème des bras après une opération des seins et des ganglions.

Rhume. En cas de rhume ou de sinusite, on peut appliquer une bande sur la zone concernée pendant la nuit. Il est ainsi plus facile d'évacuer les mucosités. Le nez se débouche progressivement et l'on peut respirer plus normalement.

Le tableau suivant vous offre un aperçu des domaines d'application du taping. Dans le cas de pathologies lourdes ou de douleurs, il est possible de combiner les traitements. Le taping peut venir en complément de séances de physiothérapie ou d'un traitement médicamenteux. Après une opération, le taping facilite la récupération. Dans ce cas, il s'ajoute au traitement prescrit, tandis que, pour soigner les petites douleurs quotidiennes, il peut être employé seul.

Domaines d'application du taping

Champ d'application	Indications	Objectif du traitement
Douleurs	Douleurs de l'appareil locomoteur : - Douleurs musculaires - Points *trigger* - Crampes - Contusions et déchirures musculaires - Contractures musculaires - Douleurs articulaires - Limitation des mouvements - Instabilité articulaire - Douleurs névralgiques, comme les douleurs sciatiques - Certaines céphalées Douleurs au niveau du ventre et du bas-ventre, comme les douleurs menstruelles	Soulager la douleur et améliorer la mobilité
Gonflements et œdèmes	- Gonflements en cas de problèmes musculaires et articulaires - Abcès après une extraction dentaire - Œdème lymphatique, après une opération, par ex. - Sinusite	Contribuer à la résorption des œdèmes et accélérer la guérison Favoriser la rééducation
Cicatrices	Cicatrices récentes pour favoriser la guérison Cicatrices anciennes boursouflées, dites chéloïdes, ou qui démangent	Favoriser la guérison et traiter les démangeaisons
Aide à l'entraînement	- Échauffement d'un muscle - Coordination - Contrôle dynamique/stabilité - Force	Améliorer le mouvement Accroître l'endurance
Prévention	Prévention, pour fortifier par exemple le poignet ou la cheville lors d'un entraînement Lors d'efforts soutenus et inhabituels Pour voyager et faire de la montagne	Prévenir les blessures et les réactions à l'effort Favoriser la rééducation

Un traitement sans effets secondaires

Le taping agit sans substances chimiques ou pharmaceutiques susceptibles de nuire au métabolisme. Quand nous souffrons du genou, nous pouvons prendre des comprimés, nous faire faire une injection ou nous traiter par le taping. En cas de prise médicamenteuse, des effets secondaires peuvent survenir. Au pire des cas, le taping peut déclencher des réactions cutanées, lorsque la peau est trop sensible ou que le matériel employé est de mauvaise qualité. Il peut aussi arriver qu'il ne provoque aucune amélioration parce que les bandes ne sont pas posées correctement. Grâce au taping, en revanche, on peut parvenir à réduire les doses médicamenteuses. On peut même combiner cette technique avec d'autres méthodes, comme la thérapie manuelle, l'aromathérapie, l'acupression ou la thérapie par champs magnétiques pulsés.

Taping et physiothérapie

Le taping peut contribuer à optimiser les résultats liés à des séances de physiothérapie. Si vous vous rendez deux fois par semaine chez un physiothérapeute, vous pouvez éventuellement perdre une partie des acquis entre les deux séances. Or le taping peut remédier à cela. Le fait que les progrès soient poursuivis de manière continuelle permet aux séances de physiothérapie d'atteindre plus rapidement leur but, ce qui est souhaitable aussi bien pour le patient que pour le thérapeute.

Nos patients nous rapportent souvent les effets bénéfiques du taping. Ils se sentent plus sûrs d'eux, notamment lorsqu'une articulation instable est à l'origine des douleurs. En gagnant en stabilité et en sécurité, ils peuvent se permettre de fournir plus d'efforts. Le taping les rend plus autonomes, ce qui est l'un des effets particulièrement recherchés tant par les physiothérapeutes que par les patients. Ces derniers sont moins dépendants du thérapeute qui leur pose les bandes adhésives le temps qu'ils apprennent à le faire eux-mêmes. Nombre d'entre eux découvrent les effets du taping par l'intermédiaire d'un cabinet médical et désirent mettre eux-mêmes cette technique en pratique. Ils emportent alors chez eux des rouleaux de bandes afin de pouvoir les appliquer en voyage ou en vue de séances de sport.

D'après l'expérience que nous en avons, cette autonomie est motivante pour les patients. Ils se prennent ainsi davantage en charge. Les bandes adhésives colorées les aident à se souvenir des exercices qu'ils ont à faire régulièrement. Le taping améliore quasi spontanément la motivation et la prise en charge personnelle (« compliance »).

Comment agit le taping ?

Les effets immédiats du taping sont souvent surprenants pour les néophytes. Aussitôt après l'application des bandes, on peut ressentir un apaisement notable de la douleur et une amélioration de la mobilité. On parvient à lever le bras plus haut et l'on peut presque toucher le sol avec les doigts en se penchant. On peut aussi s'agenouiller plus facilement.

L'efficacité du taping est incontestable. Toutefois, on ne peut se contenter que d'hypothèses pour expliquer la manière dont il agit. En fin de compte, toutes les explications sont purement spéculatives, car nous ne disposons pas de justification scientifique. On peut simplement prouver qu'il a des effets bénéfiques sur le système lymphatique et sur la circulation.

L'apaisement de la douleur

La stimulation de certaines terminaisons nerveuses, des récepteurs qui se trouvent dans et sous la peau, nous paraît être un modèle explicatif très explicite. Ceux-ci nous permettent de percevoir des stimuli, par exemple des dangers potentiels susceptibles de nuire aux tissus (et de déclencher la douleur), les températures, les mouvements et les effleurements. Il existe même des « fibres de la caresse », qui réagissent aux effleurements très doux et qui remplissent également une fonction sociale dans les liens interhumains. Les caresses font du bien et sont bénéfiques en cas de problèmes physiques et psychologiques. Or le fait d'appliquer une bande adhésive sur la peau a des effets sur les récepteurs. Afin de bien se représenter les mécanismes possibles, il faut d'abord savoir que la peau est le plus grand organe du corps et qu'elle est composée de couches. À l'interface des différentes couches se trouvent une multitude de terminaisons nerveuses. Les récepteurs qui enregistrent les mouvements, la tension et la pression sont les plus importants pour le taping.

Si l'on applique une bande adhésive en tant que couche supplémentaire sur la peau, les couches dermiques pourraient se comporter différemment lors d'un mouvement, ce qui modifierait les signaux envoyés par les récepteurs localisés dans cette zone. Ces signaux sont envoyés vers la corne dorsale de la moelle épinière. La corne dorsale est l'entrée du système nerveux central et c'est par là que passent les signaux qui sont transmis au cerveau et qui sont perçus comme étant une douleur, une pression, une tension, du froid, du chaud ou un mouvement. Cette hypothèse de l'activation des signaux du mouvement sur les interfaces des couches tissulaires est jusqu'à présent celle qui explique le mieux les effets immédiats du taping (amélioration de la mobilité non douloureuse).

Pour éviter que le système nerveux ne s'habitue et ne s'adapte trop vite à des signaux persistants et monotones et que la bande adhésive n'agisse pas sur la durée, il semble important de bien choisir la position initiale

de manière à ce que la tension augmente ou diminue lors des mouvements.
On doit aussi faire en sorte que les mécanorécepteurs des capsules articulaires soient activés, surtout à la fin d'un mouvement, et que les récepteurs du tissu conjonctif le soient également, surtout pendant les mouvements.
La rapidité des signaux nerveux est également variable. Le fait que les signaux du mouvement et de l'effleurement parviennent plus rapidement à la moelle épinière que les impulsions douloureuses est une bonne chose pour nous, car les premiers semblent pouvoir réprimer les seconds. En outre, la position de la partie du corps à traiter et l'orientation des bandes influent sur l'efficacité du taping. C'est pourquoi nous avons décidé, dans la partie pratique, de traiter à chaque fois ces deux aspects. Il est parfois étonnant de constater, lorsqu'on applique les bandes, à quel point le moindre changement, au niveau de la tension à imprimer par exemple, peut en modifier les effets. Vous en saurez davantage sur ce que l'on appelle « tension » dans les pages suivantes.

Fonction de soutien

En imprimant une tension plus forte à la bande adhésive, il est possible de modifier le positionnement des structures osseuses. On peut, par exemple, grâce au taping, corriger la position de la clavicule pour que l'épaule ne soit plus douloureuse lors des mouvements du bras. Les Japonais ont fourni la preuve que l'on peut modifier la position des os du genou rien que par le taping, ce qui permet d'apaiser considérablement la douleur chez ceux qui ont des problèmes de genou. Il est également possible de faire pivoter la jambe vers l'intérieur ou l'extérieur. Toutes ces subtilités sont déterminantes pour la bonne efficacité du taping.

Le taping atténue les gonflements

Certaines études ont prouvé que le taping peut réduire considérablement les gonflements, tels que les hématomes consécutifs à un traumatisme ou les œdèmes secondaires de la lymphe. Les bandes adhésives semblent pouvoir favoriser la résorption d'un épanchement. Là encore, nous constatons qu'elles sont bénéfiques, mais nous ignorons comment elles agissent. L'effet sur le système nerveux décrit précédemment pourrait être l'une des explications. Il y a vraisemblablement une activation des cellules nerveuses du système nerveux autonome, qui ont pour mission de détendre et de resserrer les vaisseaux sanguins et donc de réguler la circulation sanguine. Il peut également y avoir une stimulation des processus physiologiques à l'endroit où l'on applique les bandes.
Contrairement aux applications qui servent à traiter les muscles, les nerfs et les articulations, celles qui visent à réduire les hématomes ou les œdèmes sont appliquées sans imprimer de tension et sur une zone du corps détendue. Lors des mouvements, la bande s'étire ou se plie et ondule sur la peau. Cette action pourrait, comme un drainage lymphatique manuel, accélérer l'évacuation de l'épanchement.

En cas de gonflements, le taping lymphatique est très efficace ! En cas d'épanchement aigu dû à la pratique d'un sport, l'application des bandes est devenue indispensable. Elle est également recommandée pour accélérer la régénération après l'effort.

L'ondulation de la peau pourrait aussi réduire la pression du liquide à l'intérieur des tissus qui se trouvent juste en dessous, ce qui aurait un effet positif sur la circulation : moins de pression sur le liquide → moins de douleur → le soulagement de la douleur permet une plus grande mobilité → une meilleure mobilité améliore la circulation lymphatique → une meilleure circulation lymphatique réduit le gonflement. Ce modèle explicatif est très répandu et il est souvent représenté sous forme de schéma sur la notice des boîtes de bandes de taping.

Les fonctions du taping

En principe, les bandes adhésives peuvent assurer les fonctions suivantes :

- Fonction de protection : limiter les mouvements pour protéger les tissus abîmés et pour éviter la douleur. Dans le domaine du sport, pour prévenir les blessures articulaires.
- Fonction de correction : modifier la position de structures osseuses afin d'améliorer le déroulement du mouvement et son amplitude et activer de ce fait le travail musculaire.
- Amélioration de la circulation sanguine : favoriser l'autoguérison du corps.
- Fonction de massage et de drainage lymphatique : pour stimuler localement la circulation des fluides.
- Activation des mécanorécepteurs : l'activité des récepteurs génère des signaux émis en direction du système nerveux central, qui peuvent inhiber la douleur, activer et détendre les muscles.
- Mémoire et bijou : les bandes que le patient voit et sent lui rappellent qu'il doit s'entraîner. Entre-temps, elles sont portées comme des bijoux, telle celle que l'on porte au poignet et dont la couleur rappelle celle du pull-over.

Les effets produits sont les suivants :

- La douleur diminue.
- Les mouvements se font plus facilement.
- Les muscles peuvent se détendre.
- Une mauvaise posture articulaire peut être rectifiée.
- Les gonflements diminuent.
- La guérison des structures blessées est accélérée.
- Le glissement des couches dermiques est modifié.
- Les douleurs névralgiques irradiantes peuvent être apaisées.
- Prévention : le taping peut renforcer les structures articulaires pour éviter par exemple de se tordre une cheville en faisant du sport ou lors d'un effort important.

Important

Les tissus parfaitement sains n'ont pas besoin de taping ! L'application de bandes adhésives n'a de sens que pour traiter les problèmes, les troubles fonctionnels et les tissus abîmés. Toutefois, il est possible de faire de la prévention pour protéger les articulations des sportifs, les chevilles des footballeurs notamment. En revanche, si vous traitez des muscles sains, vous n'obtiendrez aucune amélioration de la force ou de la fonction musculaire.

Quand le taping n'est-il pas adapté ?

Si le taping peut être employé pour traiter de nombreux problèmes physiques, blessures et douleurs, il ne peut remédier à toutes les pathologies.

Troubles non diagnostiqués. Avant de prendre toute mesure thérapeutique, il faut d'abord poser le bon diagnostic. Aussi longtemps que vous ignorez à quoi sont dues vos douleurs, vous ne devez pas avoir recours au taping. Consultez d'abord un médecin.

Plaies ouvertes. Les bandes adhésives ne doivent être appliquées que sur une peau saine et stable et jamais sur des plaies ouvertes, saignantes, purulentes ou inflammatoires. Cela vaut également pour les zones opérées. Les écorchures ou égratignures légères ne présentent aucune contre-indication. Dans de telles situations, à vous de voir comment vous ressentez les choses. Même si les bandes sont élastiques et qu'elles accompagnent les mouvements, le patient ressent une certaine tension sur la peau. Cette tension sera d'autant plus supportable que la peau sera intacte.

Peau fine, sensible et molle. Plus la peau et les tissus conjonctifs sont fermes et stables, mieux ils supporteront la tension exercée par les bandes. Il est préférable de renoncer au taping sur les peaux fines, molles ou ridées, ou du moins de ne pas imprimer de tension sous peine d'abîmer la peau et de provoquer des hématomes. Chez les personnes âgées ou dans le cas de prise médicamenteuse prolongée, de cortisone par exemple (glucocorticoïdes, stéroïdes) ou d'anticoagulants, la peau est trop fragile et le tissu conjonctif trop mou pour pouvoir supporter les bandes du taping. C'est moins l'âge que la qualité de la peau qui compte. Il faut également tenir compte de la zone du corps concernée. La peau de la face interne du bras et de la cuisse, par exemple, est plus fragile que celle du mollet ou du dos. Il faut donc être vigilant aussi bien quand vous appliquez les bandes que lorsque vous les enlevez. Généralement, plus les tissus sont fermes, plus le taping agit efficacement. Si les tissus adipeux sont trop importants et si la peau est molle, il fonctionne moins bien.

Pathologies de la peau et allergies. Si vous souffrez de névrodermite, d'eczéma ou de psoriasis, il faut éviter le taping. De même, chez les personnes qui ont la peau sensible, le colorant ou l'adhésif peut déclencher des allergies.

Œdèmes en cas de problèmes cardiaques. La technique du taping est tout à fait apte à traiter les œdèmes. En revanche, dans le cas d'œdèmes importants, il faut évaluer dans quelle mesure le cœur est capable de supporter un surcroît de travail. L'afflux accru de liquide qui parvient aux veines par l'intermédiaire du système lymphatique oblige le cœur à fournir plus d'efforts. Des complications pourraient survenir si le travail cardiaque est altéré.

Grossesse. De manière générale, on évite de prescrire le taping pendant les trois premiers mois de grossesse. Comme pour beaucoup de traitements, il s'agit d'une simple mesure de précaution, car rien ne prouve que cela soit nocif. En revanche, le taping est proscrit pendant les grossesses difficiles et en cas de contractions précoces. Quand la grossesse se déroule normalement, les femmes peuvent tout à fait profiter du taping pour soulager les douleurs qui surviennent fréquemment au niveau du dos et du bassin.

Autres contre-indications. Les principaux cas dans lesquels le taping est absolument contre- indiqué sont les suivants :
- Troubles avec fièvre non diagnostiqués ;
- Thrombose veineuse profonde ;
- Varices ;
- Tumeurs.

Fractures osseuses non traitées. En revanche, un taping adapté peut tout à fait venir en complément de soins médicaux pour traiter une fracture de la clavicule, des côtes, de l'os nasal ou de l'extrémité inférieure du péroné.

D'où vient le taping ?

Le taping « non élastique », qui est à l'origine du taping « élastique » auquel se réfère cet ouvrage, sert traditionnellement en physiothérapie à stabiliser les articulations blessées (immobilisation relative) et à protéger les structures articulaires. Les premiers bandages fonctionnels ont été employés dans l'Égypte ancienne et la Grèce antique. Il s'agissait de bandes de tissu que l'on trempait dans la résine. En durcissant, ces bandages immobilisaient la partie du corps concernée. À l'époque moderne, Gibney, un chirurgien new-yorkais, a mis au point le premier bandage fonctionnel qui porte son nom. Il utilisa le leukoplast inventé par Beiersdorf pour stabiliser les articulations.

Jenny McConnell

Le taping rigide fut introduit en thérapie manuelle orthopédique dans les années 1980 par l'Australienne Jenny McConnell. Son traitement global des problèmes de rotule est mondialement connu en physiothérapie. Elle employait un taping non élastique visant à influer sur la musculature. Toutefois, on a reconnu depuis les inconvénients pour la peau de cette technique rigide. On a donc ajouté une sous-couche appelée « *underwrap* » dans le milieu sportif afin de protéger la peau.

Mais ces bandes rigides restent relativement inconfortables, surtout en cas d'utilisation prolongée. Ces inconvénients et les problèmes circulatoires occasionnés nous ont amenés par conséquent à remplacer les bandes rigides par des bandes élastiques.

Kenzo Kase

Kenzo Kase, un chiropraticien japonais, fut le premier à employer le taping élastique. Dans les années 1970 et 1980, il mit au point, aux États-Unis puis à Tokyo, des bandes élastiques et adhésives.

Il a cherché à reproduire les propriétés de la peau afin de stimuler la circulation et le métabolisme pour accompagner le processus de guérison. Fondée sur les principes de la kinésiologie, sa méthode fut baptisée « kinésiotaping ».

Reconnaissable à ses bandes adhésives rouges et bleues, elle fit le tour du monde grâce à l'équipe japonaise de volley-ball lors des jeux Olympiques de Sidney en 2000, mais aussi grâce à Lance Amstrong, lors du Tour de France de 2001, et surtout par l'intermédiaire de l'équipe coréenne de football lors de la Coupe du monde de la FIFA de 2002, en Corée et au Japon.

Les premiers succès de la méthode de Kase mirent en évidence le fait de pouvoir soulager la douleur tout en favorisant le mouvement et la réduction des gonflements. Les bandes spéciales de Kase, découpées plusieurs fois et agissant sur la lymphe, sont également connues en Europe. Pourtant, de manière générale, les techniques japonaises et la kinésiologie ne sont pas toujours compatibles avec notre médecine occidentale. De même, nos manières de procéder et les concepts de la thérapie manuelle et de la physiothérapie restent peu répandus en Extrême-Orient. Il n'est donc pas étonnant que thérapeutes et médecins aient interprété le taping à leur façon en le nourrissant de leurs propres idées.

La méthode que nous avons mise au point, le Kinematic Taping®, se caractérise par le fait qu'elle repose sur les principes de la physiothérapie manuelle et que les physiothérapeutes peuvent tout à fait l'intégrer dans leur programme de soins, si cela leur paraît nécessaire. Vous avez peut-être vous-même découvert le taping au travers des séances de masso-kinésithérapie que vous avez suivies. Les pages suivantes vous permettront d'avoir une vue d'ensemble des fondements de notre méthode.

Les fondements du Kinematic Taping®

Le Kinematic Taping® associe les avantages du taping avec ses bandes élastiques et les principes de la thérapie manuelle internationale. C'est cette combinaison qui a permis de développer une méthode de taping efficace.

Physiothérapie

Nous avons d'abord développé le concept du taping pour répondre aux besoins des physiothérapeutes. Ces derniers soulagent les troubles physiques, fonctionnels et les problèmes qui limitent l'activité. Le rôle de la physiothérapie est de rétablir, d'améliorer ou de préserver les aptitudes au mouvement et les capacités fonctionnelles du corps humain en ayant recours à différentes techniques. Le physiothérapeute se consacre entre autres à l'appareil locomoteur en vue de :

- Réduire les contractures musculaires sur la durée.
- Faire travailler les muscles de manière ciblée.
- Remédier aux problèmes de déséquilibre musculaire.
- Rendre de la mobilité aux articulations trop raides.
- Soulager les douleurs articulaires.
- Corriger les mouvements.
- Et évidemment aussi pour traiter la cause du problème.

Le physiothérapeute traite les troubles fonctionnels. Ces derniers peuvent éventuellement relever d'un même diagnostic, mais s'exprimer différemment en fonction des patients. Ils nécessitent donc un traitement individuel adapté.

La physiothérapie propose essentiellement des mouvements et étirements passifs (techniques), des exercices actifs avec ou sans appareil (entraînement) et des techniques, telles que l'électrothérapie, l'hydrothérapie et la thermothérapie (glace ou chaleur). Le taping se présente donc comme un outil supplémentaire, qui vient en complément du traitement et que le patient peut employer lui-même. Il n'est en aucun cas conçu pour remplacer le traitement prescrit, mais il permet d'améliorer la mobilité et l'entraînement, et d'éviter les rechutes.

La thérapie manuelle

La thérapie manuelle nécessite pour les physiothérapeutes une formation de plusieurs années. Elle consiste à mieux comprendre les problèmes de l'appareil locomoteur et à les traiter de manière plus diversifiée. Le physiothérapeute apprend surtout différentes manipulations guidées par des tests bien spécifiques pour chaque patient. Les questions qui se posent sont les suivantes : quels sont les muscles, les articulations et les nerfs qui provoquent la douleur ? Quelle manipulation peut y remédier ? En thérapie manuelle, plus la thérapie est précise, meilleur est le résultat et plus rapides sont la convalescence et la guérison. Les exercices ciblés y contribuent fortement.

Le physiothérapeute vous donne ainsi les moyens de vous aider vous-même pour accompagner activement et de manière autonome le processus de guérison et prévenir les problèmes susceptibles de survenir. Malheureusement, la douleur met souvent un frein aux meilleures intentions du monde.

La cinématique

La cinématique, du grec « *kinêma* » (mouvement), est l'étude du mouvement de points et de corps dans l'espace. En thérapie manuelle, on examine les mouvements des articulations, des muscles et des nerfs douloureux à l'aide de tests bien particuliers.

Les articulations

Dans une articulation, deux os bougent l'un contre l'autre (arthrocinématique). L'arthrocinématique décrit ce qui se produit à l'intérieur d'une articulation lorsque les os se meuvent. Quand vous fléchissez le genou, par exemple, la jambe glisse vers l'arrière par rapport à la cuisse. Quand vous levez un bras, le haut du bras devrait normalement glisser vers le bas par rapport à l'omoplate. Chaque articulation possède des structures propres, qui déterminent les mouvements osseux. Dans le cas de l'épaule, par exemple, l'arthrocinématique est contrôlée par la musculature, tandis que dans le cas du genou, le pilotage s'effectue par l'intermédiaire des ligaments croisés.

Geoffrey Maitland (1924-2010) est un physiothérapeute australien, spécialiste de l'étude et du mouvement des os. D'après lui, plus l'arthrocinématique est favorable, meilleures sont les fonctions articulaires. Il a mis au point de nombreux tests et techniques, ainsi qu'un protocole d'examen clinique et de traitement tout à fait novateurs. Il a ainsi posé les bases de la thérapie manuelle anglo-australienne et s'est vu décerner de nombreuses récompenses. Il a notamment reçu le prix Mildred Elson de l'association mondiale de la physiothérapie et il est devenu membre de l'ordre « Member of the British Empire ». La fédération internationale de la thérapie manuelle IFOMPT décerne régulièrement le prix Geoffrey Maitland à des cliniciens d'exception.

Les muscles

Les muscles font bouger les articulations dans toutes les directions possibles et préservent les capsules et surfaces articulaires des sollicitations inutiles. Les déséquilibres musculaires peuvent occasionner des douleurs. Ce sont surtout les muscles contractés qui souffrent. Comme ils croisent souvent deux articulations, ils peuvent également provoquer des douleurs articulaires. Les pieds plats occasionnent fréquemment des douleurs aux genoux, surtout chez les femmes qui ont les genoux « cagneux » (en dedans) et font de la course à pied.

Certaines femmes ont participé activement au développement de la thérapie musculaire.

C'est le cas notamment de la Suisse Susanne Klein-Vogelbach, de l'Américaine Shirley Sahrmann et des Australiennes Carolyn Richardson et Gwendolyn Jull.
Elles enseignèrent que la musculation est rarement la solution, mais qu'il faut plutôt faire travailler les muscles faibles et atrophiés pour les détendre et les allonger. Les blessures musculaires ont, elles aussi, besoin d'un traitement et d'un taping adaptés.

Les nerfs

La neurodynamique est liée au comportement des nerfs. Les nerfs s'étendent sur de longues distances et peuvent à des endroits différents du stimulus occasionner des douleurs et des sensations d'engourdissement (au niveau d'un doigt ou d'un orteil). Les problèmes liés aux nerfs peuvent perturber notablement le mouvement d'une articulation, provoquer des douleurs articulaires et être à l'origine d'une contracture musculaire.

D'après Bob Elvey, un grand spécialiste australien des douleurs névralgiques, « les muscles protègent les nerfs ». Dans ce cas, l'étirement musculaire n'apporte rien, car on ne peut pas étirer les nerfs. En revanche, le taping fait souvent office de remède miracle.

Les gonflements

Les blessures peuvent provoquer des inflammations et des gonflements, ce qui accentue encore la douleur. Pour la soulager, on prescrit souvent des anti-inflammatoires, tandis qu'après une opération chirurgicale, on a recours au drainage lymphatique manuel. La rétention d'eau liée à la maladie ou à une opération des ganglions au niveau des bras et des jambes est un domaine où le drainage lymphatique manuel excelle. Pour traiter ce type de problème, le taping est également tout à fait adapté et de plus en plus répandu. Les spécialistes du drainage lymphatique sont très rigoureux dans l'application des bandes élastiques.

Le Kinematic Taping®

Venons-en à présent au taping, qui consiste à appliquer des bandes adhésives. Les caractéristiques du taping seront développées plus largement dans les pages suivantes. L'ensemble des explications précédentes ont donné naissance à ce que l'on appelle le Kinematic Taping® : un concept de taping avec des bandes élastiques, qui correspond aux principes de la physiothérapie et de la thérapie manuelle. Dans ce manuel, vous trouverez toutes les informations nécessaires sur les bandes adhésives et leur application.

Voici ce que vise le Kinematic Taping® :

- Détendre et allonger les muscles ;
- Faire travailler les muscles plus facilement ;
- Apaiser les douleurs névralgiques ;
- Obtenir une meilleure mobilité des articulations ;
- Soulager les douleurs et réduire les œdèmes.

Comment fonctionne le taping ?

Le taping est une méthode que vous pouvez utiliser vous-même dans plusieurs domaines. Cette technique s'apprend assez rapidement : plus vous en ferez l'expérience et plus elle vous paraîtra efficace. Mais vous avez peut-être déjà découvert ce qu'est le taping lors d'une séance chez le kinésithérapeute, à moins que vous n'ayez déjà suivi un cours.

Si vous découvrez cette méthode avec cet ouvrage, vous pourrez d'abord procéder à des applications simples afin d'acquérir l'adresse nécessaire et de parvenir à en ressentir les effets. Avant de traiter des douleurs, commencez par vous exercer sur des parties saines du corps. Nous vous recommandons de faire un taping lymphatique et un taping musculaire sur la cuisse.

Ne perdez pas patience si vous avez des difficultés lors des premières applications.

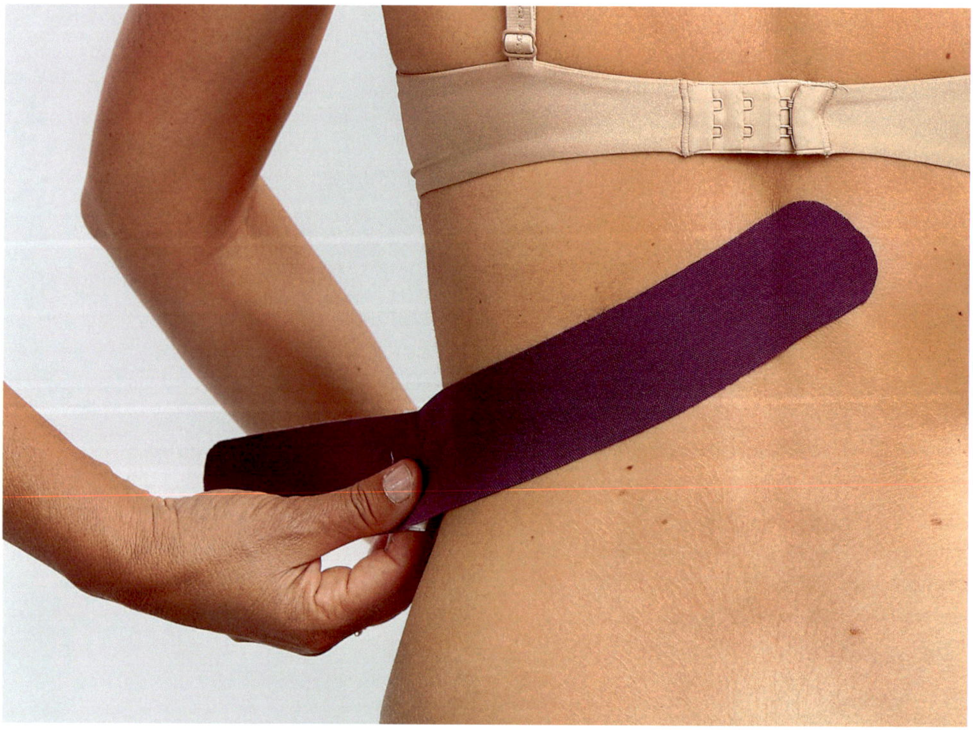

▲ Vous pourrez réaliser vous-même la plupart des applications présentées dans cet ouvrage. Pour les zones du corps difficiles d'accès, faites appel à un partenaire.

Dans les cours que nous donnons, les participants progressent généralement très rapidement après leurs premières tentatives. Ils perçoivent vite si la bande qu'ils appliquent est agréable à porter, si elle est placée au bon endroit et si les mouvements souhaités sont plus faciles à faire. Une application ne doit jamais être inconfortable ! Elle doit être agréable à porter immédiatement. Dans le cas contraire, elle aura forcément été mal posée. Si les troubles augmentent, cela signifie que les bandes n'ont pas été appliquées convenablement. Il faut alors les décoller aussitôt.

Pour certaines zones du corps, il est absolument nécessaire de se faire aider par un partenaire. On ne peut évidemment accéder seul à son propre dos, même en étant très performant d'un point de vue technique. Si votre partenaire connaît le principe du taping ou souhaite l'apprendre, vous pourrez vous aider mutuellement. Si ce n'est pas le cas, adressez-vous à un thérapeute qui maîtrise la méthode.

Vous pourrez toujours pratiquer le taping sur vous-même si vous connaissez la cause de vos douleurs. Si vous tombez, par exemple, et que la chute provoque un hématome, vous n'aurez pas forcément besoin de consulter un médecin, mais vous pourrez, à l'aide des bandes adhésives, faire rapidement disparaître l'hématome. Si vous avez une crampe résultant d'un entraînement prolongé ou d'un faux mouvement, il n'est pas non plus nécessaire de demander un avis médical avant de pouvoir vous soigner vous-même par le taping.

Important

N'hésitez pas à consulter un médecin si vous ressentez des douleurs inhabituelles et dont vous ne parvenez pas à expliquer la cause. Le taping ne remplace jamais une visite médicale en cas de troubles non diagnostiqués.

De quoi sont faites les bandes de taping ?

En général, les bandes de taping sont en coton. Le coton est un produit naturel, robuste et bien toléré par la peau. La qualité et la résistance des fils de coton sont importantes. Nous déconseillons l'achat de produits bon marché que l'on peut trouver à 5 euros. Si les bords de la bande sont irréguliers, cela signifie qu'elle n'est pas de bonne qualité. Elle risque de s'effilocher et ainsi de perdre en tenue et en efficacité. Les meilleures bandes de taping sont actuellement fabriquées en Corée. Elles mesurent généralement 5 cm de large sur 5 m de long. Un rouleau de bonne qualité coûte entre 7 et 12 euros. Il existe aussi des bandes de 2,5 et 7,5 cm de large et des rouleaux de 30 m. On peut également trouver des bandes prédécoupées de différentes formes, mais elles sont plus onéreuses. Depuis peu, des bandes élastiques en Nylon ont fait leur apparition sur le marché. Toutefois, elles n'apportent pas le même confort à la peau.

Élasticité

Pour obtenir l'élasticité souhaitée, on mélange des fibres synthétiques et élastiques. La partie synthétique contient 3 à 4 % d'élastine, avec une élasticité variable. Selon les marques, les bandes de taping sont extensibles dans la longueur de 40 à 75 %.

Il existe des bandes qui sont extensibles aussi bien dans la longueur que dans la largeur. Elles sont notamment adaptées au traitement des hématomes.

La colle

La colle est un acrylate qui est comparable à celui des pansements. Elle est disposée en vagues sur le tissu pour assurer un maintien maximum avec une quantité minimale. Un excès de colle pourrait irriter la peau et empêcher la circulation de l'air et la transpiration. En outre, il en resterait sur la peau, une fois la bande décollée. Avec une quantité insuffisante, la bande se décollerait spontanément.

Nous avons, nous-mêmes, d'excellents résultats avec les bandes 3NS TEX coréennes. Leur teneur en colle est de 0,18 %. Elles adhèrent très bien sans laisser de résidus quand on les retire.

L'acrylate est hypoallergénique. Il arrive toutefois que des patients ou des élèves qui suivent nos cours aient des réactions cutanées.

La colle est thermosensible, c'est-à-dire que son maintien est augmenté par la chaleur. On pose d'abord la bande, puis l'on contrôle sa position. On la frotte ensuite plusieurs fois avec la main pour activer la colle. La bande est ainsi fixée correctement.

Question de confort

Il est important que la bande de taping soit agréable à porter. Elle ne doit être ni douloureuse ni provoquer de sensations de brûlure. Elle ne doit ni vous serrer ni compresser les tissus. Si c'est le cas, cela signifie qu'elle n'a pas été posée convenablement. Tant que vous n'avez pas activé la colle, vous pouvez retirer la bande et l'appliquer une nouvelle fois. En revanche, si vous avez déjà activé la colle, vous ne pourrez plus repositionner la bande, car elle ne tiendra plus. Les bandes de taping ne sont pas réutilisables.

Tolérance de la peau

De manière générale, les bandes de taping sont hypoallergéniques. Toutefois, certaines personnes les supportent mal. À quoi cela est-il dû ?

La colle. La quantité d'acrylate utilisée est généralement bien tolérée par la plupart des patients. Les élèves qui suivent nos cours et qui ont des réactions cutanées sont souvent des personnes à tendance allergique. Si vous êtes conscient d'avoir une peau sensible, faites un test avec une bande afin de voir comment vous réagissez. Collez un petit morceau de bande sur une zone cachée pendant plusieurs jours.

- Si la peau vous démange immédiatement ou manifeste d'autres réactions allergiques, n'hésitez pas à retirer le morceau de bande. Le type de bande que vous avez choisi ne vous convient visiblement pas.
- Si vous n'avez aucune réaction particulière, gardez le morceau de bande plusieurs jours. Si des rougeurs apparaissent au moment où vous la retirez, ne vous inquiétez pas. Avec une peau fragile, ce phénomène est normal. Une peau qui enfle ou qui se modifie est par contre le signe d'une réaction allergique. Dans ce cas, optez pour un autre type de bande.

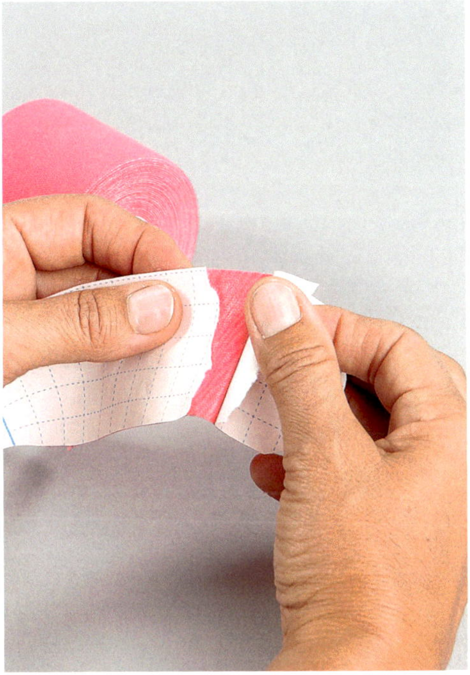

◂ Veillez à ne pas toucher le côté adhésif de la bande lors de son application.

Couleur. Il se peut que les pigments de couleur soient davantage en cause que la colle, car ils sont susceptibles d'être irritants. Certaines personnes ne supportent pas les bandes noires, d'autres les bandes rouges. Ce n'est pas toujours la même couleur qui pose problème. Si des vêtements d'une certaine couleur provoquent chez vous des réactions cutanées, évitez-la dans le choix des bandes. Testez-en éventuellement un petit morceau, comme expliqué précédemment. Souvent, le changement de couleur résout le problème. Certains fabricants laissent sécher plusieurs jours les bandes à l'air. Le processus d'oxydation rend alors la couleur et la colle plus supportables pour la peau. Parfois, il faut tester plusieurs marques de bandes de taping ou plusieurs couleurs avant de trouver celle qui convient.

Et la transpiration ?

Les bandes de taping sont perméables à l'eau et à l'air. Vous pouvez donc tout à fait transpirer en les portant. Si la bande est bien collée, la transpiration, même due à la pratique d'un sport, ne la décollera pas. Toutefois, la transpiration reste limitée à cet endroit.

Peut-on se doucher et nager avec une bande de taping ?

Oui, sans aucun problème. La douche quotidienne ne nuit pas aux bandes. Toutefois, leur maintien est moins important. Il faut donc être précautionneux en vous séchant et éviter de frotter les bords. Il suffit de tapoter les bandes avec une serviette-éponge. Si plusieurs bandes sont collées les unes par-dessus les autres, elles seront moins sensibles à l'humidité. Si les bandes vous paraissent trop froides, utilisez un sèche-cheveux ou enveloppez la zone du corps concernée pendant quelques instants dans une serviette-éponge. Cela vaut également pour la natation en piscine ou dans la mer. Les bandes de taping ne présentent aucune contre-indication et résistent au chlore et à l'eau salée.

La peau doit-elle être épilée ?

Oui, en cas de pilosité importante, la peau doit être épilée ou rasée, surtout quand le « tapis pileux » empêche le contact de la bande avec la peau. Ce contact est indispensable tant pour l'efficacité du taping que pour le maintien de la bande. Si vous collez la bande sur une zone très pileuse, celle-ci adhérera surtout aux poils. Vous aurez donc des sensations de pincement et des douleurs quand vous la décollerez, car elle arrachera les poils en même temps. Les hommes sont particulièrement concernés en raison de l'importance de leur système pileux. Le mieux est de raser ou d'épiler la zone concernée la veille ou quelques heures avant pour laisser le temps à la peau de récupérer. Chez beaucoup de femmes, le duvet pileux est à peine visible et les poils sont si courts et fins qu'ils ne sont pas gênants.

Durée de pose et maintien

Le temps de pose de la bande sur la peau dépend de l'effet que l'on souhaite obtenir et peut aller de quelques heures, le temps d'une séance de sport, à une semaine, en cas de problèmes au niveau des lombaires par exemple. Généralement, on ne conserve pas la même bande plus d'une semaine, car elle se distend à la longue. Soit on obtient, dans ce laps de temps, le résultat souhaité, soit on pose une nouvelle bande. Quand une bande est appliquée en imprimant une tension plus forte, elle tient moins longtemps. Plus la tension est importante, moins la bande tient. La tenue de la bande dépend aussi de l'activité du patient. Chez une personne très sportive ou active, elle risque de s'abîmer. En cas d'efforts intenses et prolongés, on peut éventuellement rajouter un peu de colle dessus, mais cela risque d'abîmer la peau. En fonction de la qualité de la colle, de l'usage que l'on fait de la bande et de la partie du corps concernée, la durée de la pose peut varier.

Comment décoller les bandes ?

Le mieux est de décoller les bandes sous la douche. Quand elles sont humides, il est plus facile de les retirer. Veillez toutefois à le faire dans le sens des poils. Si vous procédez en douceur, vous ne ressentirez pas de pincement. Le fait de retirer les bandes par à-coups peut provoquer des hématomes, surtout sur les zones sensibles, comme le creux du genou. Autrefois, des résidus de colle subsistaient sur la peau. On devait donc les nettoyer à l'eau et au savon ou avec une lotion alcoolisée. Aujourd'hui, la colle est si peu dosée et bien répartie qu'il ne reste plus rien. Si la peau rougit ou qu'elle est irritée, utilisez une lotion apaisante.

Le rôle des couleurs

Les multiples couleurs des bandes de taping ont contribué à leur notoriété. Concernant le rôle qu'elles jouent, les avis sont partagés. Certains leur accordent une grande importance, d'autres adaptent la couleur des bandes aux vêtements qu'ils portent et d'autres encore n'en tiennent pas du tout compte.

Il existe aujourd'hui 14 couleurs différentes. Le rouge (magenta) et le bleu (cyan) sont les premières à avoir fait leur apparition. Il y a également le beige, le noir, le rouge vif, le bleu (plus foncé), le blanc, le gris argenté, le mauve, l'orange, le jaune, le vert, le marron, sachant que certaines couleurs sont déclinées. Le magenta et le cyan sont les couleurs les plus connues. Avec le beige et le noir, ce sont les plus appréciées. Le mauve et l'orange ont de plus en plus de succès auprès des jeunes et des femmes.

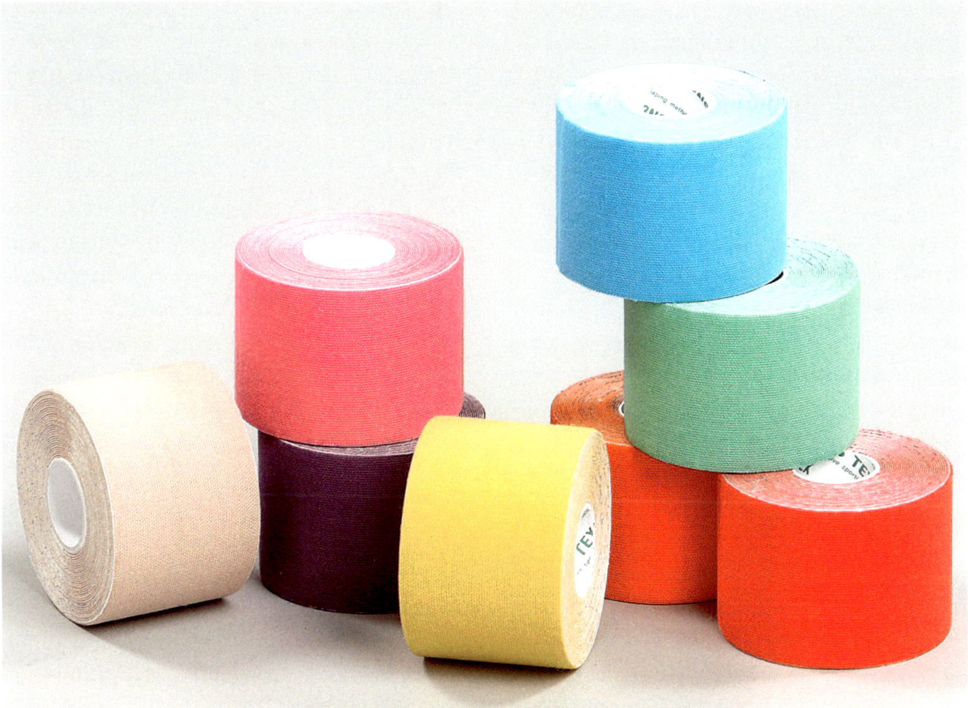

▲ Le choix des couleurs est important. Pour certains, cela se résume à une question de goût, tandis que pour d'autres, elles ont des effets bien particuliers.

Le choix de la couleur est-il important ?

Les effets du taping n'ont rien à voir avec le choix de la couleur. On pourrait croire que les bandes ont différentes propriétés ou degrés de résistance selon les couleurs. Pourtant, il n'en est rien, contrairement aux bandes de gymnastique Thera-Band®, dont les couleurs indiquent la résistance. Pour notre part, nous accordons une certaine importance aux couleurs pour des raisons différentes. Certains thérapeutes considèrent même qu'elles ont une action importante.

À l'origine, on recommandait le beige pour les nerfs, le magenta pour les méridiens et le cyan pour les muscles. On peut également partir de l'effet souhaité. Un muscle doit-il être soutenu dans son travail ou doit-il être plutôt détendu ? Le flux énergétique d'un méridien doit-il être stimulé ou au contraire freiné ? On attribue généralement une action stimulante aux couleurs chaudes comme le rouge, le magenta et l'orange, et une action apaisante aux couleurs froides comme le bleu et le cyan.

C'est aujourd'hui une quasi-évidence que les couleurs ont un effet sur l'homme. En revanche, la prise en considération de la psychologie des couleurs dans le cadre du taping est contestée. Il n'existe pas d'études prouvant que la couleur des bandes a des effets particuliers. Toutefois, nous souhaitons vous soumettre nos réflexions sur les caractéristiques des couleurs.

Les caractéristiques des couleurs

Rouge. Cette couleur active et réchauffe. Le rouge est la couleur du feu et de l'énergie. Elle stimule l'attention et peut avoir une action agressive. Pensez donc à la corrida et au sang. Le rouge est la couleur de l'amour et de la passion, mais il incarne aussi la colère, la brutalité et la rage.

Bleu. Goethe faisait déjà la remarque qu'une pièce peinte en bleu paraissait beaucoup plus froide qu'une pièce peinte dans une couleur neutre. Le bleu est la couleur du ciel et correspond à l'élément eau. Il symbolise le calme, la confiance, la fidélité, la beauté et la nostalgie. La lumière bleue rafraîchit et apaise la douleur du fait que les vaisseaux sanguins se resserrent. Elle a une action antiseptique et fait baisser la pression artérielle. On l'utilise pour traiter les inflammations et la fièvre, ainsi que les troubles cardiaques, les processus inflammatoires de la peau et les coups de soleil. Le bleu favorise la concentration et a une action positive sur le système nerveux autonome.

Jaune. Le jaune est la lumière du Soleil et des éclairs. Il est l'expression de la force intellectuelle. Le jaune apporte la joie, la lumière, la gaieté et favorise la clarté d'esprit et la concentration. Cette couleur préside à la connaissance et à la sagesse, à la rationalité et à la logique. La couleur du Soleil réchauffe l'âme, symbolise l'immensité et l'ouverture ainsi que le besoin de liberté. Elle stimule la digestion et renforce l'estomac. C'est la couleur du plexus solaire. Le jaune accélère la production des hormones sexuelles. Dans le cadre de la thérapie par les couleurs, on l'emploie pour soigner les rhumatismes, l'arthrose, les problèmes digestifs et remédier à la formation de calculs. D'autre part, le jaune stimule les activités intellectuelles et améliore l'humeur.

En plus de ces couleurs primaires, il en existe d'autres, qui résultent du mélange d'une ou plusieurs de ces couleurs.

Vert. Le vert est la couleur de la nature, des prairies et des forêts. Il préside à la croissance, au renouvellement, à la guérison, à l'harmonie et à l'espoir. Le vert est la couleur de l'altruisme (du cœur !), de la générosité et de la sécurité. Il est apaisant au niveau nerveux, régule la pression artérielle et renforce le système immunitaire. Le vert favorise la régénération des muscles et des tissus.

Cyan. Le turquoise ou le cyan est la couleur de la mer lorsque le soleil brille. Cette couleur fraîche favorise l'éveil, la conscience, la clarté et l'ouverture d'esprit, ainsi que la liberté. Le cyan peut aussi avoir un effet refroidissant et donner une impression de vide.

Magenta. Le magenta (ou fuchsia) est une couleur douce, symbole de tendresse. Il exprime l'idéalisme, la reconnaissance, l'engagement, l'ordre et la compassion.

Violet. Il s'agit d'une couleur majestueuse et inhabituelle. Elle préside à l'inspiration, l'art, la magie, la transformation, le mysticisme, la spiritualité, la méditation, la dévotion et à la pénitence. Le violet peut stabiliser les états d'âme.

Orange. Cette couleur est considérée comme le symbole de la joie de vivre et de l'inspiration, de la créativité et de la communication. L'orange est synonyme d'ouverture, de sociabilité, de santé et de confiance en soi. Il a une action stimulante, favorise l'optimisme et la joie de vivre, augmente la production d'adrénaline, resserre les vaisseaux sanguins, accélère le pouls et élève la température du corps. L'orange stimule les reins, la vessie et les glandes. Il influence positivement les voies respiratoires.

Blanc. Le blanc est la couleur de la neige et de la glace. Il est le symbole de la pureté, de la clarté, de la solennité et de l'innocence. On le combine souvent avec d'autres couleurs.

Noir. Le noir est la couleur de l'obscurité et de l'absence de lumière. Il exprime la tristesse, l'insondable, l'irrémédiable, ainsi que le côté terrible et mystérieux des choses. Toutefois, le noir est, comme le blanc, souvent combiné avec d'autres couleurs.

Gris. Un ciel nuageux est gris. Le gris est la couleur de la neutralité absolue, de la prudence, de la réserve et de l'aptitude au compromis. Comme le blanc et le noir, il est souvent combiné avec d'autres couleurs.

Les couleurs animent notre vie. « Les couleurs sont le sourire de la nature », écrivait James Henry Leigh Hunt, auteur anglais (1784-1859). Nous n'avons pas toujours conscience de l'influence des couleurs sur notre vie. Or, toutes les informations que nous percevons visuellement contiennent aussi des informations sur les couleurs.

Comment choisir la couleur ?

Dans la pratique, il existe différentes méthodes pour faire le choix de la bonne couleur. Les kinésiologues ont recours à des tests musculaires. Ils voient si les muscles sont plus forts ou plus faibles au contact de l'une ou l'autre couleur. Toutefois, ces principes sont assez controversés et rejetés par la médecine traditionnelle.

En revanche, l'auriculothérapie est intéressante pour nous à plus d'un titre. D'une part, elle procède aux examens avec des filtres de couleur et traite les douleurs en ayant recours entre autres à des rayonnements laser de différentes fréquences. La pertinence des fréquences a permis d'admettre que l'auriculothérapie agit par l'intermédiaire du système nerveux autonome et que celui-ci est influencé de manière spécifique par certaines fréquences. Par ailleurs, on fait usage dans cette discipline d'un phénomène de réaction autonome, mesurable avec une prise de pouls particulière.

Signal vasculaire autonome (VAS)

Ce phénomène est appelé VAS, c'est-à-dire signal vasculaire autonome. Il a été découvert en 1966 par le neurologue français Paul Nogier, qui l'a d'abord appelé réflexe auriculocardiaque (RAC). Nogier a découvert que l'intensité du pouls semble se modifier quand le système neurovégétatif réagit par l'intermédiaire du corps à des matières ou des énergies. Le pouls ne bat pas alors plus faiblement ou fortement, mais il se produit comme un « arrêt », une sorte de décalage de l'onde du pouls dans l'artère et apparemment une modification de l'intensité du battement cardiaque. Confirmé par échographie Doppler, ce phénomène est devenu un procédé standard pour l'objectivation en auriculothérapie.

Les physiothérapeutes utilisent eux aussi de plus en plus ce phénomène. Vous pourrez facilement en faire vous-même l'expérience à condition de vous contenter de sentir et non de penser. Posez la pulpe de l'index sur la tempe juste devant l'oreille et soyez attentif aux pulsations de l'artère. Avec l'autre main, caressez-vous le buste et le ventre, et vous sentirez de légères modifications au niveau des pulsations. Cela se produit chaque fois que vous passez la main sur une certaine zone. Ce phénomène est révélateur d'une réaction du système neurovégétatif et indique en même temps la zone susceptible d'être traitée. J'utilise moi-même cette technique depuis 30 ans avec succès. Grâce à la technique du VAS, le thérapeute peut parvenir à faire un choix plus objectif des couleurs.

Réflexions sur le choix des couleurs

Beige (couleur chair). Vous pouvez opter pour des bandes couleur chair si vous souhaitez traiter une zone visible du corps et tenez à rester discret. Si une femme en tailleur arrive au bureau avec des bandes rouges et bleues sur le genou, elle se fera immédiatement interpeller par ses collègues. Si vous n'avez aucune envie d'expliquer maintes fois votre problème de genou et le fonctionnement du taping, choisissez des bandes couleur chair. Lorsque j'ai suivi l'équipe nationale sud-coréenne de football en 2002 et en 2006 et l'équipe iranienne ces deux dernières années, les joueurs optaient toujours pour les bandes couleur chair, car les plus colorées auraient attiré le regard de leurs adversaires et les auraient automatiquement incités à donner des coups de pied juste sur la zone du corps que les joueurs souhaitaient soigner !

Noir. Certains ne jurent que par les bandes noires, tandis que d'autres ne veulent pas en entendre parler. Certains thérapeutes n'utilisent pas le noir. Quoi qu'il en soit, il est facile de combiner les bandes noires avec d'autres couleurs. Et si l'on n'a rien contre, elles sont bien pratiques. C'est une couleur très appréciée par ceux qui pratiquent la natation et le water-polo.

Blanc. Le coton non coloré est blanc, mais les bandes blanches contiennent tout de même des colorants. On peut toutefois considérer que certaines marques en utilisent moins. Les bandes blanches pourraient être un bon choix pour ceux qui ont la peau sensible. De plus, on peut les combiner avec des bandes d'autres couleurs. C'est également un bon moyen de rester discret, car les bandes blanches sont à peine visibles sur une peau claire.

Gris argenté. Le gris ou la couleur argentée fait, comme le noir, des adeptes parmi les thérapeutes. Cette couleur parfaitement neutre peut être facilement combinée avec d'autres.

Rouge ou magenta. Le rouge et le magenta sont considérés comme des couleurs chaudes. Généralement, on n'emploie pas la chaleur pour traiter les états aigus et inflammatoires ainsi que les blessures récentes, et donc pas de « couleurs chaudes ». En revanche, si vous avez besoin d'une action stimulante, vous pouvez vous tourner vers le rouge et le magenta.

Bleu ou cyan (turquoise). Dans le cas de processus inflammatoires aigus, on emploie volontiers des couleurs froides comme le bleu ou le cyan. On attribue aux couleurs froides une action apaisante et relaxante, exactement ce qu'il faut en cas de surexcitation, de crampes ou de contractures.

De nombreux spécialistes du taping emploient volontiers le magenta associé au cyan. Cet ouvrage vous présente essentiellement des applications en magenta et en cyan, parce que ces couleurs sont courantes et contrastées. Pour certaines applications, il est recommandé d'utiliser deux couleurs différentes. D'une part, parce que l'ensemble sera plus esthétique (c'est très important car, après l'application, le résultat est visible et reste !). D'autre part, quand les bandes sont de couleurs différentes, il est plus facile de les identifier au moment de leur application.

Mauve. C'était la couleur en vogue dans les années 2009 et 2010. On peut facilement la combiner avec le noir, l'orange, le rouge, le magenta et le jaune.

Orange. C'est une couleur très chaude et stimulante. Elle est idéale si vous avez besoin d'un coup de fouet. Elle a aussi un effet positif sur ceux qui la regardent et peut idéalement être combinée avec le noir.

Jaune et vert. Ce sont des couleurs relativement récentes que les jeunes femmes combinent volontiers.

- Avez-vous une ou plusieurs couleurs préférées ? Si c'est le cas, n'hésitez pas à les employer pour vous influencer positivement.
- Si vous vous procurez les bandes auprès de votre thérapeute, le choix des couleurs sera sans doute plus limité. Les thérapeutes disposent généralement de 3 ou 4 couleurs. Le rouge (magenta, fuchsia), le bleu (cyan, turquoise), le beige et le noir sont actuellement les plus employées, car ce sont celles que les fabricants produisent le plus.
- Vous pouvez par exemple porter des bandes de la même couleur que vos vêtements et les utiliser comme un accessoire de mode.
- Il se peut que certaines couleurs déclenchent chez vous des réactions cutanées, ce qui limitera évidemment votre choix.
- Il se peut aussi que vous n'aimiez pas les couleurs vives et que vous vous tourniez spontanément vers des couleurs plus discrètes.
- À moins que les couleurs ne vous soient complètement indifférentes, ce qui se défend aussi.
- Vous pouvez également choisir une couleur en fonction de la manière dont elle parvient à résoudre votre problème de santé.
- Le choix de la couleur peut aussi bien relever de l'humeur du moment que de pensées beaucoup plus rationnelles.

Vous verrez qu'il y a beaucoup d'aspects que l'on peut ou non prendre en compte dans le choix des couleurs !

Comment préparer les bandes et les appliquer

Quels types de formes de bandes existe-t-il ? Pourquoi et à quel moment imprime-t-on une tension ? Comment prépare-t-on la bande ? Comment procède-t-on à l'application en cas d'œdèmes, de contractures, de douleurs, etc. ? Dans les pages suivantes, nous abordons l'aspect pratique du taping, tout en vous communiquant quelques astuces et les principes les plus importants.

Mesurer et découper les bandes

Dans cet ouvrage, nous employons uniquement les bandes de taping courantes de 5 cm de large. D'après notre expérience, elles couvrent toutes les utilisations possibles dans la mesure où la découpe permet de les adapter aux différentes zones du corps. Il faut d'abord mesurer la longueur nécessaire. Dans ce cas, on pose la bande (sans ôter le support papier !) de la même façon que l'on va la coller. Si elle doit être collée du coude au poignet, mesurez la longueur et pliez-la à son extrémité. Vous saurez comment la raccourcir en lisant les explications de la page 43. Une fois que la bande sera de la bonne longueur, il vous faudra ensuite obtenir la forme souhaitée.

Les formes des bandes

La forme en I. Le morceau de bande que vous aurez découpé a une forme en I. C'est la forme la plus simple et la plus employée.

La forme en Y. Il existe une multitude de formes de bandes selon la façon dont on les découpe. En découpant la bande de manière symétrique dans la longueur, on obtient une forme en Y. Dans certains cas ou pour des applications sur des zones du corps plus importantes, comme des cuisses bien développées ou les mollets, on peut utiliser deux découpes en I au lieu d'une découpe en Y et les coller en formant un Y. Les deux branches

Forme en I

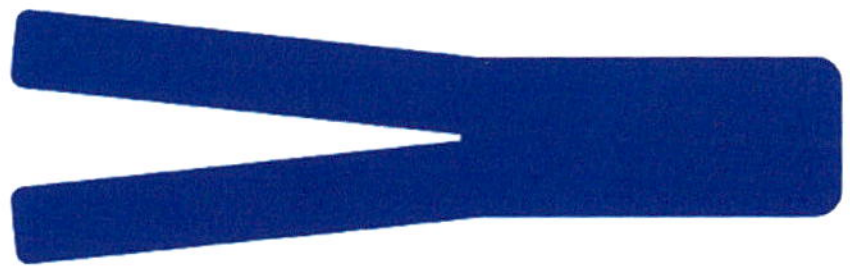

Forme en Y

du Y peuvent également être découpées de manière asymétrique.

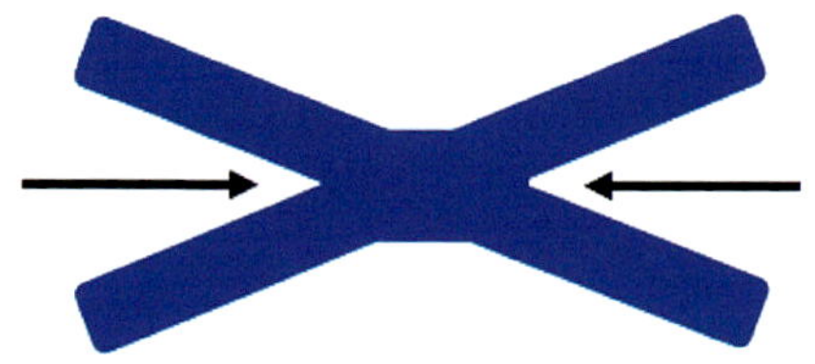
Forme en X

La forme en X. Lorsque vous découpez la bande des deux côtés dans la longueur, vous obtenez une forme en X.

Forme en trident. En découpant deux fois la bande dans la longueur, on obtient le trident de Poséidon. Ce type de bande peut notamment être employé pour le taping lymphatique.

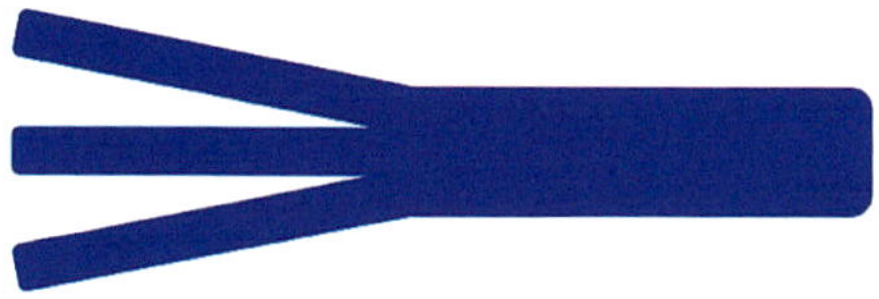
Trident

Forme en éventail. En découpant la bande trois fois, du même côté, dans la longueur, on obtient une forme en éventail, idéale pour le taping lymphatique. Elle peut aussi servir à traiter les œdèmes importants en déployant les bandelettes. Si la bande n'est pas suffisamment large, découpez-en une autre en forme d'éventail.

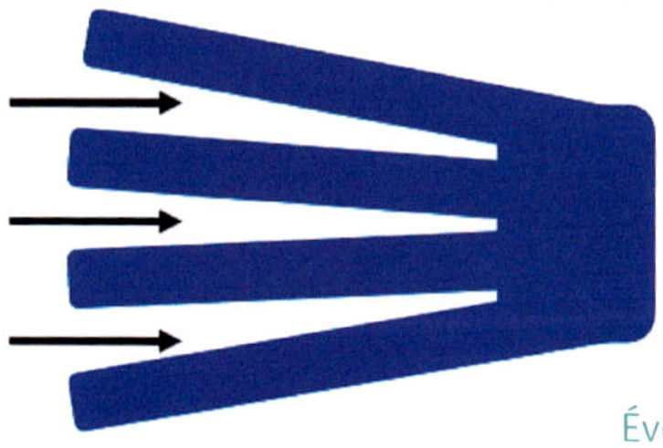
Éventail

Nous vous avons présenté toutes les découpes dont vous aurez besoin pour les applications qui sont expliquées dans ce livre. Vous pouvez également faire de nombreuses découpes différentes ou bien combiner plusieurs formes de bandes, l'essentiel étant que les applications épousent bien les formes du corps.

Avec ou sans tension ?

Les bandes de taping sont conçues de telle manière qu'elles reproduisent et utilisent les propriétés élastiques de la peau. Quand on parle d'imprimer une tension, cela signifie que la bande élastique doit être étirée avant d'être collée sur la peau. En raison de son élasticité, la bande a tendance à se rétracter spontanément. Quand elle est collée, elle exerce une certaine tension sur la peau. Quand on la pose sans imprimer de tension, c'est-à-dire dans son état initial, elle s'étire au gré des mouvements.

La base

La partie de la bande que l'on colle en premier est la base. Elle est généralement appliquée sans tension. Elle se situe soit à l'une des extrémités de la bande, soit aux deux extrémités, soit au milieu ou encore n'importe où sur la bande. À partir de la base, on peut étirer la bande. C'est l'élasticité de la bande qui permet à celle-ci de se rétracter plus ou moins par rapport à la base. C'est seulement quand on imprime la tension maximale de 100 % sur la bande que la base et la peau sont emmenées dans la direction donnée par la tension.

▼ La base (B), c'est-à-dire l'endroit (ou les endroits) de la bande que l'on colle d'abord sans imprimer de tension, peut être située n'importe où sur la bande.

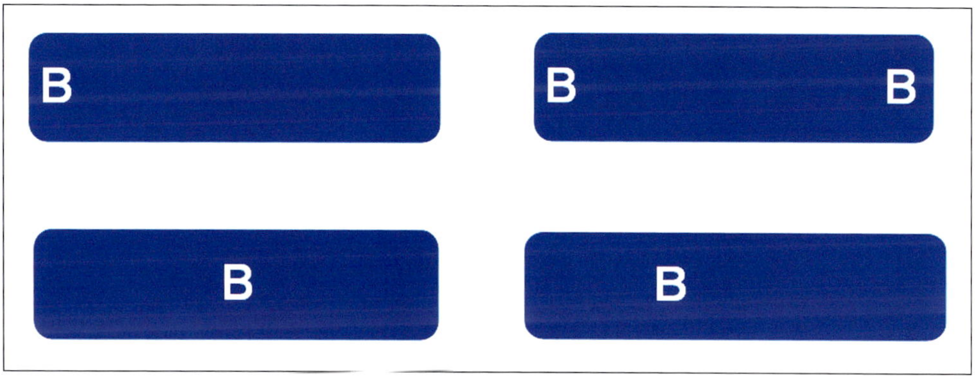

Quelle tension imprimer ?

Certaines bandes sont appliquées sans tension, notamment celles qui traitent les hématomes et les œdèmes. Mais la plupart d'entre elles sont appliquées en imprimant une tension, déterminée en fonction du problème à traiter et de l'état des tissus. En effet, si le tissu conjonctif ou la peau sont affaiblis, ils supportent moins bien la tension que s'ils sont fermes. Paradoxalement, lors d'une application avec tension, le mouvement auquel la bande oppose une certaine résistance est souvent plus facile à faire.

▼ L'élasticité provoque une tension de la bande vers la base.

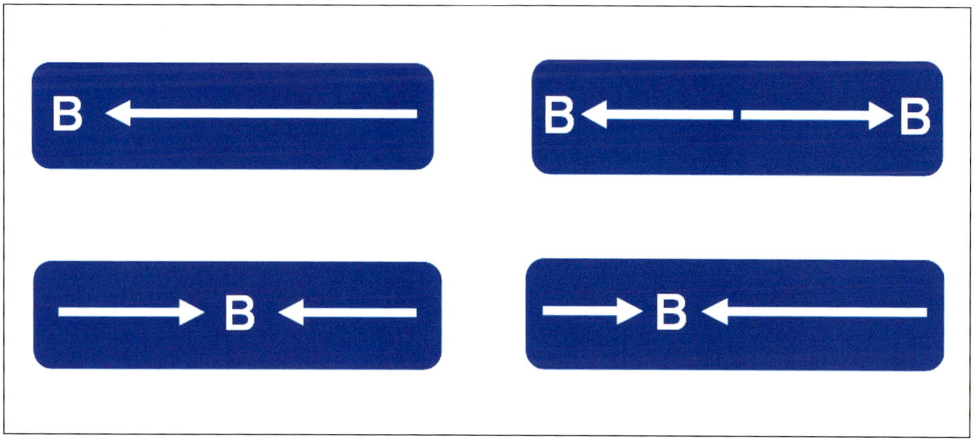

Degrés de tension et exemples

Degrés de tension	Exemples
Aucune tension	Hématomes, œdèmes, taping lymphatique
Tension modérée	Zones sensibles comme la face interne des bras et des cuisses
Tension nette	Tissus fermes
Tension forte	Quelquefois sur les articulations et les os
Tension maximale	Technique mécanique et non élastique employée parfois pour les articulations et les os

Dans cet ouvrage, les applications ont été réalisées avec des bandes de taping composées à 3 % d'élastine. Si l'on étire les bandes au maximum (sans le support papier), elles s'allongent de 2/3. Les bandes de 15 cm de long peuvent atteindre 25 cm. C'est le test le plus simple étant donné que l'élasticité n'est pas indiquée sur la bande.

Pourquoi la position initiale est-elle si importante ?

La position initiale de la zone du corps – articulation ou muscles – sur laquelle on applique la bande est souvent déterminante. Pour chaque application, nous la décrivons précisément et la montrons en photo. Les exemples suivants vous expliquent les raisons de son importance :

- Si le traitement vise à mobiliser une articulation raide, celle-ci sera positionnée à la limite du déclenchement de la douleur.
- En revanche, une articulation très douloureuse sera placée par le thérapeute dans une position de détente non douloureuse. Cela vaut aussi pour l'application des bandes de taping.
- En vue de l'application des bandes, un muscle très douloureux sera positionné de manière à ce qu'il soit décontracté.
- Pour faire travailler un muscle faible, on le placera en rétraction avant d'appliquer les bandes.
- Pour allonger un muscle contracté, on lui fera prendre une position proche de l'étirement.
- Pour appliquer des bandes au niveau d'un nerf douloureux, on placera le bras ou la jambe dans la position où le patient ressent un pincement non douloureux.

La relation entre la position initiale et l'effet produit

En vue d'une immobilisation (partielle), on peut imprimer une tension importante ou maximale sur la bande, mais on préfère généralement une tension modérée. Cette tension peut soit faciliter le mouvement dans une certaine direction, soit au contraire le rendre plus difficile.

Quand on veut par exemple tendre le genou en stimulant le quadriceps contre la résis-

tance d'une bande disposée sur la face postérieure de la cuisse (ischio-jambiers), le quadriceps doit travailler plus dur. C'est ainsi que les ischio-jambiers se détendent selon le principe de l'inhibition réciproque.
Ce principe appelé inhibition réciproque est connu depuis cent ans et les physiothérapeutes l'emploient quotidiennement. Grâce aux bandes de taping, vous pouvez à tout moment et sans provoquer de douleur allonger ou étirer un muscle contracté. Cela fonctionne pour beaucoup de muscles contractés mais pas pour tous. Certains d'entre eux, par exemple au niveau de la nuque, réagissent en se contractant au lieu de se détendre, surtout quand la bande est appliquée sans tension.

En revanche, pour faire travailler un muscle, on le place souvent dans une position contraire à l'étirement. C'est dans cette position que l'on applique la bande de taping afin d'obtenir une tension suffisante lorsque le muscle change de position. Cette tension permet au système nerveux de réagir et d'envoyer des impulsions au muscle. De cette manière, le muscle démarre plus rapidement.

Où commence et où se termine l'application de bandes de taping ?

Doit-on coller la bande de taping de haut en bas ou de bas en haut sur une articulation ? Ou bien faut-il d'abord l'appliquer au milieu ?

La règle est généralement assez simple : on fixe la dernière partie de la bande sur la zone mobile du corps. Si vous vous entraînez à tendre le genou pour allonger les ischio-jambiers qui sont contractés, l'extrémité de la bande sera appliquée sur la jambe. Dans cet exemple, la jambe doit être légèrement tendue en position initiale. La bande est d'abord appliquée sur le point d'insertion des ischio-jambiers au niveau de l'ischion du bassin.

Si vous souhaitez limiter le mouvement d'une articulation, il faudra la positionner de manière à ce qu'elle ne soit pas douloureuse et reste détendue. C'est sur cette articulation que sera fixée la dernière partie de la bande. Si nous prenons comme exemple une entorse de la cheville : la position initiale la moins douloureuse sera celle où le bord externe du pied sera tourné vers le haut. On appliquera donc la bande de la face interne de la jambe (début) à la face externe du pied (fin) en passant par la cheville.

Il n'y a pas de règle sans exception. Parfois, on utilise les bandes en les étirant complètement sans profiter de leur élasticité. Cette méthode peut se montrer efficace pour traiter des problèmes osseux ou articulaires. Dans ce cas, on commence par coller la bande là où il faut fixer la position de l'os. En cas d'entorse aiguë, on commence par coller la bande sur le pied et on en achève l'application sur la face interne de la jambe.

Pour toutes les applications proposées, nous vous décrivons les zones d'application, l'objectif visé, la forme de la bande, le nombre et la largeur des bandelettes découpées, le degré de tension, ainsi que la position initiale de la zone du corps, le début, le parcours et la fin de l'application.

Comprendre les principes d'application

Nous vous exposons ci-dessous différents principes d'application.

Gonflements ou hématomes

En cas de gonflement, on pose l'application de manière à favoriser le déplacement des fluides corporels vers le cœur.

- Position initiale : la zone gonflée du corps est détendue et positionnée de manière non douloureuse.
- Base : la peau située sur les ganglions lymphatiques les plus proches, dans la direction du cœur.
- Parcours : chacune des bandes de 5 cm de large est découpée 2 ou 3 fois dans la longueur en bandelettes de largeur égale. Les bandelettes extérieures viennent se placer en arrondi autour du gonflement.
- Fin : la peau qui est localisée sous le gonflement.
- Tension : pas de tension afin que des ondulations (convolutions) puissent survenir.

Détente de muscles contractés

Pour détendre les muscles, on pose l'application de manière à ce qu'elle exerce une légère résistance à l'inverse du sens de l'allongement du muscle.

- Position initiale : allongement du muscle jusqu'à l'apparition de la première sensation de tiraillement.
- Base : la peau située au niveau de l'insertion proximale du muscle.
- Parcours : application correcte d'un point de vue anatomique le long du trajet du muscle (si possible).
- Fin : sur la peau, au niveau de l'insertion distale du muscle.
- Tension : faible à nette.

Entraînement musculaire

Pour faire travailler des muscles faibles, on pose l'application de telle sorte qu'une tension de la bande survienne en cas d'étirement. Le système nerveux réagit en laissant le muscle se contracter.

- Position initiale : au niveau de son insertion, le muscle est positionné de manière à ce qu'il soit raccourci et opposé au sens de l'étirement. Il est détendu et il n'y a aucune sensation d'étirement.
- Base : la peau située au niveau de l'insertion proximale du muscle.
- Parcours : application correcte d'un point de vue anatomique le long du trajet du muscle (si possible).
- Fin : sur la peau située au niveau de l'insertion distale du muscle.
- Tension : faible mais variable en fonction du muscle concerné et de la position initiale de la bande.

Douleurs articulaires aiguës

Pour apaiser les douleurs articulaires aiguës, on pose l'application de manière à empêcher le mouvement douloureux en imprimant une forte tension.

- Position initiale : position de moindre douleur, dans le sens opposé à la direction du mouvement douloureux.
- Base : la peau située sur l'os de l'articulation qui ne bouge pas.
- Parcours : de manière rectiligne sur l'articulation douloureuse.
- Fin : la peau située sur l'os qui se trouve de l'autre côté de l'articulation. Le mouvement de cet os déclenche la douleur.
- Tension : nette. Généralement, on applique deux ou trois bandes.

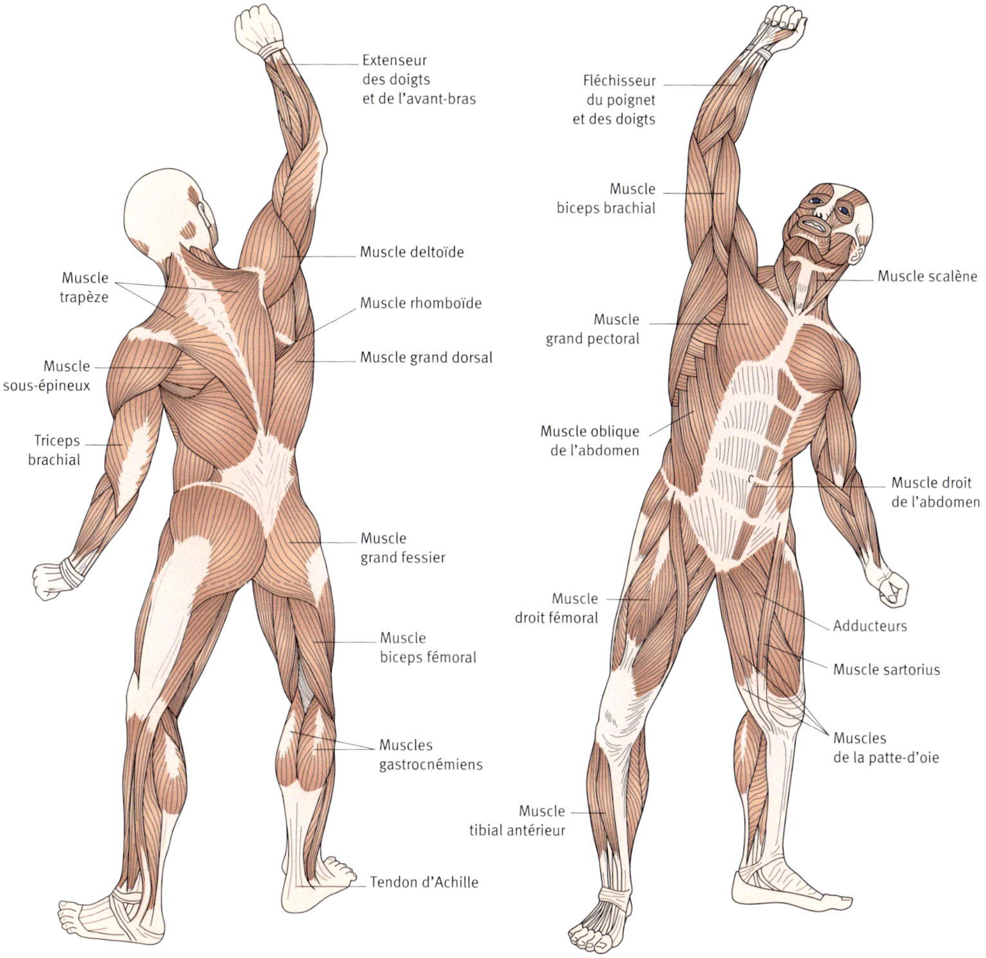

Schünke, Schumacher, Voll, Wesker, *Atlas d'anatomie Prométhée*, Maloine, 2006.

▲ Les dessins ci-dessus indiquent les plus importants groupes musculaires auxquels on se réfère pour le taping.

Raideur articulaire douloureuse

Pour mobiliser l'articulation et apaiser la douleur articulaire à la fin du mouvement, on pose l'application de sorte que son élasticité tire dans le sens du mouvement qui est limité.

- Position initiale : peu avant le déclenchement de la douleur. Mobilisez l'articulation dans le sens du mouvement qui est douloureux jusqu'à ressentir une légère sensation de tiraillement.
- Base : la peau située sur l'os qui ne bouge pas lors du mouvement.
- Parcours : dans le sens de la direction du mouvement qui doit mobiliser l'articulation.
- Fin : la peau située sur l'os qui déclenche la douleur lors du mouvement.
- Tension : nette. Généralement, on applique deux bandes. On peut aussi les appliquer en imprimant la tension maximale (100 %) avec une base et une fin inversées.

Douleurs névralgiques

Pour apaiser les douleurs névralgiques irradiantes, on pose l'application de sorte qu'elle exerce une légère résistance contre la direction du mouvement douloureux.

- Position initiale : peu avant que la douleur ne soit perceptible, c'est-à-dire la position qui précède la première sensation de pincement.
- Base : la peau située sur l'articulation, qui ne bouge pas et qui est immobilisée pendant le mouvement.
- Parcours : application correcte d'un point de vue anatomique le long du trajet du nerf (si possible).
- Fin : sur la peau de la prochaine articulation qui sera mobilisée lors du mouvement.
- Tension : nette.

Cicatrices récentes

Vous pouvez avoir recours au taping pour mieux traiter une cicatrice. La bande doit accélérer les mouvements des fluides de la peau et ainsi contribuer à accélérer sa guérison.

- Position initiale : position détendue du tissu cicatriciel.
- Base : l'une des extrémités de la cicatrice.
- Parcours : sur la cicatrice, exactement dans la longueur.
- Fin : l'autre extrémité de la cicatrice.
- Tension : aucune.

Cicatrices anciennes

Pour mobiliser une cicatrice qui adhère aux tissus sous-cutanés, la bande de taping doit la tirer dans le sens du mouvement qui est limité.

- Position initiale : léger pré-étirement de la cicatrice.
- Base : à environ 10 à 15 cm de la zone cicatricielle et en travers, en lien avec le sens du mouvement qui est limité.
- Parcours : vers la cicatrice.
- Fin : zone limitée à la cicatrice.
- Tension : nette.

Applications sur les zones du visage

Pour apaiser les douleurs au niveau de l'articulation de la mâchoire et pour détendre les muscles masticateurs, on applique d'abord des grilles pour taping ou des pansements magnétiques en position détendue sur l'articulation ou le muscle incriminé (voir p. 228 et suivantes). On colle la bande de manière à obtenir une légère résistance contre le sens d'allongement du muscle ou celui du mouvement articulaire qui est douloureux.

- Position initiale : ouverture minimale de la bouche.
- Base : devant et tout près de l'articulation de la mâchoire, sur l'arcade zygomatique.
- Parcours : de manière rectiligne.
- Fin : partie inférieure du menton, c'est-à-dire vers l'angle mandibulaire inférieur.
- Tension : aucune.

Pour apaiser les sinusites, on applique également la bande sans imprimer de tension.

Applications sur le ventre

Pour soulager des douleurs abdominales dont la cause est diagnostiquée.

- Position initiale : la première sensation de tension dans le sens du mouvement de la peau du ventre qui est limité.
- Base : zone du ventre qui doit être mobilisée.
- Parcours : de manière rectiligne.
- Fin : à l'opposé de la base.
- Tension : faible.

Les grilles pour taping ou les pansements magnétiques peuvent permettre d'apporter les premiers soins.

Appliquer une bande de taping pas à pas

Voici un résumé de toutes les préparations et étapes pratiques qui précèdent l'application des bandes de taping. Faites d'abord le point sur le matériel nécessaire :

- Les bandes élastiques, dans deux couleurs différentes au moins. Dans cet ouvrage, nous employons des bandes de 5 cm de large contenant 3 % d'élastine. Quand on imprime la tension maximale, la bande s'allonge de 2/3, ce qui signifie qu'une bande de 15 cm de long atteint au maximum 25 cm de long.
- Ciseaux : vous pouvez employer une paire de ciseaux ordinaires. Évitez les ciseaux à ongles (trop petits) et les ciseaux à pansement, qui coupent mal et dont la forme n'est pas adaptée.
- Rasoir : les zones très pileuses doivent être rasées la veille ou au moins quelques heures avant l'application des bandes, afin que la peau puisse se régénérer.
- Alcool : si la peau concernée est grasse, nettoyez-la en la frottant avec un coton imbibé d'alcool à 45°.
- Miroir : un miroir vous permettra d'appliquer plus facilement les bandes au niveau du visage et du cou.
- Chaise ou tabouret : pour vous asseoir ou poser vos pieds dessus.
- Table : pour allonger les bras ou prendre appui dessus.
- Coussins : nécessaires parfois pour positionner le bras.

Quelles sont les différentes étapes à suivre ?

1. Quel type d'application doit-on poser ?

Déterminez d'abord le type d'application que vous devrez poser. Le tableau des pages 49 à 55 vous donnera un bon aperçu des applications adaptées aux différents problèmes, douleurs et symptômes.

2. Quelle couleur employer ?

Vous trouverez page 29 et suivantes les différents critères de choix.

3. Préparer la peau

La peau doit être propre, sèche et non grasse. Lavez-la, séchez-la et frottez-la si besoin avec de l'alcool à 45°. Les zones très pileuses doivent être rasées la veille ou au moins quelques heures avant l'application des bandes afin que la peau puisse se régénérer.

4. Mesurer et couper la bande

Mesurez la longueur de la bande en respectant les indications et pliez-la avant de la couper. Suivez bien les étapes suivantes avant d'enlever le support papier.

Comme on applique généralement la bande en lui imprimant une tension (en l'étirant), il faut donc la couper de la façon suivante :

- Si vous appliquez la bande sans tension, vous pouvez la couper aussitôt après l'avoir mesurée.
- Si vous appliquez la bande avec une tension nette, c'est-à-dire que vous l'étirez dans la longueur avant de la poser, vous aurez logiquement besoin d'une bande plus courte.

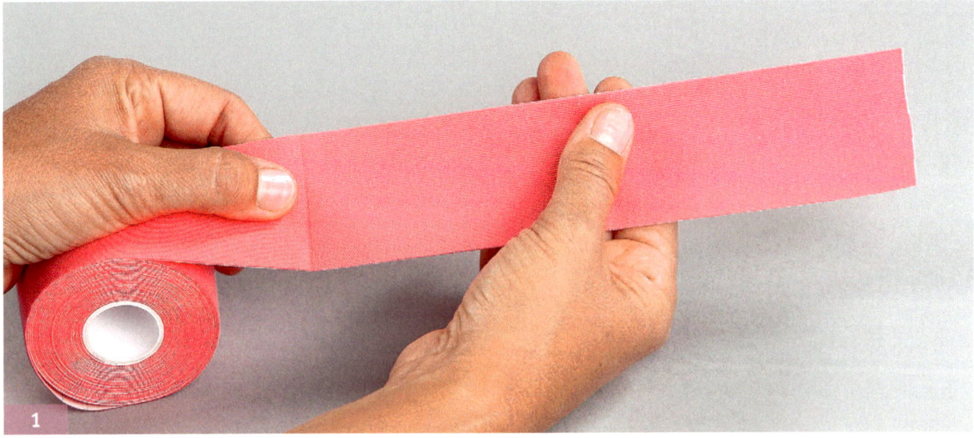
1

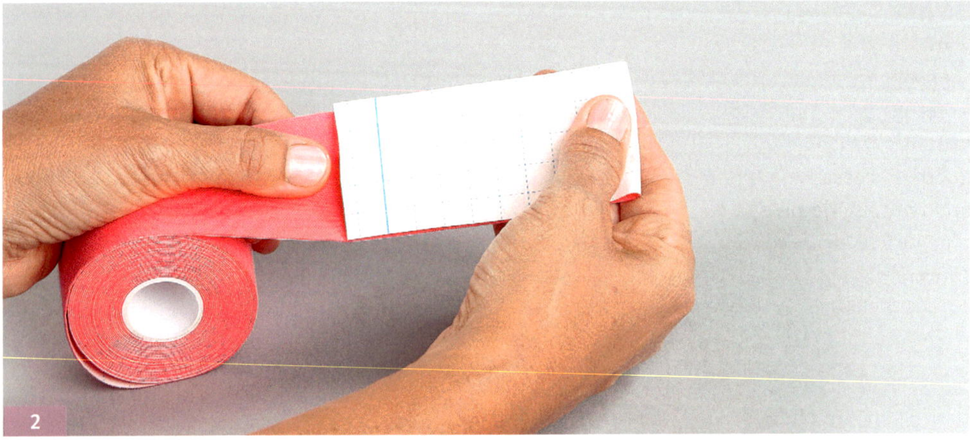
2

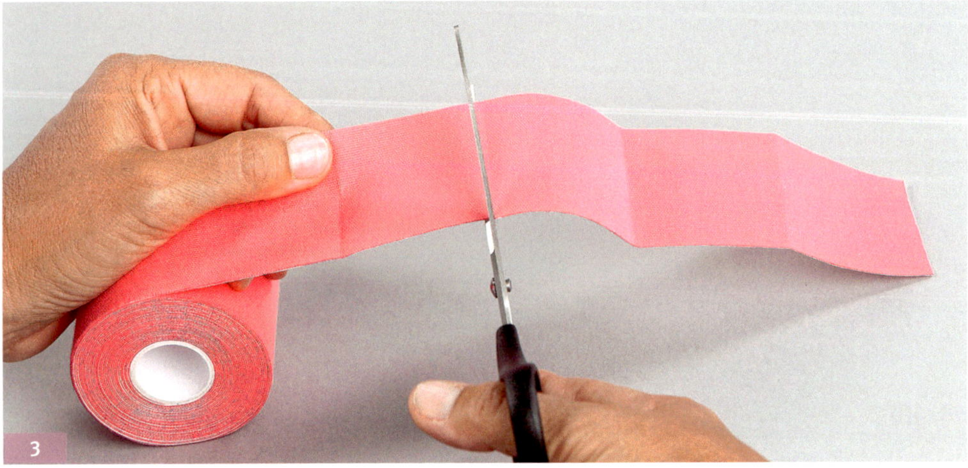
3

◂ 1. Ne coupez pas la bande tout de suite quand vous devez l'appliquer en l'étirant.

◂ 2. + 3. Pour raccourcir la bande d'un quart, divisez deux fois par deux la longueur de la bande, puis coupez-la aux trois quarts.

Dans ce cas, il faut raccourcir la bande d'environ un quart. Divisez deux fois la longueur mesurée par deux et coupez-la aux trois quarts. Vous obtiendrez ainsi la longueur souhaitée.

- Si vous imprimez à la bande une tension légère, vous devrez raccourcir la longueur mesurée d'un huitième, c'est-à-dire diviser encore par deux le dernier quart.

Vous pouvez également mesurer la bande avec un mètre ruban, puis calculer la longueur nécessaire. Mais l'expérience montre que la méthode précédemment expliquée est plus rapide et pratique une fois qu'on l'a bien comprise.

Dans la plupart des applications, on utilise la forme en I, c'est-à-dire le morceau de bande que vous venez de mesurer et de couper. Les autres formes sont également faciles à découper (voir page 35).

5. Il est important d'arrondir les angles !

Une fois la bande découpée dans la forme souhaitée, ses angles devront être arrondis pour une meilleure tenue sur la peau. Ceux-ci ont en effet tendance à se décoller facilement quand on se sèche, quand on s'habille, etc., ou à s'enrouler sur eux-mêmes. Il est donc important de tous les arrondir. Reproduisez les gestes qui sont indiqués sur la photo ci-dessous.

6. Coller la bande

- **Points référents :** marquez si nécessaire le début et la fin de l'application de la bande sur la peau. Ces points de repère sont très utiles. L'application de la bande s'effectue avec les deux mains.
- **Points particuliers :** si vous voulez traiter des points douloureux ou des points d'acupuncture avec des petits morceaux de bande, faites-le avant de coller la bande par-dessus (voir page 228).

▾ Pour arrondir les angles, pliez l'extrémité de la bande en deux, puis arrondissez simultanément les deux angles.

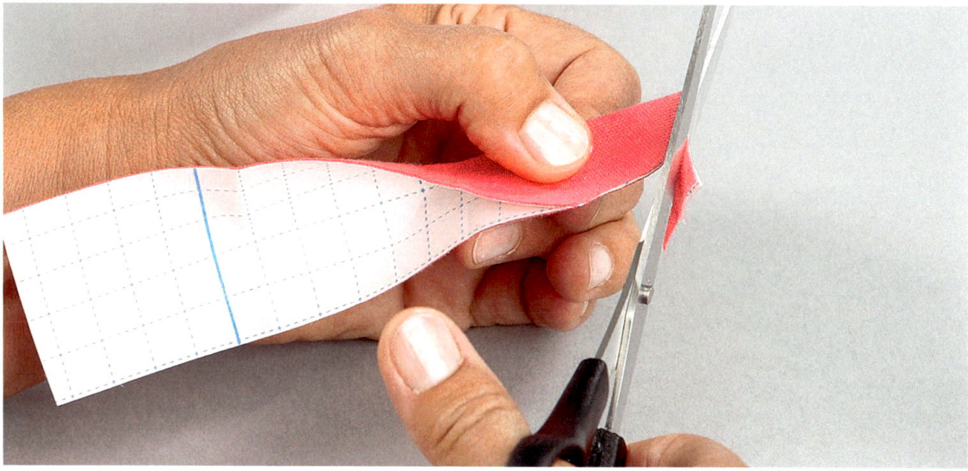

- **Position initiale :** adoptez la position initiale qui est indiquée pour chaque application.

- **Coller la base :** ôtez un peu du support papier pour pouvoir coller la base. Procédez en déchirant le support papier juste avant l'extrémité de la bande (voir photo) et retirez-le uniquement sur cette extrémité sans poser la pulpe des doigts sur la colle. C'est au début et à l'extrémité de la bande que le pouvoir d'adhérence doit être à son maximum.

- **Appliquer la bande :** appliquez d'abord la base sans l'étirer, puis le reste de la bande en imprimant la tension indiquée. Ôtez le support papier pendant l'application ou juste avant. Veillez à ce que la zone du corps concernée conserve la position initiale.

- **Contrôle :** vérifiez maintenant que la bande est convenablement appliquée et rectifiez-la si nécessaire. Est-elle agréable à porter ou bien serre-t-elle ? Éliminez les plis sur le parcours de la bande ou bien repositionnez-la tout simplement.

- **Appliquer les autres bandes :** collez la deuxième et la troisième bande. Pour l'application de bandes identiques, faites en sorte qu'elles se chevauchent partiellement afin que la deuxième bande adhère à la peau. Contrôlez à nouveau la pose et rectifiez-la si besoin.

- **Activer la colle :** la colle de la bande est activée par la chaleur. Lorsque la bande est bien posée et n'a plus besoin d'être repositionnée, frottez-la plusieurs fois avec la paume de la main, en partant du milieu vers les extrémités.

▼ Si vous déchirez un peu le support papier avant de l'ôter, vous n'aurez pas à toucher la face collante.

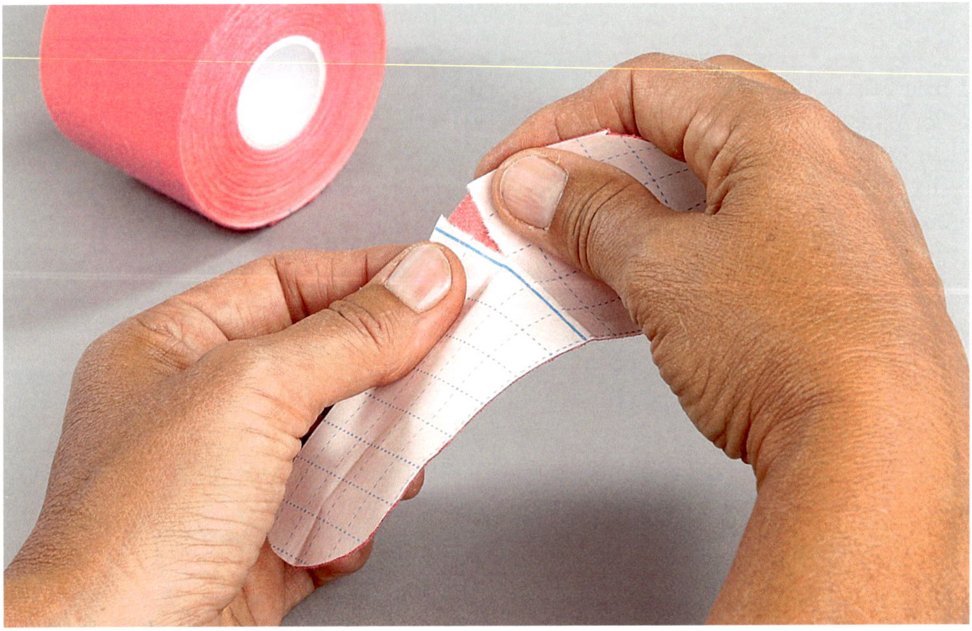

- **Fixer les extrémités de la bande :** si l'extrémité finale de la bande est fixée sur une zone dont elle pourrait facilement se décoller, sur la cheville par exemple, renforcez ce point d'attache en collant une autre bande en travers, sans tension.
- **Contrôle :** l'application doit être contrôlée régulièrement. Est-elle toujours bien en place et a-t-elle les effets souhaités ?
- **Enlever l'application :** enlevez les bandes après l'entraînement ou au plus tard sept jours après leur pose.

Les erreurs à éviter

Vous verrez rapidement si l'application est mal positionnée :

- Elle tire trop, ce qui signifie que vous avez trop étiré la bande avant de la coller et donc imprimé une tension trop importante. L'abdomen, ainsi que la face interne des bras et des cuisses sont nettement plus sensibles que le dos ou les jambes. À ces endroits-là, la bande ne doit presque pas être étirée.
- Elle démange ou pince. Dans ce cas, l'application risque d'abîmer la peau et les couches de derme.
- L'application est douloureuse.
- Les bandes serrent trop.
- Vous ne vous déplacez pas plus facilement, bien au contraire.
- Vous avez des réactions trop fortes. Dans des cas très rares, les applications réalisées sur la cage thoracique et le ventre peuvent provoquer de fortes réactions du système neurovégétatif se manifestant par des nausées et des vomissements.

Ou bien vous ne percevez aucun effet positif :

- Les douleurs ne s'atténuent pas, bien au contraire.
- Vous ne gagnez pas en mobilité.
- L'application ne vous apporte aucun soutien.
- Les effets s'annulent, car vous avez appliqué des bandes dans deux directions différentes, par exemple en collant une bande en travers par-dessus l'autre.

Quand l'application est correcte, on perçoit rapidement les effets positifs. On gagne en mobilité et la douleur s'apaise. On se sent bien et prêt à bouger davantage.

Important

N'appliquez jamais de bandes de taping sur des vêtements, comme la fermeture du soutien-gorge, ou sur des bijoux, tels que des piercings, des colliers, des bracelets ou des bagues, car cela pourrait vous blesser ou provoquer des hématomes.

Des applications adaptées aux différentes situations

Dans le deuxième chapitre, vous trouverez les applications adaptées aux différentes zones du corps. Les tableaux figurant sur les pages suivantes vous donneront un aperçu des troubles les plus fréquents et des applications qui permettent de les traiter.

Le premier tableau mentionne, par ordre alphabétique, les troubles les plus fréquents et les zones d'application du taping, ainsi que les applications adaptées. Ces dernières sont abrégées et caractérisées par une lettre et un chiffre. Le second tableau liste les abréviations des applications par ordre alphabétique. Vous trouverez ensuite les zones d'application (tendon d'Achille, par exemple) et les indications (insuffisance respiratoire, par exemple), ainsi que des combinaisons d'applications et les folios des pages sur lesquelles les applications sont décrites.

Combinaisons d'applications. Les combinaisons d'applications multiplient les possibilités d'applications. Référez-vous d'abord aux différentes applications décrites dans le deuxième chapitre de cet ouvrage. Avec plus d'expérience et d'adresse, vous pourrez également profiter de la possibilité de les combiner, ce qui vous permettra sans doute d'obtenir des résultats plus efficaces encore. Vous trouverez des indications sur les combinaisons possibles dans la description de chacun des applications ainsi que dans le tableau suivant. N'hésitez pas à consulter un praticien pour connaître les combinaisons d'applications susceptibles de traiter au mieux vos troubles.

Description des applications. Dans le deuxième chapitre, vous trouverez la description des différentes applications selon les différentes zones du corps :

- Nous vous présentons d'abord les applications qui ne sont pas réservées à une zone du corps en particulier. Il s'agit d'applications lymphatiques ou qui visent à traiter les hématomes, les douleurs en général et les cicatrices. La plupart d'entre elles s'appliquent simplement et sans tension et s'emploient couramment ;
- Suivent les différentes parties du corps avec, d'abord, les pieds et les jambes ;
- Viennent ensuite les genoux et les cuisses ;
- Le bassin et les hanches ;
- Le buste, le ventre et le dos ;
- Le coude et l'avant-bras ;
- La ceinture scapulaire ;
- Le rachis cervical ;
- Et enfin la tête ;

Le dernier chapitre est consacré au traitement de différents points (douloureux, *trigger*, acupuncture) par l'application de petites bandes (grilles pour taping ou pansements magnétiques).

Troubles présentés par ordre alphabétique et applications adaptées

A-Z	Autre appellation/exemples	Applications adaptées
A		
Acouphènes		M7, N3, P6, R1, V1
Applications lymphatiques	Cheville, genou	LY, M1, D1
Arthrose	Articulation du pouce Genou Hanche Poignet	A4, A5 C11, G1, G2, G4, G5, Q1, LY, M1, M17 A2, M1, M13, M15, R5 LY, P5
Arthrose des articulations du pouce		A4, A5
Articulation sacro-iliaque		D2, C9, M13, R5
Atrophie musculaire	Muscles du mollet Muscles fessiers Quadriceps	T1 M13 Q1
B		
Ballonnements		A1, B1, D1, S1
Biceps	Muscles fléchisseurs du coude	C9, C10
Bronchite		D1, I1, M7, M20
Bruxisme	Grincements de dents	K4, M2
Bursite	Épaule Genou	C6, C7, E1, LY, M2, M18, M20 LY, M9, R9
C		
Cage thoracique		D1, I1, M20, R4
Canal carpien		LY, N1, P5, R6
Capsulite rétractile	Épaule bloquée	C6, C7, E1, M2, M7, M20
Céphalées		C1, LY, M7, P6, R1, V1
Céphalées de tension		I1, LY, M7, P6, R1, R4, V1
Cheville		C2, M9

A-Z	Autre appellation/exemples	Applications adaptées
Cicatrices anciennes		C4
Cicatrices récentes		C5
Coiffe des rotateurs		C6, C7, E1, M7, M20, P1, O1
Contracture des muscles adducteurs	Douleur inguinale	M1, M8, M15, R5
Contractures musculaires	Muscle trapèze Muscles extenseurs du bras Muscles ischio-jambiers	M7 M11, M14 M17
Contusions	Hématomes	H2, H3, LY
Contusions au niveau des côtes		C8, D2, H2, LY
Coup du lapin		M7, LY, P6, R1, V1
Coxarthrose	Arthrose de la hanche	A2, D2, M1, M13, M15, R5
Crampe musculaire		D1, M17, LY, Q1, T1
Cyphose		D1, M5, M6, M20, R4, R5, R1
D		
Diaphragme		D1
Disque intervertébral, rachis cervical		M7, LY, P4, P6, R1, V1
Disque intervertébral, rachis lombaire		D1, D2, R2, R3, R5
Douleur musculaire		C9, C10, D1, LY, M7, M11, M14, M17, Q1, R1, T1
Douleurs à l'arrière de la jambe		M17, N2
Douleurs à l'avant-bras, face externe		M11, R7
Douleurs à l'avant-bras, face interne		M14, N1, P4, P6, R6
Douleurs à l'épaule		C6, C7, E1, M2, M7-M6, M20, O1, P4, P6, R1

A-Z	Autre appellation/exemples	Applications adaptées
Douleurs à la hanche		A2, M1, M8, M13, M15, R5
Douleurs à la mâchoire		A3, R1
Douleurs à la nuque	Vertèbres cervicales	M7, O1, P6, R1, R4, V1
Douleurs à la rotule		G5, M1, M4, M9, Q1, R8-R11
Douleurs abdominales		A1, B1, D1, S1
Douleurs articulaires aux doigts		A6, LY
Douleurs au coude lors de l'extension		C9
Douleurs au coude lors de la flexion		C10
Douleurs au genou lors de l'extension		M17, G1, G5, R8-R11, Q1
Douleurs au genou lors de la flexion		G2, G4, M1, M4, Q1, R8-R11
Douleurs au niveau des fessiers		D2, M13, N2, R2, R5
Douleurs au niveau des muscles masticateurs		M18, N3, P1, R1, V1
Douleurs au bras	Muscles fléchisseurs du coude	C9, C10
Douleurs au pied		LY, M4, P3, T1, V2, V3
Douleurs aux cervicales		M5, M7, O1, R1, R4, V1
Douleurs dentaires après un traitement		LY
Douleurs des muscles masticateurs		R1, V1, M18, P1, N3
Douleurs et épanchements articulaires	Coude	C9, C10, LY
	Épaule	C6, C7, E1, M7, M20, O1
	Genou	C11, G1, G2, G4, G5, LY, M1, M17, Q1
	Hanche	A2, LY, M8, M15
	Poignet	LY, P5
Douleurs inguinales		M1, M8, M13, M15, R5

A-Z	Autre appellation/exemples	Applications adaptées
Douleurs lombaires		D1, D2, R2, R3, R5
Douleurs menstruelles	Dysménorrhée	B1, D1, LY, S1
Douleurs sous la plante du pied		H1, LY, M4, P3, V2
Dysfonctionnement cranio-mandibulaire	Articulation de la mâchoire, muscles masticateurs, nerf trijumeau	A3, M7, M18, N3, R1, V1
E		
Entorse	Cheville	C2, M9, LY
Épicondylite		M14, R6
Étirement ligamentaire, cheville, externe	Entorse	C2, LY, M9
Étirement ligamentaire, genou, interne	Entorse	G3, G5, LY, M1
F		
Faiblesse des muscles fessiers		M13, M17, R5
Fasciite plantaire		P3, T1, V2
Fibromyalgie		D1, D2, LY, R5
G		
Gonarthrose	Arthrose du genou	C11, G1, G2, G4, G5, LY, M1, M17, Q1
Gonflements	Hématome Œdème lymphatique	H2, H3 D1, D2, LY
Grossesse, douleurs au rachis		P2, R4, R5, S1
H		
Hallux Valgus	Oignon	H1, M4, P3, V2, V3
Hématome		D1, D2, H2, H3, LY
I		
Incontinence		B1, P2, R5, S1
Insuffisance respiratoire		D1, I1, M7, M20

A-Z	Autre appellation/exemples	Applications adaptées
L-M		
Lumbago	Tour de reins	D1, D2, R2, R3, R4, R5
Maladie de De Quervain	Tendinite du pouce	LY, T2
Maladie de Scheuermann		D1, M5, M6, R1, R3, R4, R5
Maladie de Sudeck		D1, LY, M5, M7, P5, P6, R1, R3, R4
Mauvaise posture		D1, K5, M6, R1, R3, R4, R5
Maux de dos		D1, D2, M15, R2, R3, R4, R5
Migraine		D1, I1, LY, M7, P6, R1, V1
Muscle couturier		M1
Muscle deltoïde		C6, E1, M2, M7
Muscle ilio-psoas	Muscles fléchisseurs de la hanche	M1, M8, M13, M15, R5
Muscle masséter	Muscle masticateur	M18, N3
Muscle tibial antérieur		M3
Muscle tibial postérieur		M4
Muscle trapèze		M5, M6, M7
Muscles adducteurs de la cuisse		M1, M8, M15, R5
Muscles de la cuisse	Quadriceps Muscles ischio-jambiers Douleur inguinale	R8-R11, Q1 M17 M1, M8, M15
Muscles de la face externe de la jambe		M9
Muscles droits de l'abdomen		D1, M10, R5
Muscles extenseurs de la colonne vertébrale		R2, R3, R4, R5
Muscles extenseurs des doigts		M12, M14
Muscles extenseurs du coude (triceps)		C9

A-Z	Autre appellation/exemples	Applications adaptées
Muscles extenseurs du poignet		M12, M14
Muscles externes de la cuisse		C11, M13
Muscles fléchisseurs de la hanche		M1, M8, M13, M15, R5
Muscles fléchisseurs des doigts		M16, P3
Muscles fléchisseurs du coude (biceps)		C9
Muscles fléchisseurs du poignet		M11, M16
Muscles ischio-jambiers		M17, R5
Muscles obliques de l'abdomen		M19, R5
Muscles pectoraux		M5, M20, R4
N		
Nerf trijumeau		R1, LY, M18, N3
Névralgies	Nerf trijumeau Névralgies cervicobrachiales Sciatique	LY, N3 LY, P4, P6, R1, R4, V1 N2, R2, R3, R5
Névralgies cervicobrachiales		LY, P4, P6, R1, R4, V1
Névralgies faciales	Nerf trijumeau	LY, M18, N3, R1
Nez bouché		N4
O-P		
Œdème lymphatique		LY
Omoplate		O1
Ostéoporose	Rachis thoracique	D2, M5, M6, R1, R3, R4, R5
Pieds affaissés		V2, V3, H1
Pieds plats		V2, P3, M4
Plastie du ligament croisé antérieur		G2-G5, M1, M4, M17

A-Z	Autre appellation/exemples	Applications adaptées
Poignet		P5
Pouce, pouce à ressaut		A5, A6
Pouce, tendinite		LY, T2
Q-R		
Quadriceps		Q1, R8-R11
Rachis cervical		B7, M5, M7, O1, R1, R4, V1
Rachis thoracique		D1, M5, M6, R4
Raideur de l'épaule		M2, M7, E1
Rhumatismes articulaires		A2, D2, G2-G5, LY
Rhumatismes des parties molles		T1, C10, C9, M17, C1, Q1, M14, M11, LY
S		
Sacrum		D2, R5, R2, S1
Sciatique		B5, N2, R2, R3
Sinus		N4
Syndrome des jambes sans repos		N2, R2, R3, R4, R5
Syndrome du canal carpien		N1, P5, R6
Syndrome du défilé thoracique	TOS	M7, O1, P4, P6, R1
T-V		
Tendinite d'Achille		P3, T1, V2
Tendinopathie rotulienne		M1, M4, Q1, R9, U5, V2
Tennis-elbow		M6, M7, M11, P6, R1, R4, R7
Vertiges		LY, M7, P6, R1, V1
Voûte plantaire transversale		V2, V3

Applications présentées par ordre alphabétique, leurs domaines d'application et les possibilités de combinaisons

Applications	Domaine d'application	Combinaisons possibles	Page
A-B			
A1	Abdomen	D1	140
A2	Articulation de la hanche	M13, M15, R5	128
A3	Articulation de la mâchoire	LY, R1, V1	220
A4	Articulation en selle du pouce	LY	162
A5	Articulation métacarpo-phalangienne	LY	160
A6	Articulations des doigts	LY	166
B1	Bas-ventre	S1	138
C			
C1	Céphalées	I1, M7, LY, R1, V1	208
C2	Cheville (1)	LY, M9	82
C3	Cheville (2)	LY, M4, M9	84
C4	Cicatrices anciennes	LY	72
C5	Cicatrices récentes	LY	70
C6	Coiffe des rotateurs (1)	E1, M6, M7, R4	190
C7	Coiffe des rotateurs (2)	E1, M7	192
C8	Côtes	LY	158
C9	Coude, extension	P6, R1	176
C10	Coude, flexion		174
C11	Cuisse, face externe	D2, M3, M9, M13, R5	118
D-E			
D1	Diaphragme	C1, I1, LY, P2, R2, R3, R4, R5	154
D2	Douleurs	LY	68
E1	Épaule	M2, M7, C6, C7	188

Applications	Domaine d'application	Combinaisons possibles	Page
G			
G1	Genou, extension	LY, M1, M17	98
G2	Genou, flexion	G4, G5, LY	96
G3	Genou, ligament latéral interne	G5, LY, M1	104
G4	Genou, rotation externe	G5, LY	100
G5	Genou, rotation interne	G3, G4, LY, M1, M17	102
H-I			
H1	Hallux valgus	P3, V2, V3	78
H2	Hématome (1)	LY	64
H3	Hématome (2)	LY	66
I1	Insuffisance respiratoire	D1, LY, M7, M20	156
L-M			
LY	Application lymphatique	D1, H2, H3	62
M1	Muscle couturier	G3, G5, M8, M13, M17, R5	106
M2	Muscle deltoïde	C6, E1, M7, M20	200
M3	Muscle tibial antérieur	G4, M4	92
M4	Muscle tibial postérieur	M3, M9, V2	90
M5	Muscle trapèze (1)	M7, M6, P6, R1	196
M6	Muscle trapèze (2)	M7, P6, R1	198
M7	Muscle trapèze (3)	M5, M6, P6, R1, V1	206
M8	Muscles adducteurs de la cuisse	M1, M15, R5	124
M9	Muscles de la jambe	C2, M4	94
M10	Muscles droits de l'abdomen	R5	150
M11	Muscles extenseurs de l'avant-bras	R7	180
M12	Muscles extenseurs des doigts (et de la main)	LY, M14	170
M13	Muscles fessiers	C11, R5, M1	132

Applications	Domaine d'application	Combinaisons possibles	Page
M14	Muscles fléchisseurs de l'avant-bras	R6	178
M15	Muscles fléchisseurs de la hanche	M1, M8, M13, R5	126
M16	Muscles fléchisseurs des doigts (et de la main)	LY, M11	168
M17	Muscles ischio-jambiers	G5, M1, R5	120
M18	Muscles masticateurs	N3, R1, V1	218
M19	Muscles obliques de l'abdomen	R3, R5	148
M20	Muscles pectoraux	R4, M5, M6, E1	202
N			
N1	Nerf médian	M7, P5, P6, R1, V1	186
N2	Nerf sciatique	R2, R3, R5	122
N3	Nerf trijumeau	A3, LY, M18, N4, R1, V1	222
N4	Nez et sinus	LY	224
O-P			
O1	Omoplate	E1, M6, M7, R1, R4	194
P1	Plancher buccal, cou	M7, M18, P6, R1, V1	216
P2	Plancher pelvien	D1, R5, S1	134
P3	Plante du pied	T1, V2, V3	88
P4	Plexus brachial	M7, P6, R1, V1	212
P5	Poignet	N1	172
P6	Première côte	I1, M7, P4, R1, V1	210
Q-R-S			
Q1	Quadriceps	M1	108
R1	Rachis cervical	M7, P4, V1	204
R2	Rachis lombaire (1)	R3, R5	142
R3	Rachis lombaire (2)	M19, R2, R5	144
R4	Rachis thoracique	D1, M5, R1, R2, R3, R5, V1	152

Applications	Domaine d'application	Combinaisons possibles	Page
R5	Redressement du bassin	A5, C11, M8, M10, M19, P2, R2, R3, R4	146
R6	Rotation de l'avant-bras (1)	M14, N1, P5	182
R7	Rotation de l'avant-bras (2)	M11	184
R8	Rotule (1)	M17	110
R9	Rotule (2)	M17	112
R10	Rotule (3)	M1, M8	114
R11	Rotule (4)	C11	116
S1	Sacrum	A1, B1, P2, R2, R3, R5	136
T-V			
T1	Tendon d'Achille, mollet	M17, P3, V2	86
T2	Tendons du pouce	LY	164
V1	Vertèbres cervicales	P4, P6, R1	214
V2	Voûte plantaire longitudinale	H1, P3, V3	74
V3	Voûte plantaire transversale	H1, V2	76

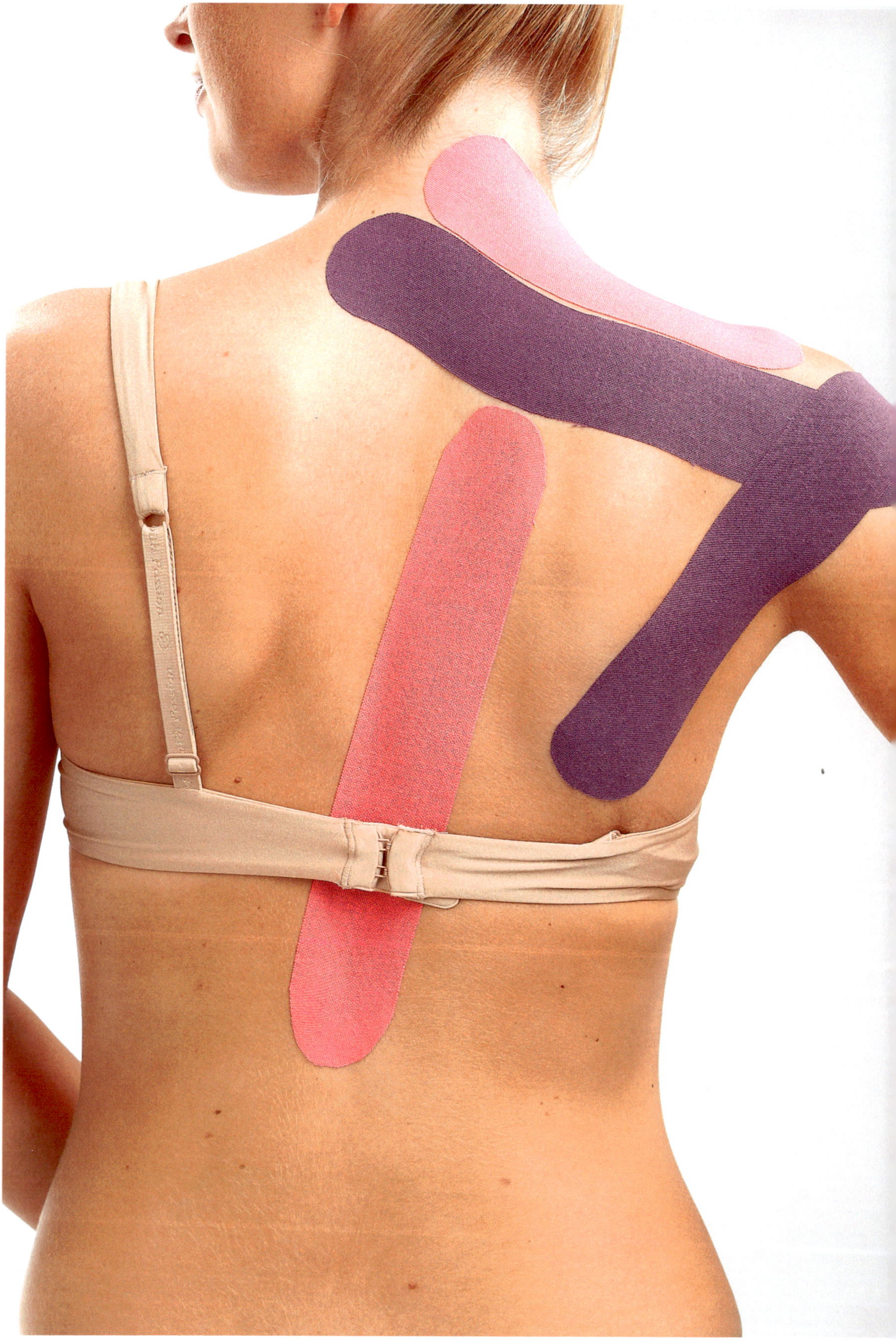

Les applications de la tête aux pieds

Avant de découvrir les applications qui vous aideront à soigner des troubles bien spécifiques (entorse de la cheville, contractures au niveau des cervicales ou problème de genou, etc.), vous allez vous familiariser avec les applications basiques employées notamment pour traiter les œdèmes et les hématomes susceptibles d'affecter n'importe quelle zone du corps.

Application LY : Application lymphatique

Traitement miraculeux des œdèmes

Les applications lymphatiques réduisent considérablement les œdèmes en diminuant leur volume et apaisent les douleurs qui en résultent. Ces œdèmes peuvent avoir des origines très diverses : traumatisme, opération chirurgicale, rétention d'eau au niveau des bras et des jambes, etc.

▸ Bandes

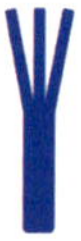

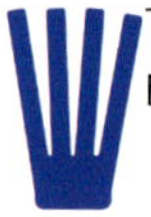

Nombre : **variable**
Forme : **en trident ou en éventail**
Largeur : **5 cm**
Tension : **aucune**
Durée : **durée prescrite, éventuellement plus de 7 jours**

Conseil

Les applications lymphatiques peuvent être combinées avec des applications destinées au traitement des troubles fonctionnels.

Description

On découpe généralement une bande de 5 cm de large deux ou trois fois dans la longueur sans aller jusqu'au bout. La bande se présente donc avec une base (l'extrémité non découpée) et 3 ou 4 bandelettes. On applique toujours la base sur la zone de ganglions lymphatiques située la plus près du cœur. Les ganglions sont localisés au niveau de l'aine, du creux du genou, sous les aisselles dans le pli du bras et au niveau du cou. On applique les bandelettes sans imprimer de tension et en les arrondissant sur la zone concernée.

Mesurez la longueur de la bande de la face interne de l'articulation la plus proche à la zone œdématiée et coupez la bande. Pour traiter un œdème localisé au niveau du mollet, mesurez la distance qui sépare le début de l'œdème du creux du genou. Découpez la bande trois fois ou plus dans la longueur jusqu'à obtenir des bandelettes fines.

1. Base : Collez l'extrémité non découpée de la bande sur la face interne de l'articulation qui est la plus proche du cœur par rapport à la zone gonflée. Dans notre exemple, il s'agit du creux du genou.
2. Parcours et fin : Ôtez le support papier des différentes bandelettes avant de les coller sans imprimer de tension. Dans notre exemple, il s'agit de couvrir l'œdème qui se situe au niveau du mollet. Arrondissez légèrement vers l'extérieur les bandelettes qui sont sur les bords afin de couvrir une surface plus importante.

Si le corps est gonflé sur une surface plus importante, appliquez plusieurs applications. Pour une action plus efficace, n'hésitez pas à couvrir intégralement la zone gonflée.

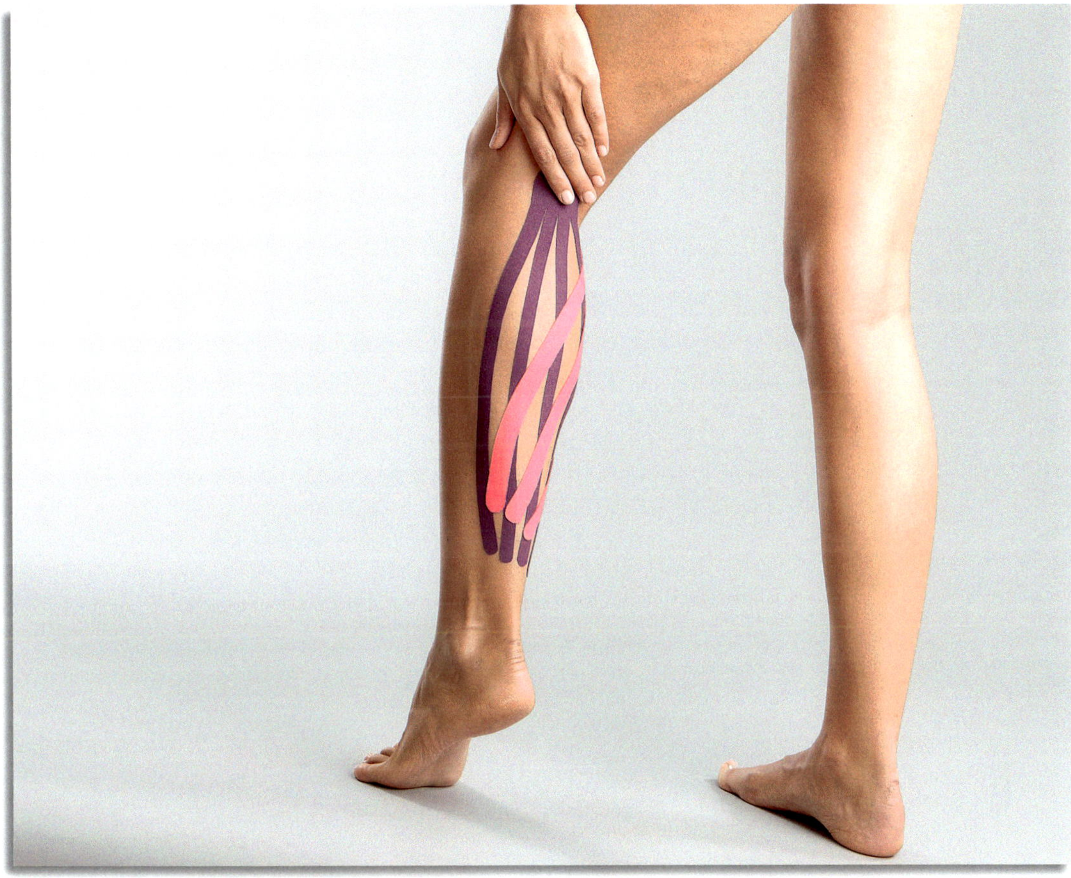

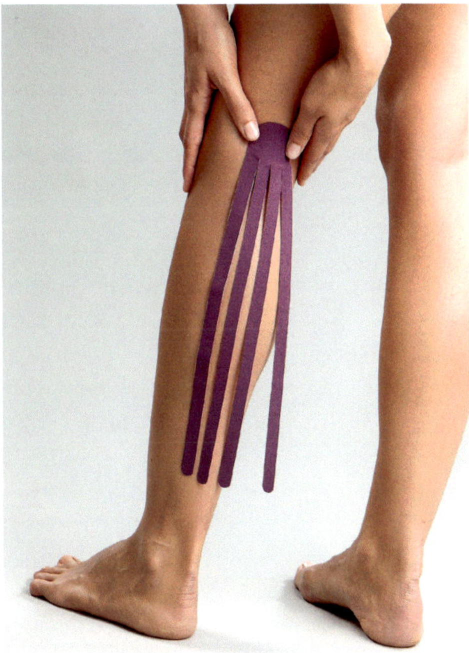

1

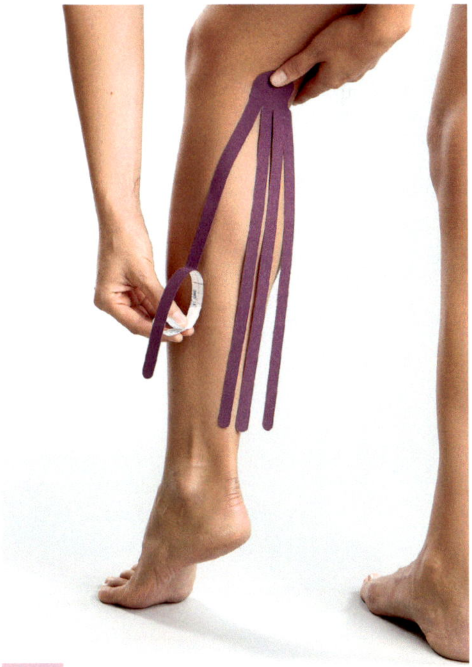

2

Application H2 : Hématome (1)

Idéal comme premier soin après un petit traumatisme

Les hématomes consécutifs à des contusions peuvent faire souffrir pendant un certain temps. Or cette application est tout à fait susceptible d'apaiser la douleur. En plus de l'application lymphatique, une application visant à traiter les hématomes peut également être appliquée sur un œdème. Dans ce cas, vous devez utiliser une bande qui peut être étirée aussi bien dans la longueur que dans la largeur (par exemple une bande 3NS TEX), mais vous pouvez également travailler dans les deux sens avec une bande classique. Pour cela, découpez un morceau de bande carré que vous étirerez des deux côtés dans la diagonale.

▸ Bande

Nombre : **1 ou plusieurs**
Forme : **I**
Largeur : **5 cm**
Tension : **nette**
Durée : **jusqu'à 3 jours**

Conseil

Cette application sera plus efficace si vous avez au préalable déjà posé une ou deux applications lymphatiques. L'application D2 peut également servir d'alternative.

Description

Découpez un morceau de bande carré de 5 × 5 cm. Si le morceau doit être de taille plus importante, procurez-vous une bande plus large (par exemple 7,5 × 7,5 cm). Décollez ensuite le support papier du morceau de bande.

1. Base : La base est située au milieu du carré. Saisissez entre le pouce et l'index les deux angles qui se trouvent sur l'une des diagonales et appliquez le milieu de la bande au centre de l'hématome. Veillez à ne pas exercer de pression sur la zone douloureuse.
2. Parcours : Étirez bien les angles en imprimant une tension nette.
3. Fin : Poursuivez en appliquant les deux autres angles.

Collez autant de morceaux de bande carrés que nécessaires pour couvrir l'hématome.

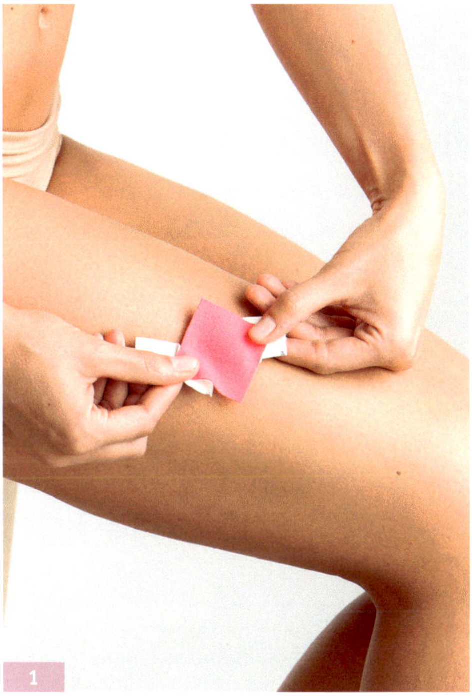
1

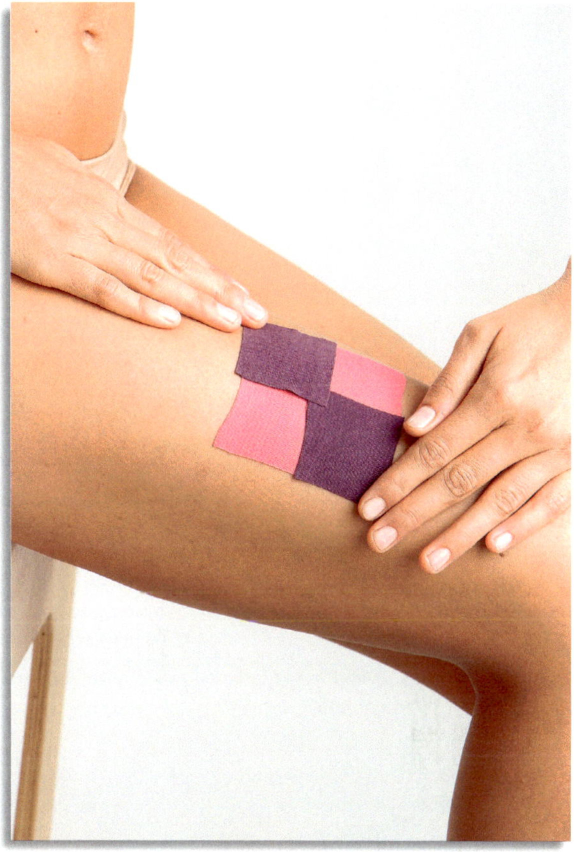

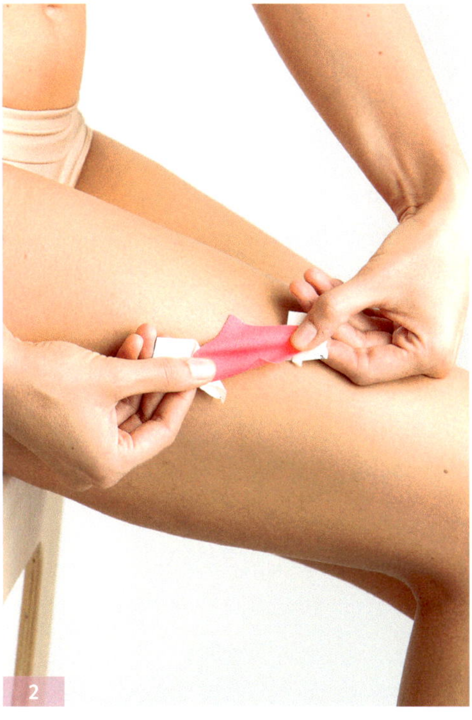
2

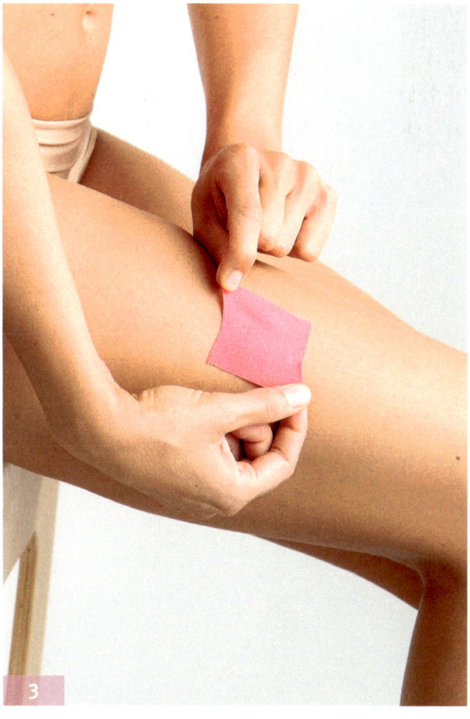
3

Application H3 : Hématome (2)

Hématome résultant d'une déchirure musculaire

Une déchirure musculaire nécessite toujours un suivi médical ! Elle est souvent à l'origine d'un hématome avec un gonflement oblong, qui doit être traité sur toute la longueur avec des bandes collées en diagonale. Posez au préalable une ou deux applications lymphatiques. Tentez toutefois de mobiliser légèrement le muscle afin d'apaiser la douleur, de soigner plus rapidement la blessure et d'éviter une mauvaise cicatrisation de la fibre musculaire.

▸ Bande

Nombre : **jusqu'à 8 par couleur**
Forme : **I**
Largeur : **2,5 ou 5 cm**
Tension : **nette**
Durée : **jusqu'à 3 jours**

Description

Découpez plusieurs bandes d'une longueur de 7,5 à 10 cm. Coupez-les dans la largeur si vous préférez procéder avec des bandes de 2,5 cm de large.

1. Direction 1 : La base se trouve au milieu de la bande. Déchirez le support papier à cet endroit et roulez-le dans les deux sens jusqu'aux extrémités de la bande. Évitez de toucher la face collante avec la pulpe des doigts. Appliquez la base, sans tension, sur l'extrémité inférieure de la déchirure. Procédez à une application en épi et non en travers ou dans la longueur par rapport à la blessure. Tirez la bande simultanément dans les deux sens en lui imprimant une tension nette. Collez-la sans exercer de pression sur la zone douloureuse.
2. Direction 2 : Procédez de la même façon avec une bande d'une autre couleur. Disposez-la en épi par rapport à l'orientation de la blessure. Les deux bandes doivent se croiser exactement sur la blessure.
3. Poursuivez l'application. Les bandes de la même couleur doivent toutes être orientées dans le même sens. Elles se chevauchent sur les bords uniquement, jamais davantage, sous peine de réaliser une application beaucoup trop épaisse.

Collez autant de bandes que nécessaire pour couvrir complètement l'hématome.

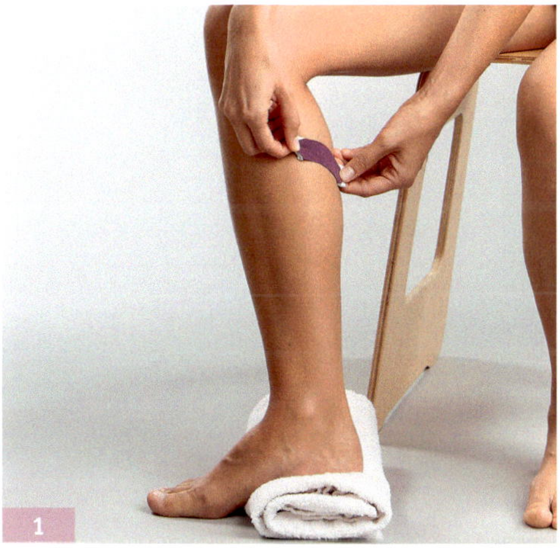
1

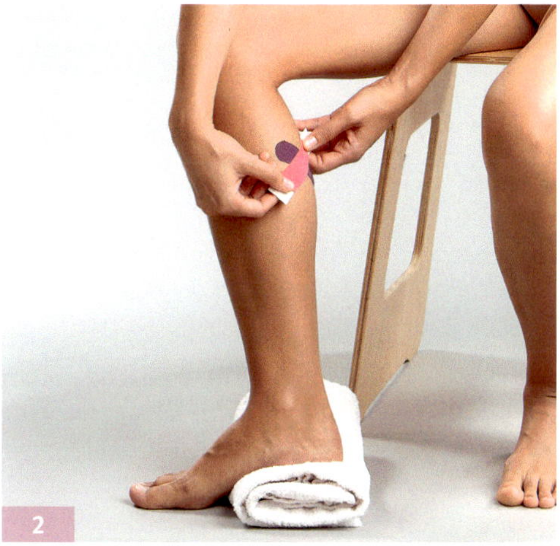
2

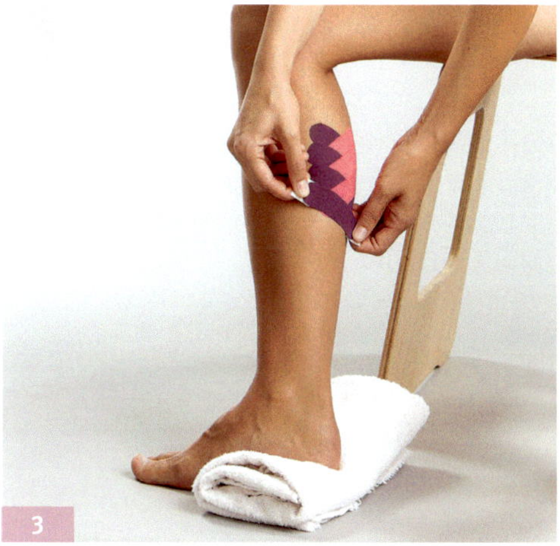
3

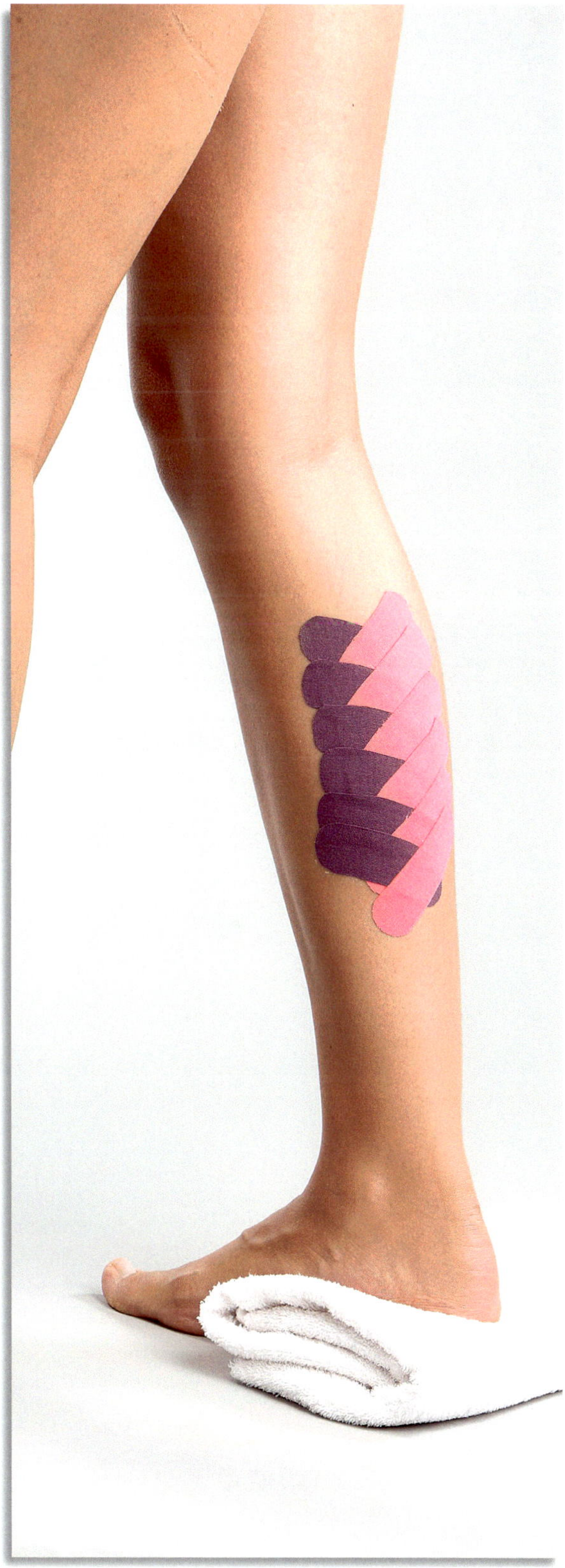

Application D2 : Douleurs

L'application classique en étoile

Les bandes positionnées en forme d'étoile sont susceptibles de calmer les zones douloureuses. Les branches de l'étoile peuvent être courtes, longues, symétriques ou asymétriques. Quand les douleurs surviennent au moment où l'on fait un mouvement dans une certaine direction, on peut appliquer une bande plus longue que les autres dans cette direction. En revanche, en cas de contusion, la douleur n'adopte pas de direction particulière. On peut donc appliquer une étoile symétrique. Commencez par poser une application lymphatique.

▸ Bande

Nombre : **3 ou 4**
Forme : **I**
Largeur : **2,5 ou 5 cm**
Tension : **nette**
Durée : **jusqu'à 5 jours**

Description

Asseyez-vous de manière à pouvoir atteindre facilement la zone douloureuse ou bien demandez de l'aide à votre partenaire. Mesurez la longueur des bandes et coupez-les en les réduisant de $^1/_4$ par rapport à cette longueur.

1. Base de la première bande : La base est localisée sur le milieu de la bande. Appliquez-la avec les deux mains sans appuyer sur la zone douloureuse.
2. Parcours et fin de la première bande : Appliquez les deux extrémités de la bande en imprimant une tension nette.
3. Base, parcours et fin des deuxième et troisième bandes : La base est localisée sur le milieu de ces bandes. Appliquez-les l'une après l'autre avec les deux mains sans exercer de pression sur la zone douloureuse. Positionnez la deuxième bande en croix par rapport à la première, tandis que la troisième bande forme les autres branches de l'étoile.
   Généralement, il n'est pas nécessaire d'appliquer une quatrième bande, car elle n'améliore en rien les effets.
4. Exemple de bandes en étoile au lieu d'une application visant à traiter les hématomes (H2).
5. Les bandes sont appliquées dans le sens des fibres musculaires.

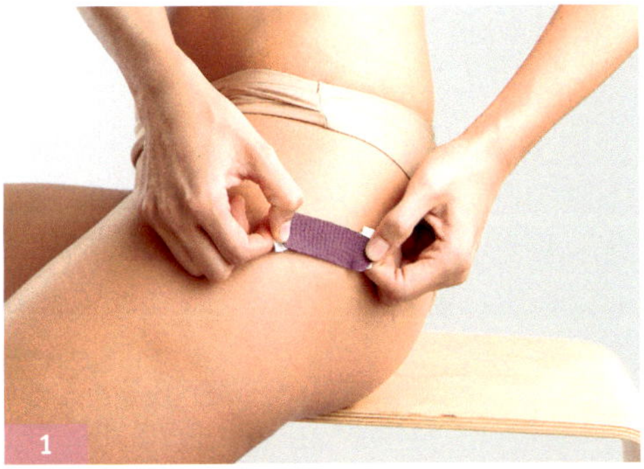
1

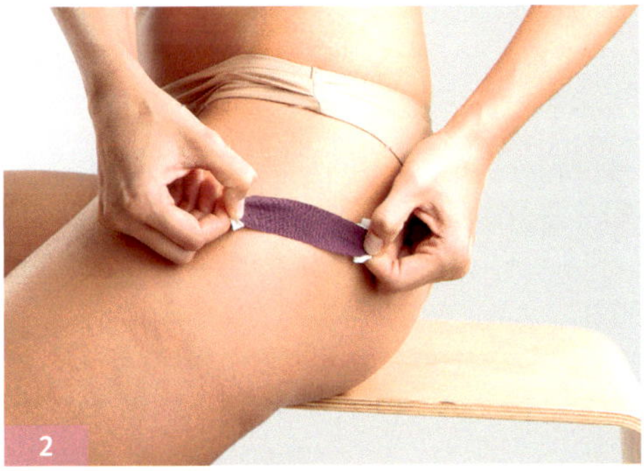
2

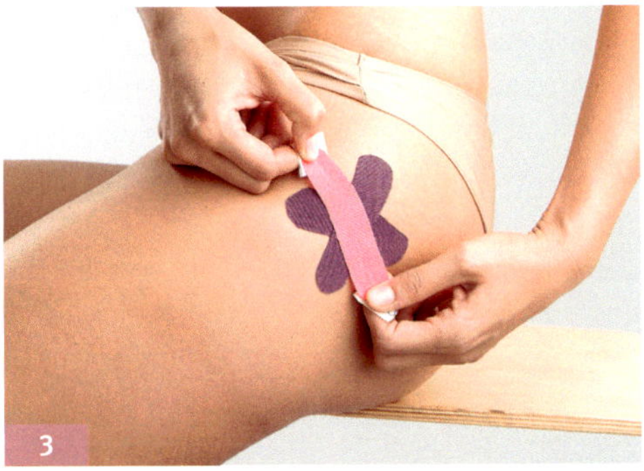
3

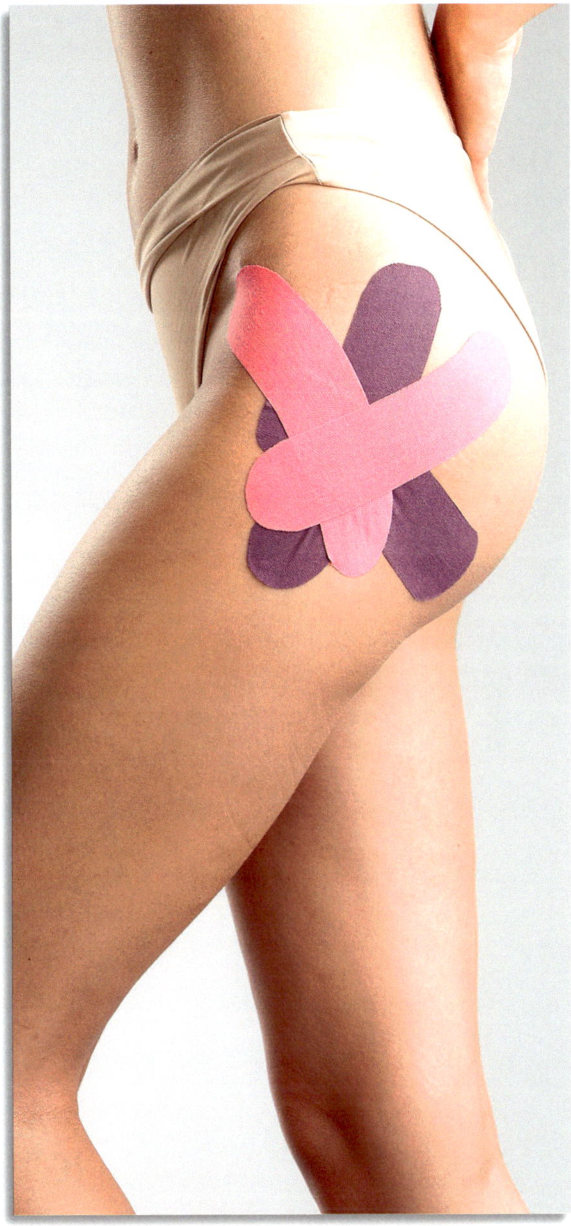

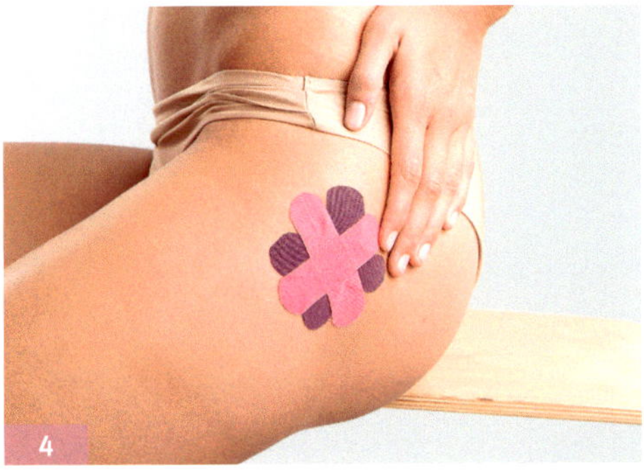
4

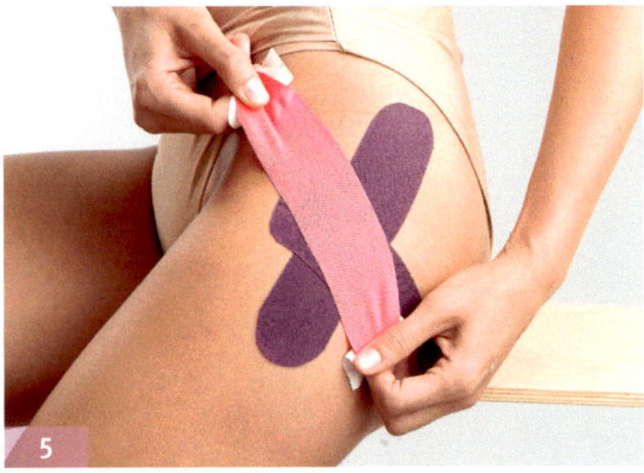
5

Application C5 : Cicatrices récentes

Pour obtenir une belle cicatrice

De nombreux patients obtiennent une meilleure cicatrisation en ayant recours au taping. La cicatrice est alors moins sujette aux abcès et aux boursouflures. Il n'existe pas cependant d'études scientifiques qui confirment ces effets. Il n'est pas prouvé non plus que le taping a une action bénéfique sur les cicatrices chéloïdes (où des excroissances de peau se développent). En cas de gonflement ou de douleurs, posez d'abord une application lymphatique.

▸ Bande

Nombre : **1**
Forme : **I**
Largeur : **2,5 cm**
Tension : **aucune**
Durée : **jusqu'à 7 jours**

Conseil

C'est à vous de décider de soigner ou non une cicatrice en ayant recours au taping. Quoi qu'il en soit, attendez que l'on vous ait retiré les fils !

Description

Asseyez-vous de manière à pouvoir atteindre la cicatrice facilement. Faites appel à un partenaire si vous avez une cicatrice située au niveau du dos. Mesurez la longueur de la cicatrice et découpez une bande de la même taille. Puis découpez-la en deux dans la longueur afin d'obtenir une bande de 2,5 cm de large. Déchirez le support papier au milieu de la bande.

1. Base : Située au milieu de la bande, la base doit être appliquée au milieu de la cicatrice.
2. Parcours et fin : À partir du milieu de la cicatrice, collez la bande simultanément dans les deux directions sans imprimer de tension.

Procédez avec douceur et précaution quand vous enlèverez la bande.

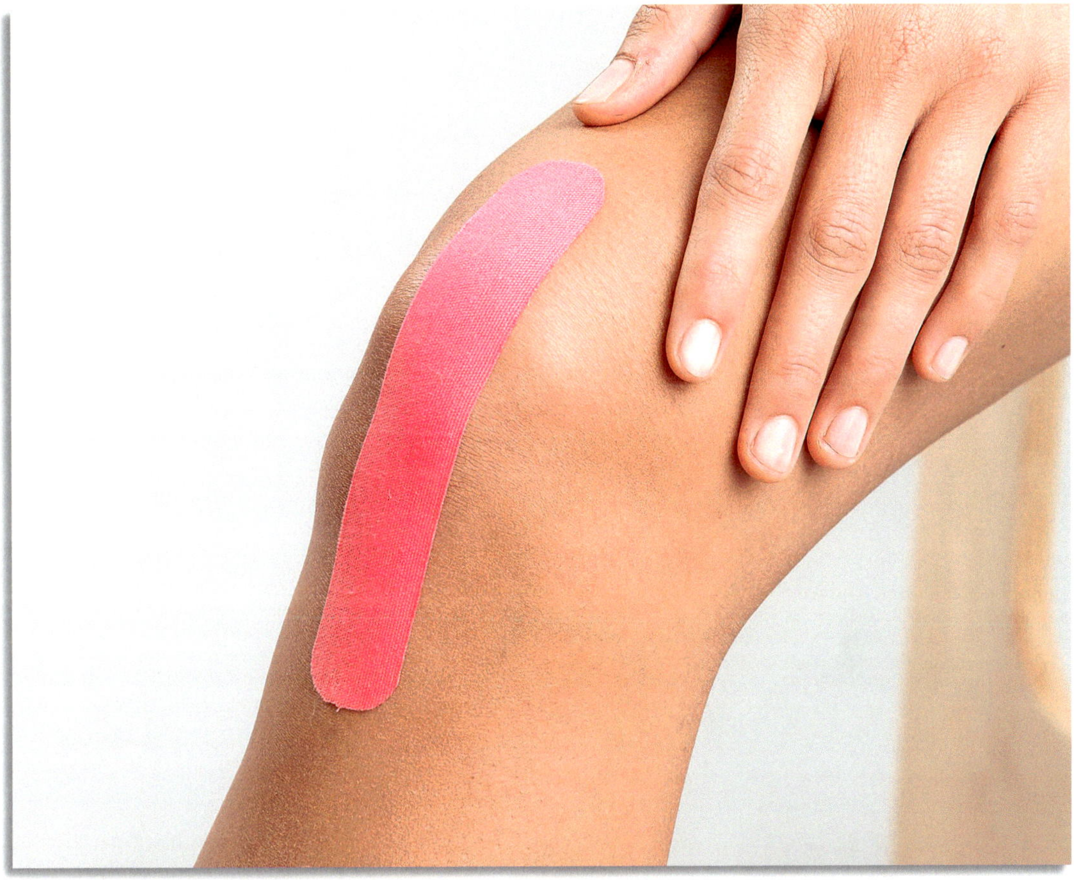

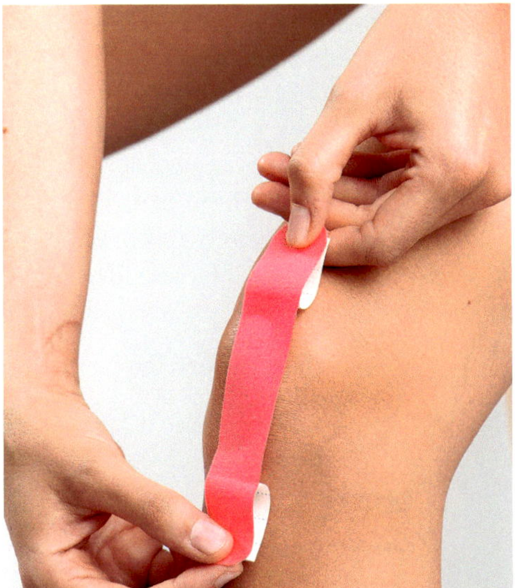
1

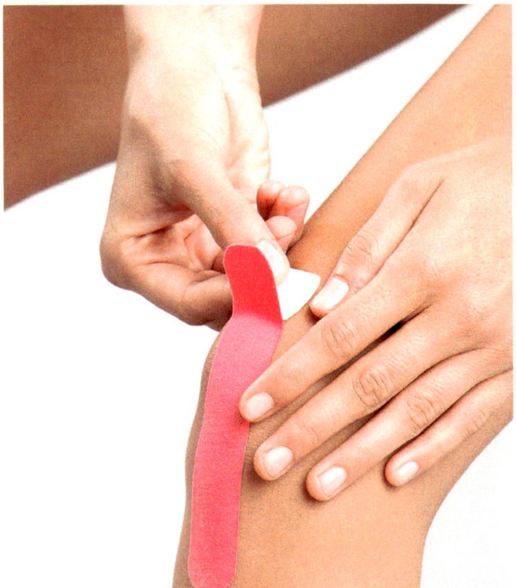
2

Application C4 : Cicatrices anciennes

Mobiliser les cicatrices chéloïdes

Quand, lors de la cicatrisation d'une plaie, les tissus sous-cutanés adhèrent les uns aux autres, il est difficile de mobiliser la peau qui entoure la plaie. Les mouvements et la fonction musculaire sont alors entravés. Il peut même y avoir des sensations de tiraillement. Certaines techniques de massage parviennent à soigner progressivement ce type de cicatrices. Une application de taping simple peut exercer une tension constante sur la cicatrice dans le sens souhaité et compléter efficacement le traitement.

▸ Bande
Nombre : **1**
Forme : **I**
Largeur : **2,5 cm**
Tension : **légère à nette**
Durée : **jusqu'à 7 jours**

Conseil
Vous pouvez également appliquer une bande en Y en travers de la cicatrice. Les deux barres du Y servent de bases et sont disposées en V à environ 12 cm de la cicatrice. On tire ensuite l'extrémité non découpée vers la cicatrice et on la colle dessus (voir photo).

Description

Asseyez-vous de manière à pouvoir atteindre facilement la cicatrice. Faites appel à votre partenaire pour soigner une cicatrice située au niveau du dos. Coupez une bande de 9 cm de long, puis découpez-la dans le sens de la largeur.

1. Base : Collez l'une des extrémités de la bande à environ 12 cm de la cicatrice et en travers. Appliquez la bande du côté où la mobilité de la cicatrice est la plus réduite afin d'améliorer celle des couches sous-cutanées.
2. Parcours et fin : Tirez sur la bande de manière à atteindre la cicatrice. Avec l'autre main, pré-étirez la cicatrice dans le sens souhaité. La bande doit exercer une tension sensible sur la cicatrice, mais elle ne doit être ni douloureuse ni désagréable à porter. En cas de doute, prenez conseil auprès du praticien qui se charge de mobiliser votre cicatrice.

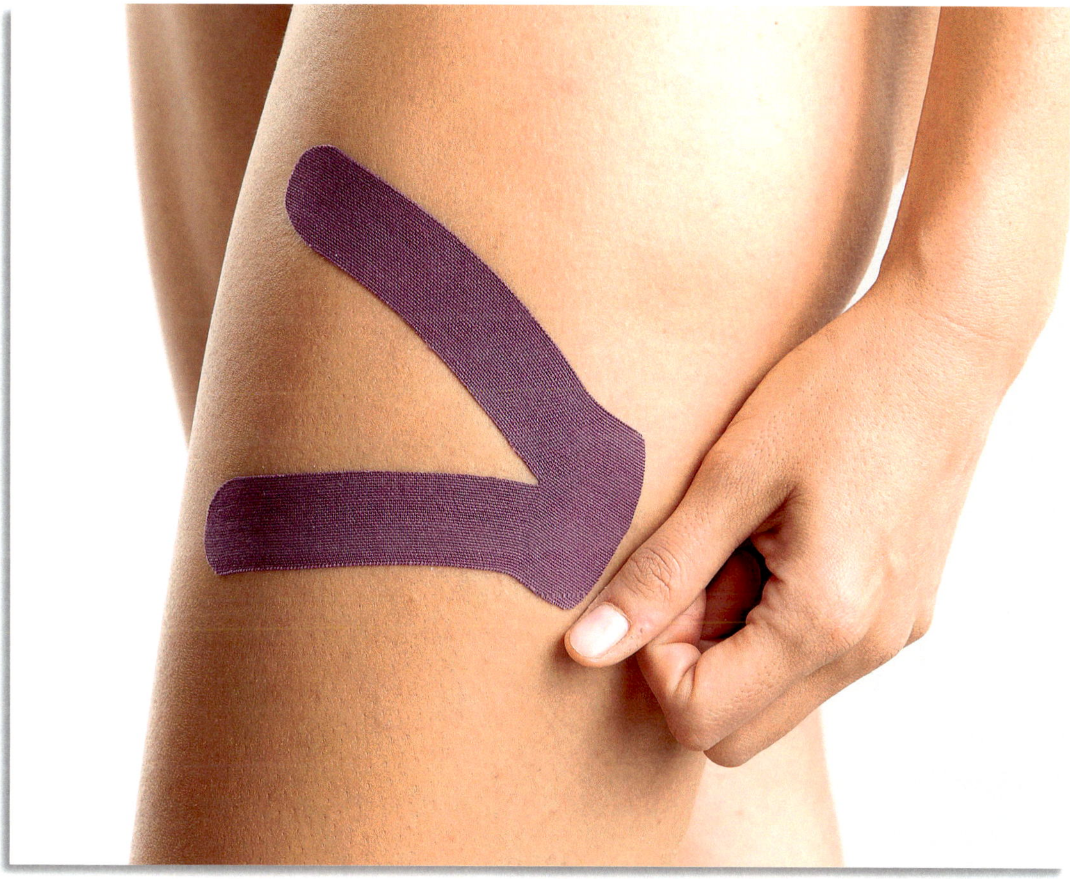

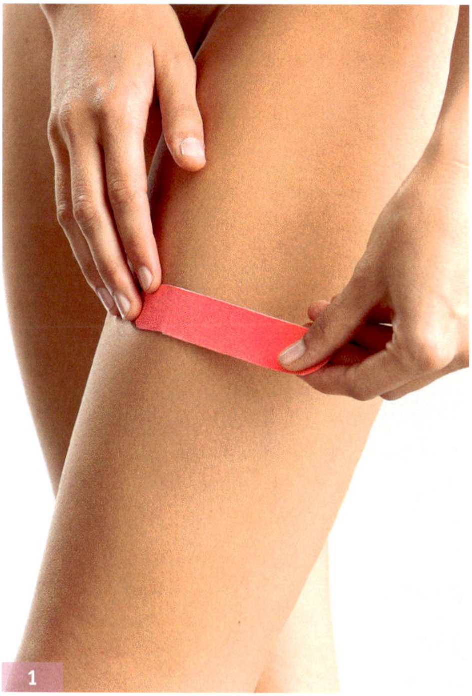

1

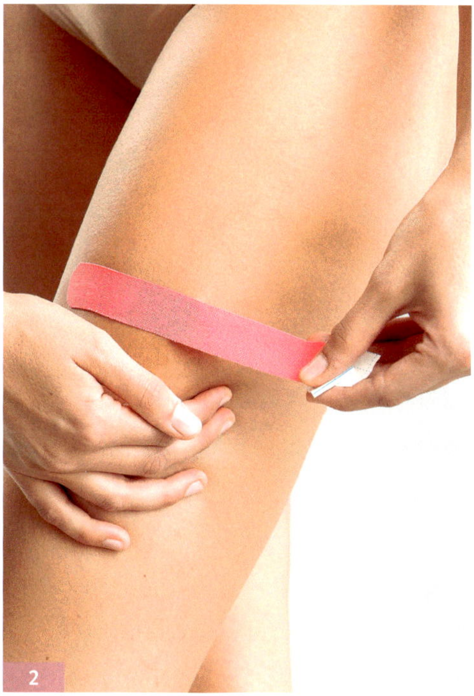

2

Application V2 : Voûte plantaire longitudinale

Soutient la voûte plantaire longitudinale pour traiter les pieds plats

Les pieds plats ou affaissés traduisent une faiblesse au niveau de la voûte plantaire. Dans ce cas, on a généralement recours aux semelles orthopédiques. Avec ou sans semelles, le taping peut prévenir ou soulager les douleurs en vue de sollicitations importantes. Ces douleurs peuvent être localisées au niveau du pied, du talon d'Achille, du genou et du gros orteil. Toutefois, les bandes de taping ne remplacent pas les semelles orthopédiques !

▸ Bande
Nombre : **4**
Forme : **I**
Largeur : **5 cm**
Tension : **nette**
Durée : **jusqu'à 7 jours**

Combinaisons possibles
Avec P3 (2e application), V3 ou H1.

Description

Posez l'avant-pied sur le bord d'un tabouret. Pour mesurer la longueur de la bande, démarrez derrière la malléole externe, puis rejoignez le milieu de la plante du pied en passant par-dessus la cheville. Coupez deux bandes en les réduisant de $^1/_4$ par rapport à la longueur mesurée. Pour les deux autres bandes, mesurez la longueur en partant de la face externe du talon, puis remontez vers la malléole interne en passant sous le talon et poursuivez jusqu'au tiers inférieur du tibia. Coupez deux bandes en les réduisant de $^1/_3$ par rapport à la longueur mesurée.

1. Base : Collez l'extrémité d'une bande derrière la malléole externe.
2. Parcours et fin : Avancez votre corps de manière à avancer en même temps le genou de la jambe concernée. Tirez la bande en biais vers la face interne du pied en passant par la cheville. D'une main, tirez la voûte plantaire longitudinale vers le haut pendant que, de l'autre main, vous continuez à tirer la bande jusqu'au milieu de la plante du pied.
3. Collez la deuxième bande de manière à ce qu'elle chevauche en partie la première bande.
4. Base, parcours et fin de la seconde application : Tirez une bande, en imprimant une tension forte, à partir de la face externe du talon. Passez sous le talon, puis remontez vers la malléole interne afin de rejoindre le tibia. Collez une seconde bande sur la première.

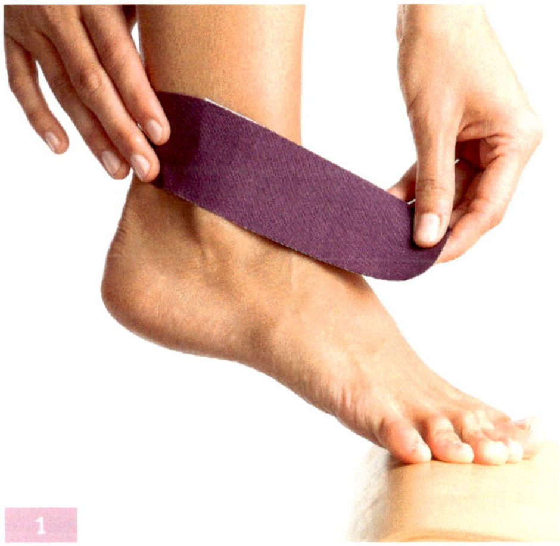

1

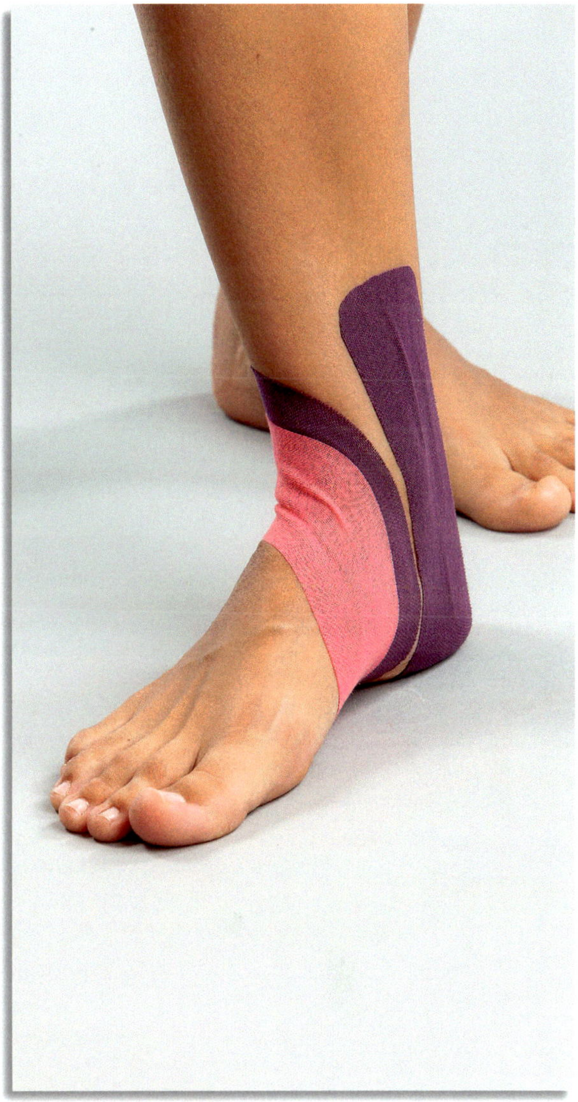

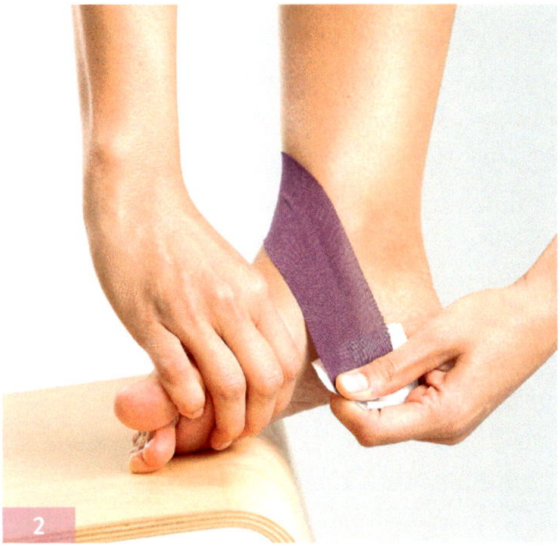

2

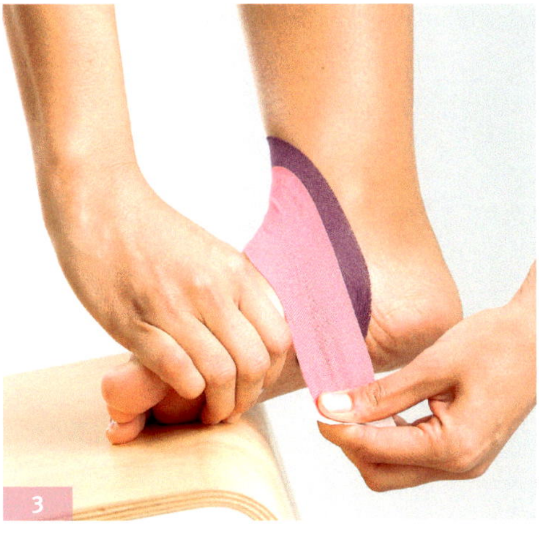

3

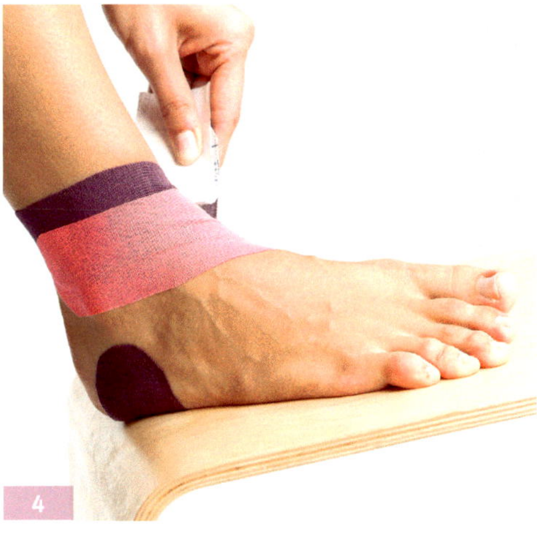

4

Application V3 : Voûte plantaire transversale

Soulage les douleurs en cas de pieds plats

Le pied plat est lié à l'effondrement de l'arche longitudinale interne, qui provoque une modification de l'architecture globale du pied et de la voûte plantaire transversale. Il peut en résulter des callosités, mais aussi des douleurs et un hallux valgus (déviation du gros orteil). Dans ce cas, le port de semelles orthopédiques est indispensable. À l'aide du taping, vous pourrez soutenir la voûte plantaire transversale ou bien prévenir les douleurs en cas d'efforts plus importants.

▸ Bande
Nombre : **2**
Forme : **I**
Largeur : **5 cm**
Tension : **nette**
Durée : **jusqu'à 7 jours**

Combinaisons possibles
Avec V2 ou H1.

Description

Posez le talon du pied concerné sur un tabouret ou bien asseyez-vous sur le tabouret et posez le pied concerné sur le genou de l'autre jambe. Mesurez la longueur de la bande, de la zone située sur le dos du pied au niveau de la première phalange du gros orteil jusqu'à ce même point, en passant par la plante du pied. Découpez deux bandes en les réduisant de $^1/_4$ par rapport à la longueur mesurée.

1. Base : Collez l'extrémité de l'une des bandes au niveau de la zone située sur la première phalange du gros orteil. La bande est alors orientée vers le bord interne du pied.
2. Parcours : Avec le pouce, l'index et le majeur d'une main, enserrez le gros et le petit orteil afin de donner la forme voulue à la voûte plantaire transversale. Avec l'autre main, tirez la bande, en imprimant une tension nette, sous le pied avant de rejoindre son bord externe.
3. Fin : Une fois que la bande est fixée sur le bord externe du pied, changez de main. Faites passer la bande sur le dos du pied pendant que, de l'autre main, vous faites pression par en dessous sur la voûte plantaire. Fixez l'extrémité de la bande sur le dos du pied sans imprimer de tension.
4. Si cela vous semble nécessaire, collez une seconde bande sur la première. Deux bandes appliquées avec une tension nette sont souvent plus confortables qu'une seule bande appliquée avec une tension forte.

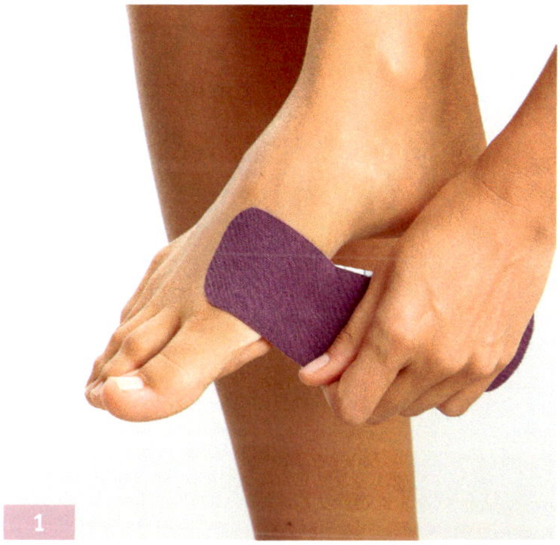
1

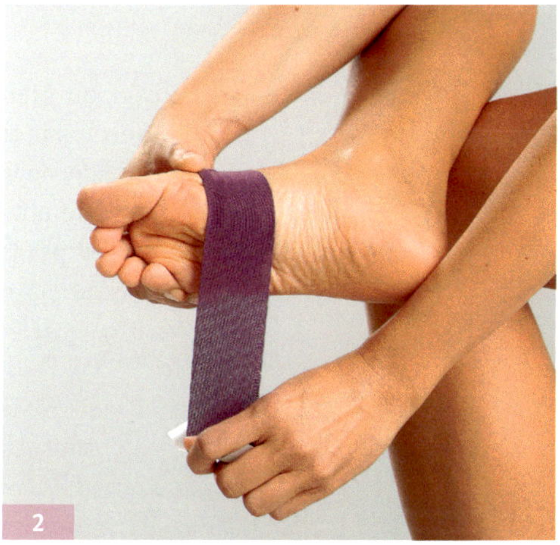
2

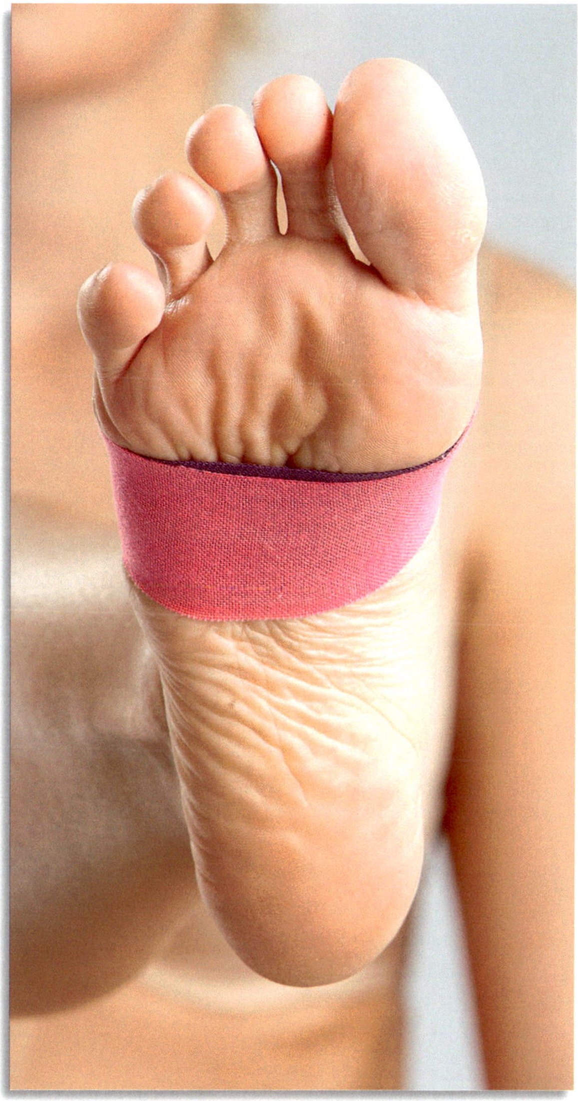

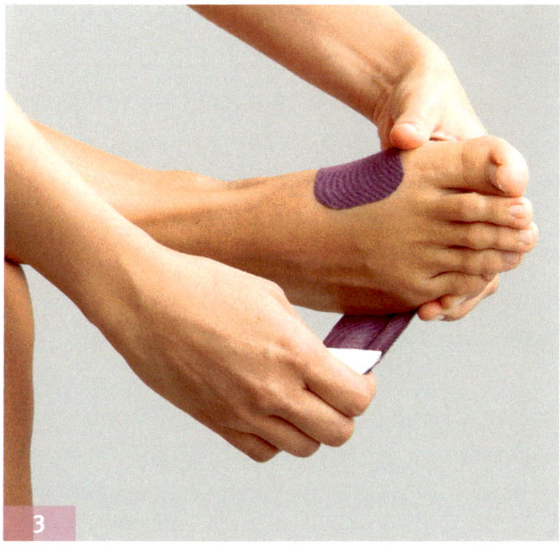
3

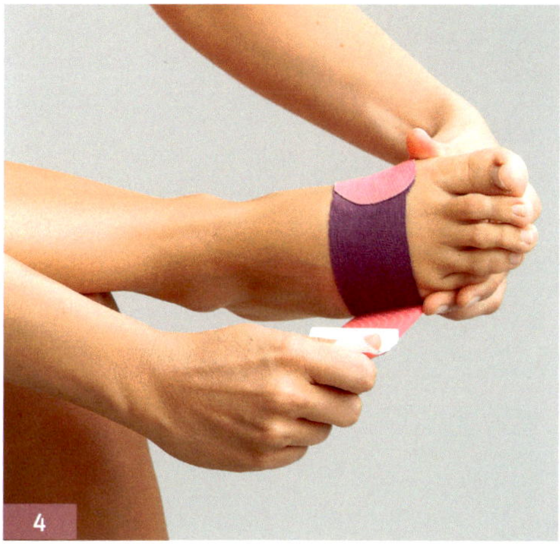
4

Application H1 : Hallux valgus

Soutient quand le pied est sollicité

Les pieds plats ou affaissés sont souvent à l'origine d'un hallux valgus. Des chaussures adaptées et des semelles orthopédiques, qui soutiennent la voûte plantaire, peuvent permettre d'éviter l'accentuation de la déviation du gros orteil. Les femmes sont souvent touchées du fait qu'elles portent des chaussures étroites et à talon. Le taping peut à court terme soulager la douleur en vue de sollicitations plus importantes.

▸ Bande

Nombre : **3**
Forme : **I**
Largeur : **5 cm**
Tension : **nette**
Durée : **jusqu'à 7 jours**

Combinaisons possibles

Avec P3 (deuxième bande) et V2 (appliquer d'abord P3 puis V2 et enfin H1).

Description

Asseyez-vous sur un tabouret et posez le pied sur la jambe d'appui afin de mesurer la longueur des trois bandes :

- Pour mesurer la longueur de la première bande, démarrez du bord externe de l'avant-pied, passez sur le dos du pied avant de rejoindre la plante du pied, juste en dessous du coussinet du gros orteil, et non par-dessus.
- La deuxième bande démarre du bord externe de l'avant-pied, passe sous la voûte plantaire transversale et rejoint la face interne du gros orteil.
- La troisième bande démarre de l'extrémité antérieure de la malléole interne, longe la face interne du pied et rejoint la face interne de la base de l'ongle du gros orteil.

Découpez les trois bandes en les réduisant de $^1/_4$ par rapport à la longueur mesurée.

1. **Base, parcours et fin de la première bande :** Appliquez la bande juste en dessous du coussinet du petit orteil (et non par-dessus). D'une main, tirez-la en direction du gros orteil en passant par le dos du pied tandis que, de l'autre main, vous tirez et maintenez la voûte plantaire longitudinale vers le haut. Collez l'extrémité de la bande sous la voûte plantaire longitudinale juste en dessous du coussinet du gros orteil (et non par-dessus).
2. **Base et parcours de la deuxième bande :** Réduisez la largeur de l'une des extrémités de la bande de moitié afin d'éviter qu'elle n'irrite la peau située entre le premier et le deuxième orteil. Appliquez ensuite l'autre extrémité de la bande juste en dessous du coussinet du petit orteil (et non

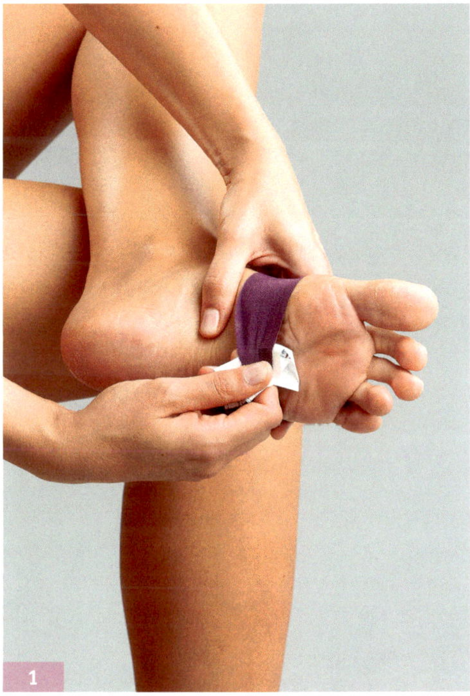
1

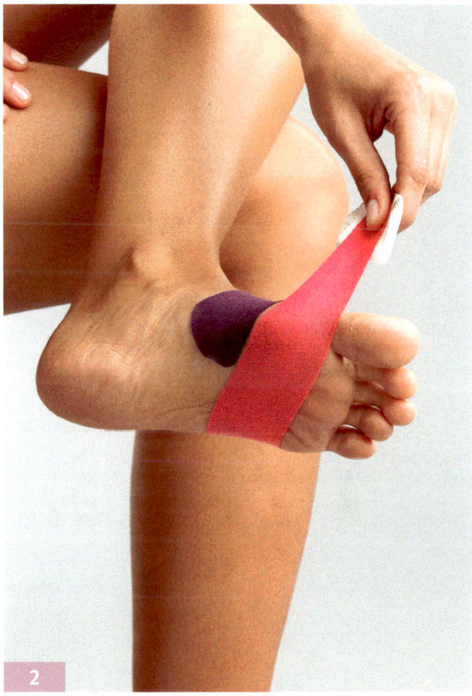
2

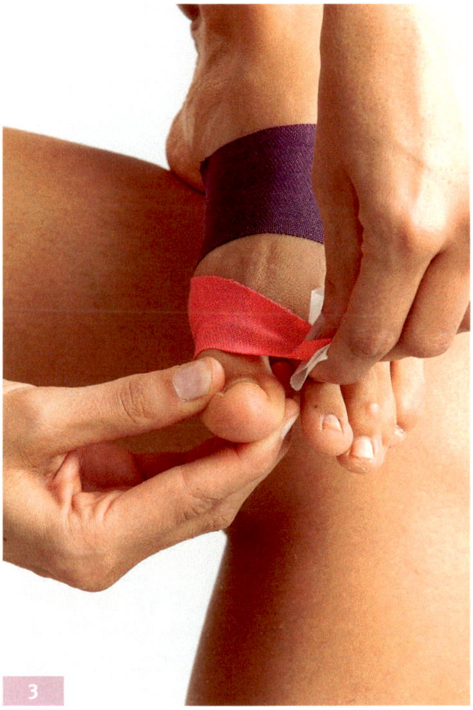
3

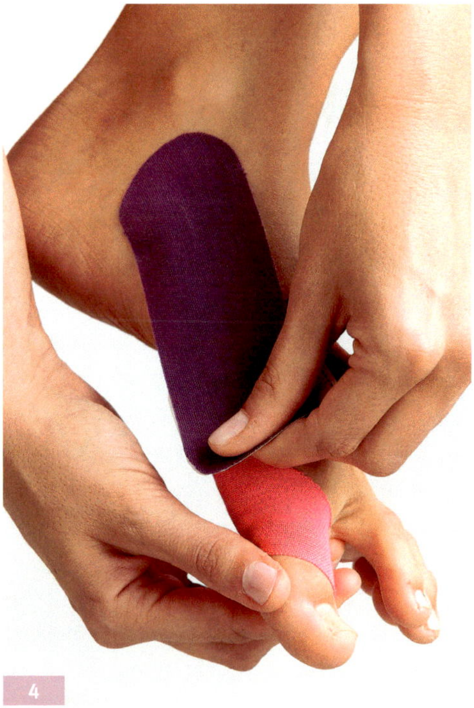
4

par-dessus). La bande est orientée vers la plante du pied. D'une main, tirez-la jusqu'au gros orteil en passant sous le pied pendant que, de l'autre main, vous faites pivoter l'orteil vers l'intérieur et le bas.

3. **Fin de la deuxième bande :** Tirez la bande par-dessus le gros orteil et fixez-la sur la peau située entre le premier et le deuxième orteil.
   La première et la deuxième bande ne doivent pas se chevaucher sur le bord interne du pied, car elles agissent dans des sens opposés.
4. **Base, parcours et fin de la troisième bande :** Appliquez l'extrémité de la bande juste devant la malléole interne et tirez la bande le long du bord interne du pied avant d'en fixer l'extrémité juste avant la base de l'ongle du gros orteil. Maintenez l'orteil tourné le plus possible vers l'intérieur.
   Pour finir, fixez l'extrémité des deuxième et troisième bandes en appliquant une bande fine et circulaire sans couvrir le lit de l'ongle.

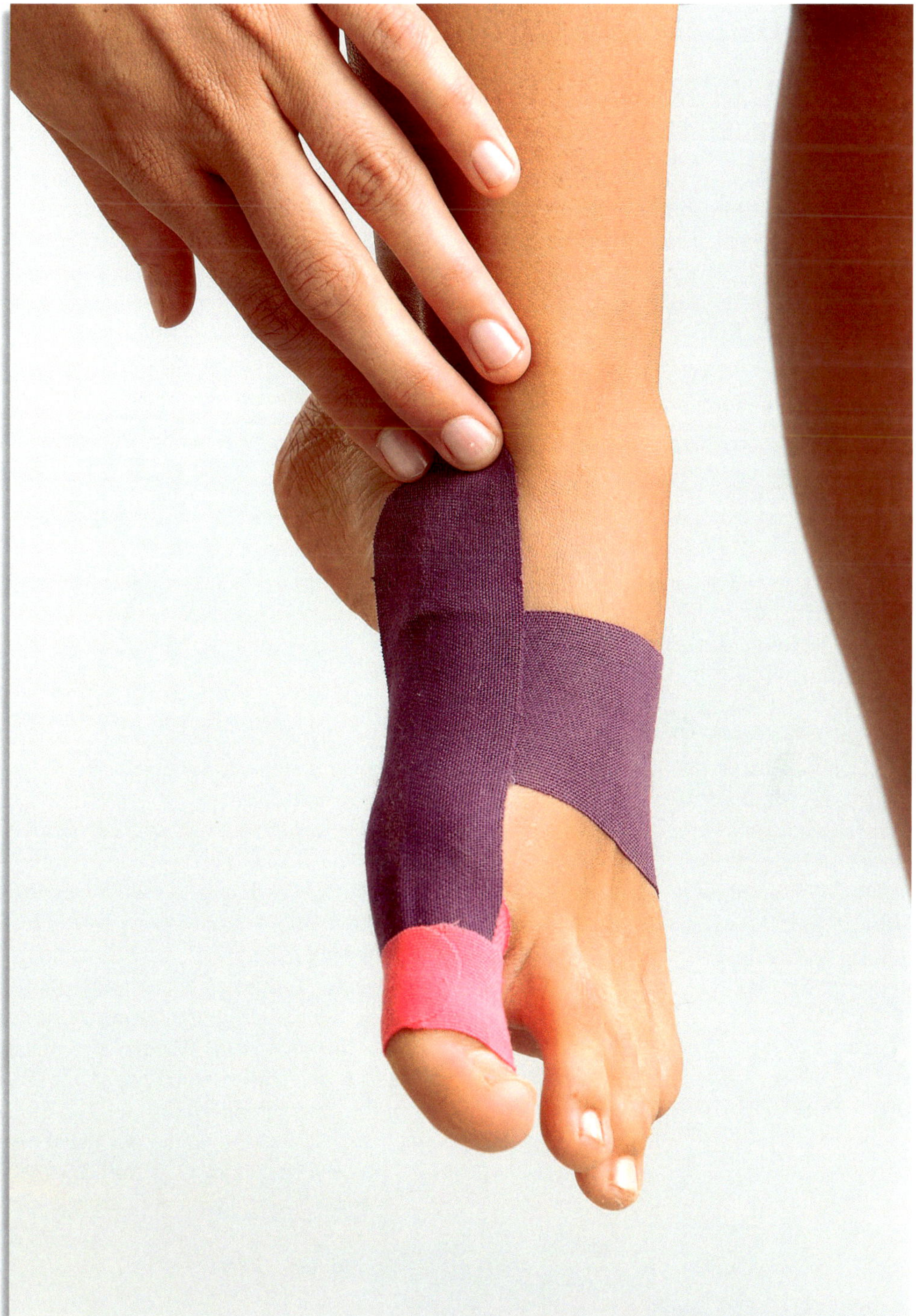

Application C2 : Cheville (1)

Comment traiter une entorse

Il suffit d'une mauvaise route, d'un sol irrégulier ou de hauts talons. Un simple faux pas et l'on se tord la cheville ! On se met alors à souffrir et l'on a beaucoup de mal à tourner le pied vers l'intérieur ou à le baisser. Plus il y a de récidives d'entorse, plus la cheville devient instable. On devrait donc avoir aussitôt recours au taping. Le spécialiste qui vous traitera connaît de nombreuses applications possibles. Nous souhaitons vous expliquer ici comment protéger vous-même la blessure dans les jours qui suivent.

▸ Bande

Nombre : **3 ou 4**
Forme : **I**
Largeur : **5 cm**
Tension : **nette**
Durée : **jusqu'à 4 jours**

Conseil

Il faudrait faire travailler le plus tôt possible le groupe des muscles latéraux de la jambe pour prévenir l'instabilité. Associez une application réservée aux articulations (C2) avec une application adaptée aux muscles (M9).

Description

Asseyez-vous en évitant au maximum tout étirement douloureux. Le bord externe de l'avant-pied doit être surélevé, soutenu et maintenu. Mesurez la longueur des bandes de la partie inférieure de la face interne du tibia au bord externe du pied en passant par la cheville et devant la malléole externe. Découpez les trois bandes en les réduisant de $^1/_4$ par rapport à la longueur mesurée.

1. Base : Collez l'une des extrémités de la bande sur la face interne du tiers inférieur du tibia. La bande est orientée en direction de la face externe du pied.
2. Parcours et fin : Tirez la bande en imprimant une tension nette jusqu'à la partie supérieure de la cheville et, en imprimant une tension plus forte, dirigez-la vers la malléole externe, puis vers le bord externe du pied avant de fixer son extrémité sous la voûte plantaire.
3. Appliquez une deuxième bande de sorte qu'elle chevauche en partie la première. Il est généralement nécessaire d'en coller une troisième. Procédez dans le sens inverse, en imprimant une tension forte, de la voûte plantaire à la face interne du tibia en passant par la cheville.
4. Pour stabiliser davantage la cheville, ajoutez une bande qui démarre sous le talon et s'étend jusqu'à la jambe en passant de part et d'autre de la cheville (malléoles interne et externe).

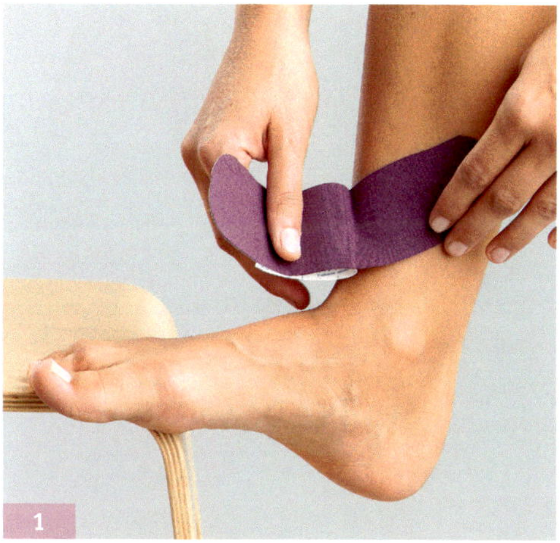
1

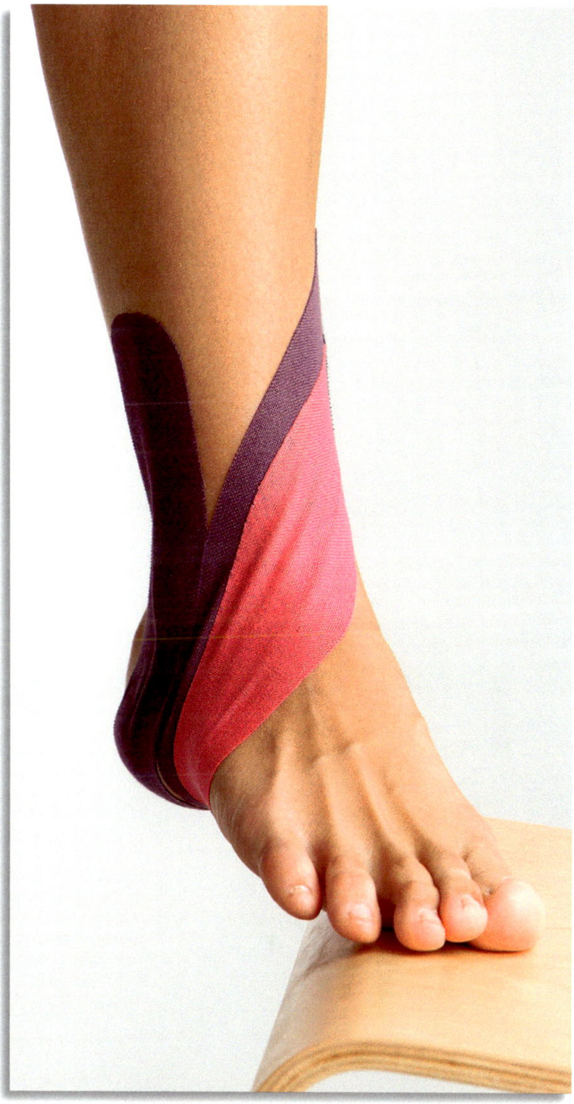

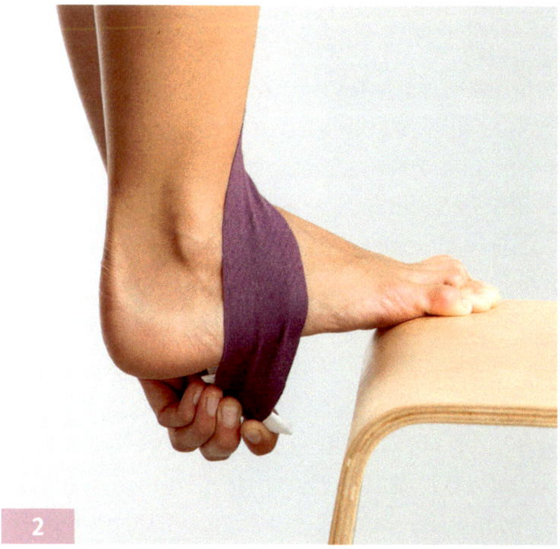
2

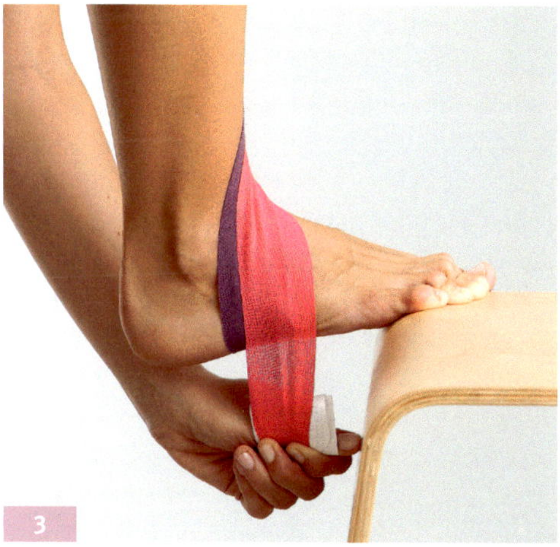
3

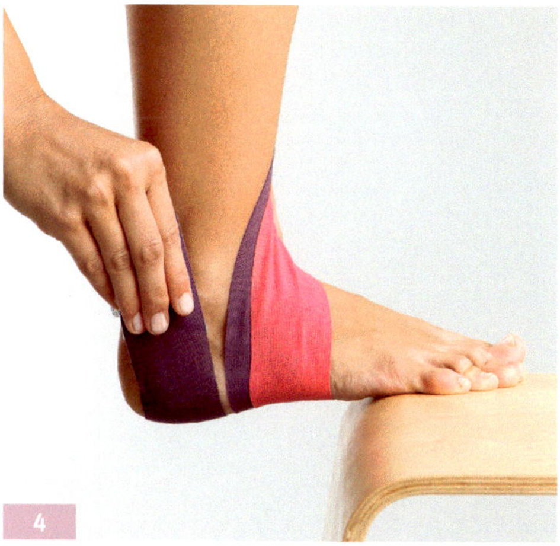
4

Application C3 : Cheville (2)

En cas de douleurs persistantes au-dessus de la cheville

Ces douleurs peuvent provenir d'une lésion de la syndesmose. Le mot *syndesmose* signifie ligament. Or c'est justement une membrane qui unit le tibia et le péroné l'un à l'autre. Si, après vous être blessé au pied, vous souffrez encore au niveau de la cheville, entre les deux malléoles, il peut éventuellement s'agir d'une telle lésion, qui guérit souvent mal. Dans ce cas, consultez rapidement un médecin. La cheville doit être maintenue avec un plâtre ou des bandes de taping. Évitez de solliciter le pied.

▸ Bande

Nombre : **5**
Forme : **I**
Largeur : **5 cm**
Tension : **nette**
Durée : **jusqu'à 10 jours**

Description

Mesurez d'abord la longueur nécessaire pour trois bandes, de la face interne du tibia à la face externe du péroné, à l'horizontale. Découpez les bandes en les réduisant de $^1/_4$. Calculez ensuite la longueur des deux autres bandes : celles-ci démarrent sur la face postérieure du tibia, descendent en diagonale vers la cheville et la face externe du pied, passent sous la voûte plantaire et rejoignent la face interne du pied avant de remonter jusqu'à la face postérieure du péroné en passant par la cheville. Découpez les bandes en les réduisant de $^1/_4$ par rapport à la longueur mesurée.

1. Appliquez l'extrémité d'une petite bande derrière la malléole interne, puis tirez la bande, tout en imprimant une tension forte, jusqu'à la malléole externe, en passant juste au-dessus de la cheville. Collez son extrémité derrière la malléole externe. Appliquez une autre petite bande légèrement plus haut. Elle doit chevaucher en partie la première bande.
2. Collez le milieu d'une longue bande en travers sous le talon. En imprimant une tension nette, tirez l'une des extrémités de la bande vers la face interne du pied. Remontez-la vers la cheville, puis passez-la entre les deux malléoles avant de rejoindre la face postérieure du péroné.
3. Tirez, en imprimant une tension nette, l'autre extrémité de la bande vers la face externe du pied. Remontez-la vers la cheville, puis passez-la entre les deux malléoles avant de rejoindre la face postérieure du tibia.
4. Procédez de la même façon avec la seconde bande. Pour finir, collez une autre petite bande en travers, comme décrit dans l'étape 1, de la face postérieure du tibia à la face postérieure du péroné.

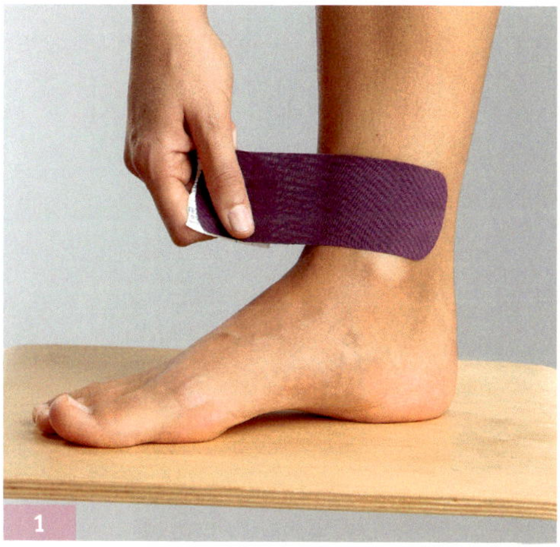

1

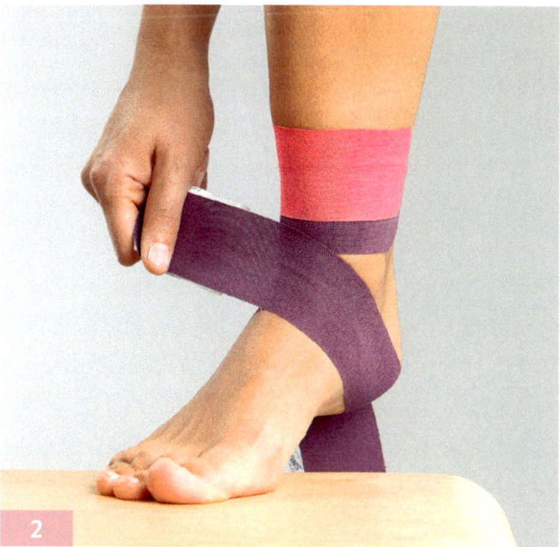

2

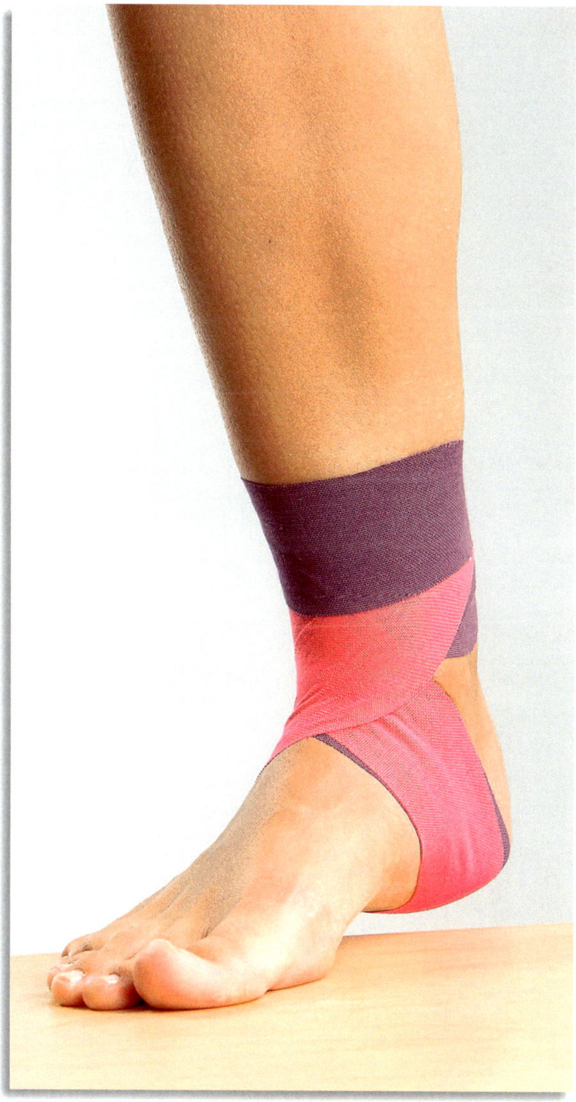

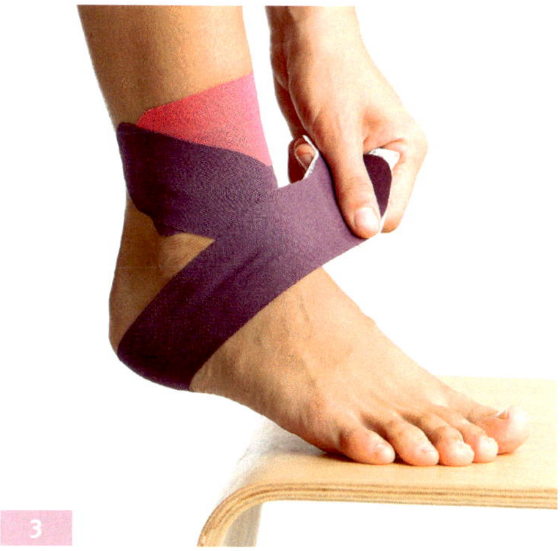

3

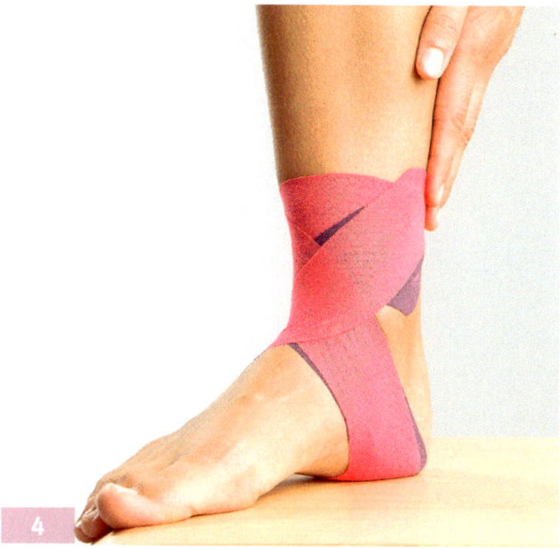

4

Application T1 : Tendon d'Achille, mollet

Apaise les douleurs au niveau du tendon d'Achille et les crampes

Le tendon d'Achille est une zone réputée sensible de l'appareil locomoteur. En cas de douleur, il est important d'en déterminer la cause et de la traiter efficacement. Le taping appliqué au mollet vise essentiellement à apaiser les douleurs qui surviennent au niveau du talon d'Achille, surtout quand celles-ci se manifestent par des tiraillements lors du contact du talon avec le sol. Cette application peut aussi être employée pour prévenir et traiter les crampes du mollet et les autres crampes musculaires.

▸ Bande

Nombre : **1 de chaque**
Forme : **I et Y**
Tension : **nette**
Durée : **jusqu'à 7 jours**

Conseil

En cas de contracture de la plante du pied, du talon à la voûte plantaire transversale, on peut associer à cette application celle qui est préconisée pour la plante du pied, P3 (page 88).

Description

Asseyez-vous sur un tabouret en fléchissant légèrement une jambe. Pour mesurer la longueur de la bande, démarrez sous le talon et rejoignez le creux du genou, puis découpez deux bandes en les réduisant de $^1/_4$. Découpez ensuite l'une des bandes en deux dans la longueur en préservant les 5 derniers centimètres.

1. Base, bande en Y : Collez l'extrémité non découpée de la bande sous le talon. La bande se divise en deux à la limite exacte entre la face inférieure et postérieure du talon pour éviter la formation de petites bulles.
2. Parcours : Levez le pied jusqu'à ressentir un léger tiraillement au niveau du mollet. Appliquez les deux bandelettes, en imprimant une tension nette, de part et d'autre du talon d'Achille. Collez-les en arrondi le long des deux bombements musculaires du mollet. Maintenez ces muscles en vous aidant d'une main.
3. Fin : Collez l'extrémité des bandelettes juste au-dessus du creux du genou entre les fibres musculaires de la face postérieure de la cuisse que l'on perçoit très bien de part et d'autre du creux du genou.
4. Appliquez la bande en I de manière rectiligne sous le talon (base de la bande en Y), puis rejoignez l'extrémité de la bande en Y en passant par le talon d'Achille et le mollet. Imprimez une tension nette au début, puis collez la bande sans aucune tension à partir du creux du genou.
5. Appliquez bien la bande au niveau du talon d'Achille de manière à ce qu'elle couvre les deux bandelettes à l'endroit où elles se divisent et un peu au-delà.

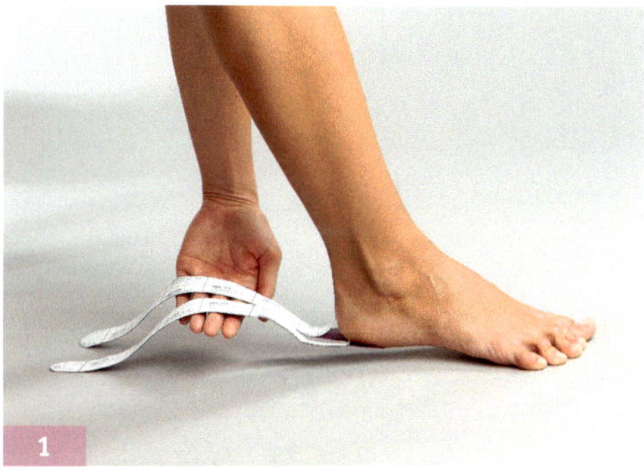

1

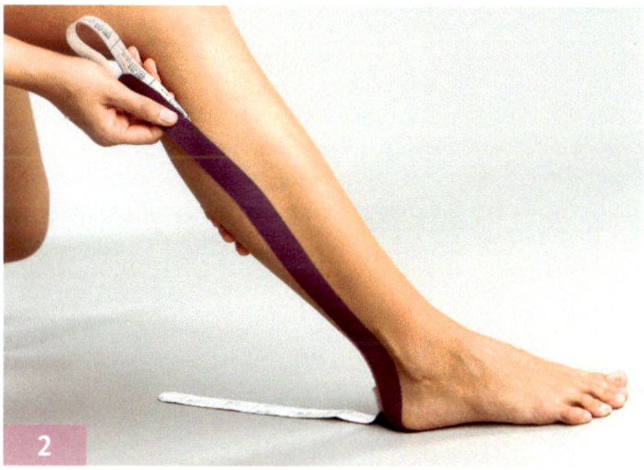

2

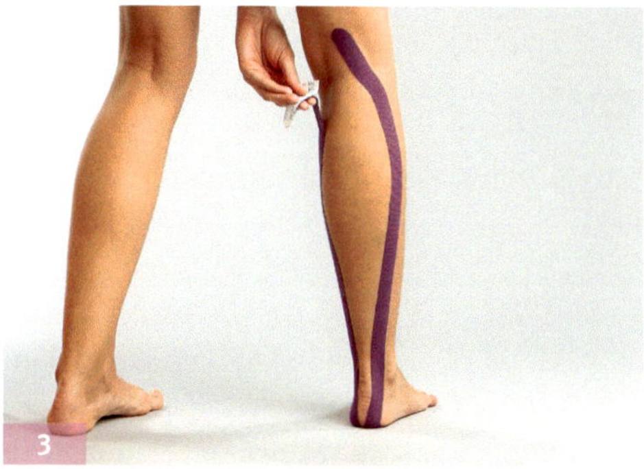

3

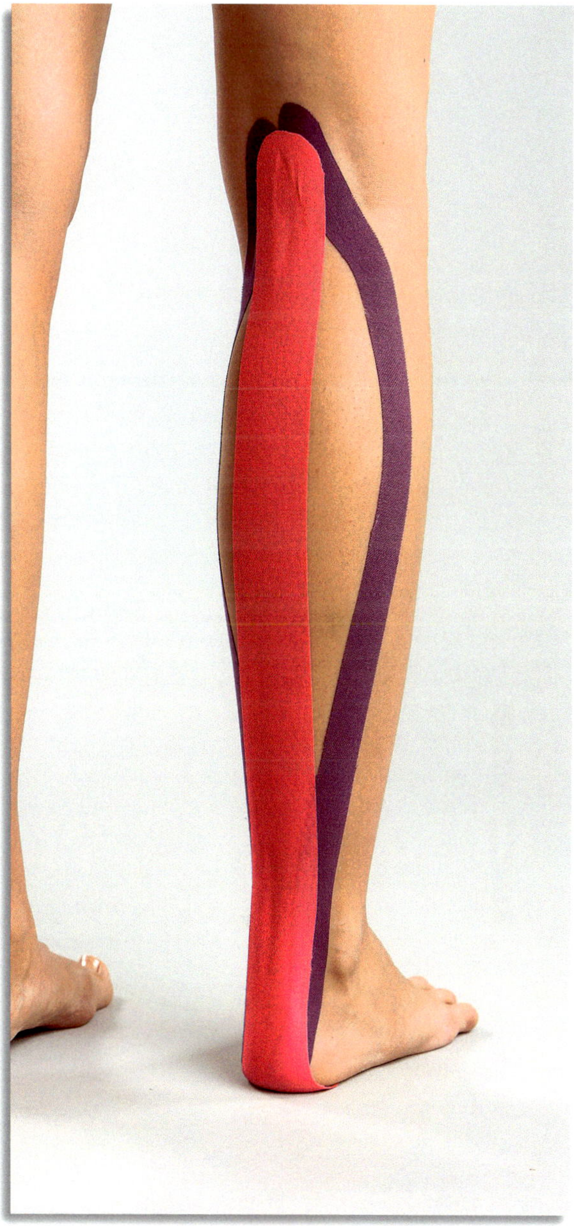

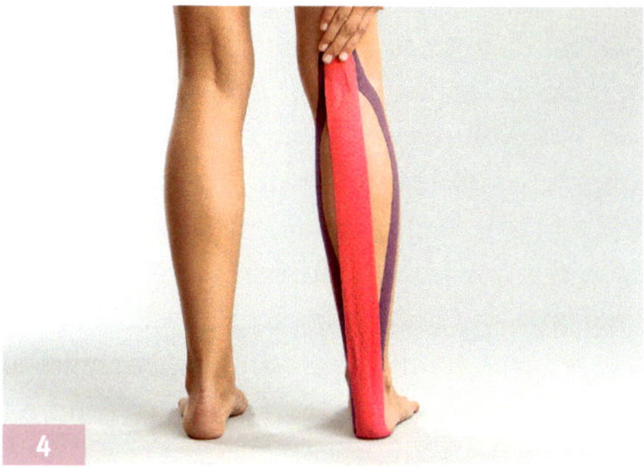

4

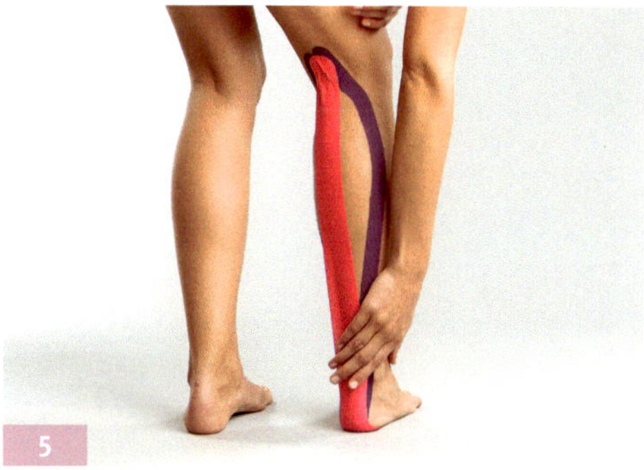

5

Application P3 : Plante du pied

En cas de douleurs et de contractures au niveau de la plante du pied

La plante du pied peut également être contractée et faire souffrir sans que cela soit lié au talon d'Achille. Souvent, il se forme des sortes de nœuds que l'on perçoit davantage lorsque le pied est sollicité longtemps. L'étirement du fascia plantaire, un solide ligament fibreux qui soutient l'arche, peut provoquer une fasciite. En cas d'autres problèmes, comme les pieds plats ou affaissés, l'utilisation de semelles orthopédiques peut s'avérer nécessaire. Le taping ne suffit pas à lui seul à corriger ces déformations.

▸ Bande

Nombre : **1 ou 2**
Forme : **1 en Y ou 2 en I**
Largeur : **5 cm**
Tension : **modérée à nette**
Durée : **jusqu'à 7 jours**

▸ Bande

Nombre : **2**
Forme : **I**
Largeur : **5 cm**
Tension : **nette à forte**
Durée : **jusqu'à 7 jours**

Combinaison possible

Avec V2.

Description

Mesurez la longueur de la première bande du bord postérieur du talon à la voûte plantaire transversale, puis coupez-la en la réduisant d'un peu moins de $^1/_4$. Découpez-la dans la longueur en préservant les 5 derniers centimètres. Vous pouvez également découper deux bandes en I si vous avez de grands pieds et de très fortes douleurs. Pour mesurer la longueur des deux autres bandes, démarrez de la face inférieure externe de la jambe, passez par la malléole interne avant de rejoindre la face inférieure du talon. Découpez les bandes en les réduisant de $^1/_4$.

1. Base, bande en Y : Collez l'extrémité non découpée de la bande sous le talon, en orientant la bande vers la voûte plantaire.
2. Parcours et fin : Tirez les deux bandelettes de part et d'autre de la plante du pied, vers le gros et le petit orteil, pendant que vous étirez légèrement les orteils vers le haut jusqu'à ressentir un léger tiraillement au niveau de la voûte plantaire. C'est surtout sur le bord interne de la plante du pied que l'on perçoit nettement comme une sorte de nœud. Si les douleurs sont fortes, appliquez plutôt deux bandes en I.
3. Base, bande en I : Appliquez la bande en I sur la face externe du talon, puis sous le talon, en imprimant une tension nette. Pendant cette manipulation, adossez le pied sur son bord externe afin que le talon revienne vers l'intérieur.
4. Parcours et fin, bande en I : Poursuivez en tirant la bande vers la malléole interne, tout en imprimant une tension forte, puis faites-la remonter jusqu'au tibia. Collez la seconde bande exactement sur la première.

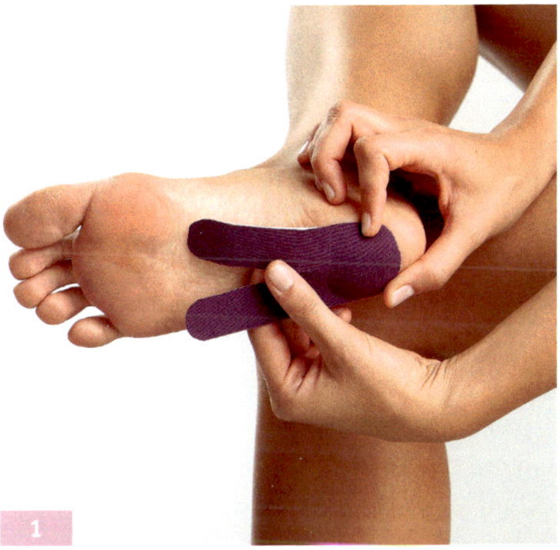

1

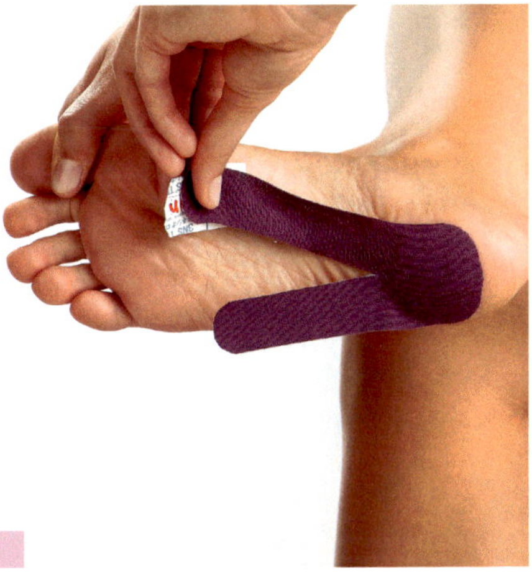

2

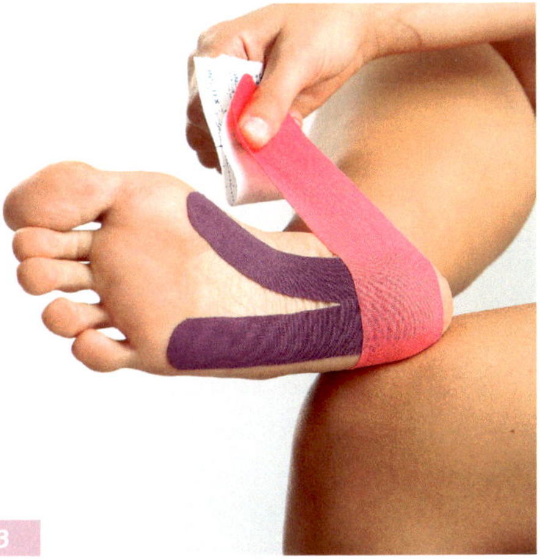

3

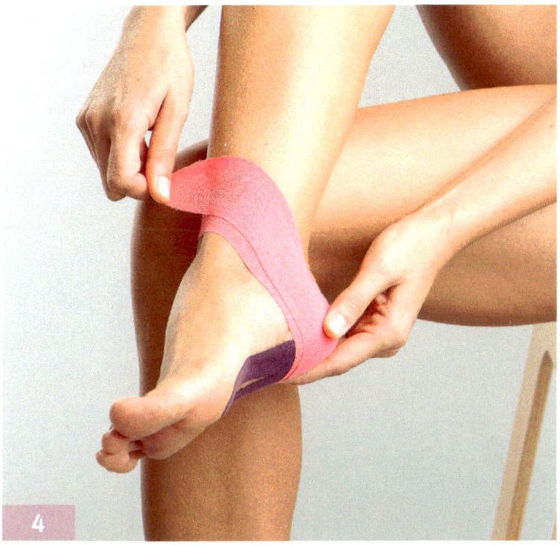

4

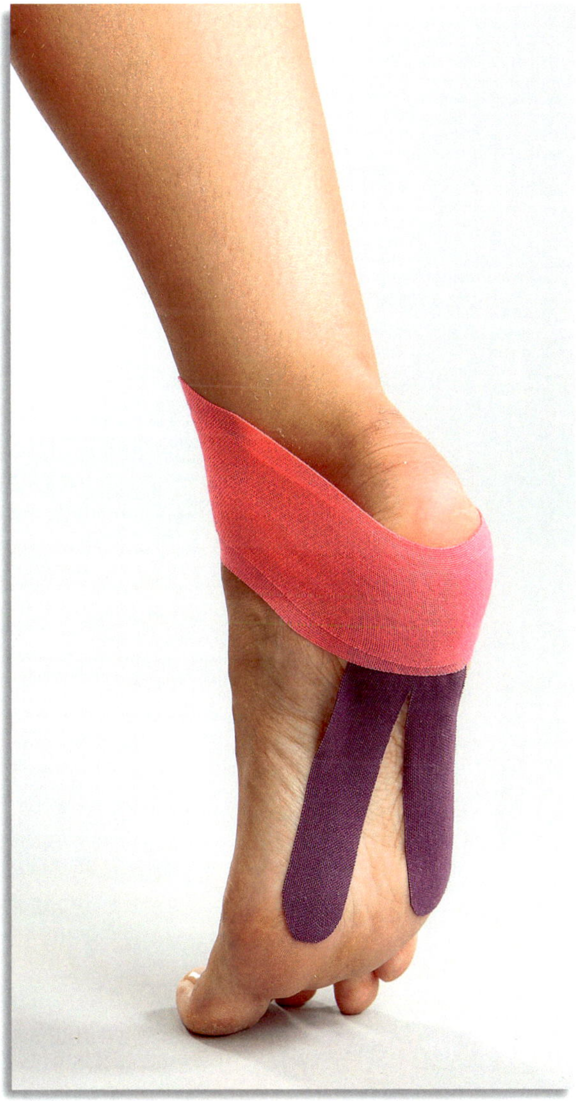

Application M4 : Muscle tibial postérieur

Pour traiter les douleurs au niveau du tibia, du genou et les pieds plats

Le muscle tibial postérieur est souvent faible, mais rarement douloureux. Il agit sur la voûte plantaire longitudinale et permet la rotation de la jambe. En cas d'affaissement de la voûte plantaire, le muscle ne parvient plus à fonctionner correctement. En conséquence, la jambe ne pivote plus normalement au niveau du genou, ce qui peut entraîner des douleurs internes au niveau du tibia et du genou. Au-dessus de la malléole interne une forte pression subsiste en bordure du tibia. Le port de semelles orthopédiques peut se révéler nécessaire pour soutenir la voûte plantaire et faciliter le mouvement du muscle.

▸ Bande
Nombre : **1**
Forme : **I**
Tension : **nette**
Durée : **jusqu'à 7 jours**

Combinaisons possibles
Avec V2, M9 et M3.

Description

Asseyez-vous sur un tabouret, jambes légèrement écartées et fléchies. Le bord externe du pied est posé au sol. Mesurez la longueur de la bande de la plante du pied, au niveau de la voûte plantaire transversale, à la face externe du genou en passant derrière la malléole interne, puis en remontant en diagonale le long de la jambe. Découpez la bande en la réduisant de $^1/_4$ par rapport à la longueur mesurée. Déchirez le support papier à $^1/_4$ de la longueur de la bande. Ce point servira de base.

1. Base : Placez la base sur la malléole interne. La plus petite partie de la bande est orientée vers la plante du pied. Faites d'abord une incision en travers de la bande au niveau de la base, du côté qui est placé sur la malléole. La partie non incisée sera placée derrière la malléole.
2. Parcours et fin vers le bas : Tirez la partie inférieure de la bande, en imprimant une tension nette, jusqu'à la voûte plantaire transversale en passant par le bord interne du pied.
3. Parcours et fin vers le haut : Tirez la partie supérieure de la bande, qui démarre au niveau de la malléole interne, vers la face interne du tibia et collez-la sur la zone douloureuse.
4. Tirez la bande en diagonale, en imprimant une tension nette, du tibia vers la face externe du genou et fixez son extrémité sur la face externe de la cuisse.

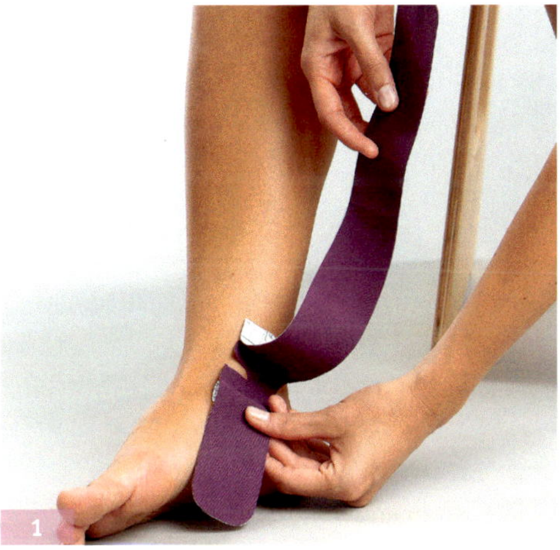
1

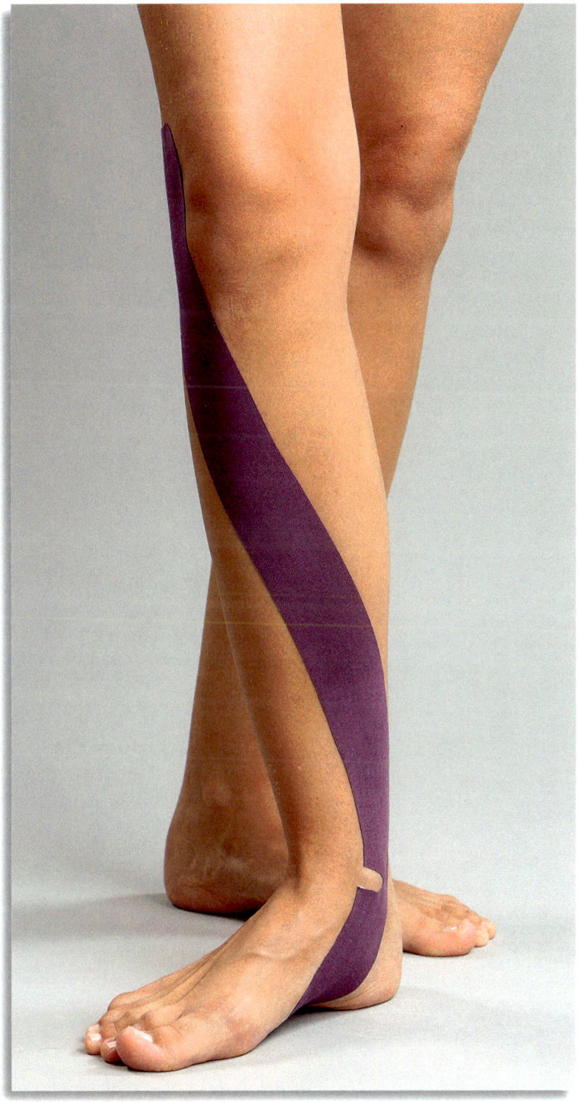

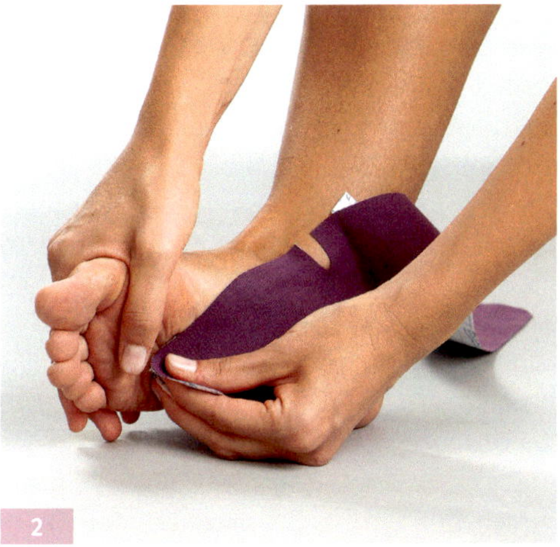
2

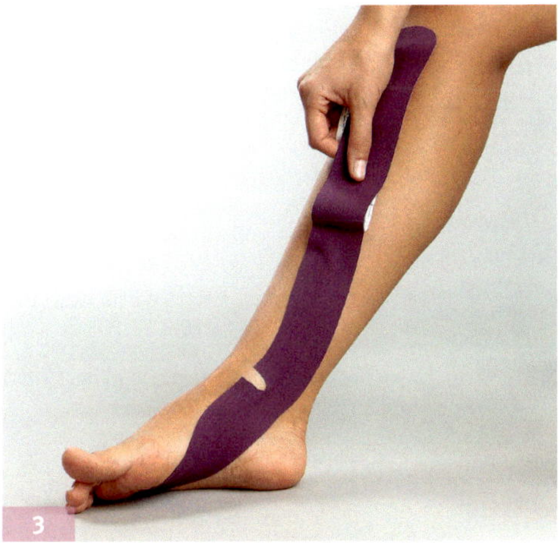
3

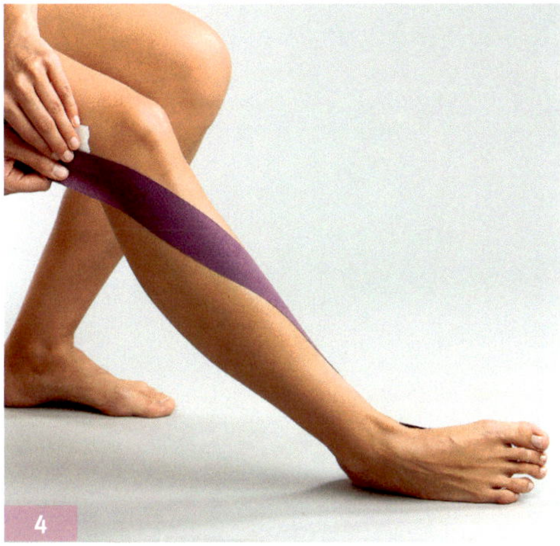
4

Application M3 : Muscle tibial antérieur

Pour traiter les douleurs du muscle tibial antérieur

Le muscle tibial antérieur a une double fonction. D'une part, il fait avancer le genou pour nous permettre de marcher. D'autre part, il fléchit le pied sur la jambe pour nous empêcher de trébucher. Une bande de taping doit tenir compte de ces deux fonctions. Pendant la marche, ce muscle travaille en rythme avec les autres muscles de la jambe et du pied. Il est moins adapté à la gymnastique du pied que le muscle tibial postérieur.

▸ Bande
Nombre : **1**
Forme : **I**
Largeur : **5 cm**
Tension : **nette**
Durée : **jusqu'à 7 jours**

Combinaison possible
Avec M4.

Description

Asseyez-vous sur un tabouret, jambes légèrement écartées et fléchies. Le bord externe du pied est posé au sol. Pour mesurer la longueur de la bande, démarrez de la voûte plantaire, passez par la malléole interne, la cheville et poursuivez en diagonale le long de la jambe avant de rejoindre la face externe du genou. Découpez la bande en la réduisant de $^1/_4$ par rapport à la longueur mesurée. Déchirez le support papier à $^1/_4$ de la longueur de la bande. Ce point servira de base.

1. Base : Collez la base sur la face antérieure de la cheville entre les deux malléoles.
2. Parcours et fin vers le bas : Faites glisser le pied sur le sol, devant vous, de sorte qu'il se forme un angle droit entre la jambe et la cuisse. Tirez la partie inférieure de la bande, en imprimant une tension nette, de la cheville à la voûte plantaire, en passant en avant de la malléole interne.
3. Parcours et fin vers le haut : Tirez la partie supérieure de la bande, en imprimant une tension nette, de la cheville à la face externe du genou en passant par la jambe. Collez, sans imprimer de tension, l'extrémité de la bande au-dessus de l'articulation du genou.
4. Dans le cas de douleurs au niveau du genou qui sont traitées avec l'application G4, on peut poser une autre version de l'application présentée ici, où la bande, plus longue, rejoint la cuisse. Il faut alors légèrement fléchir la jambe.

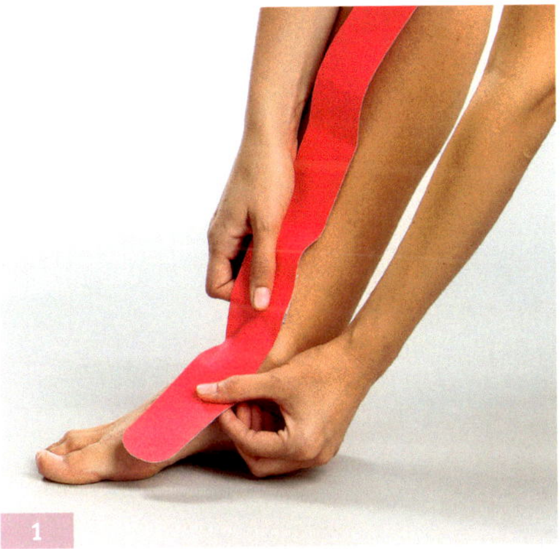
1

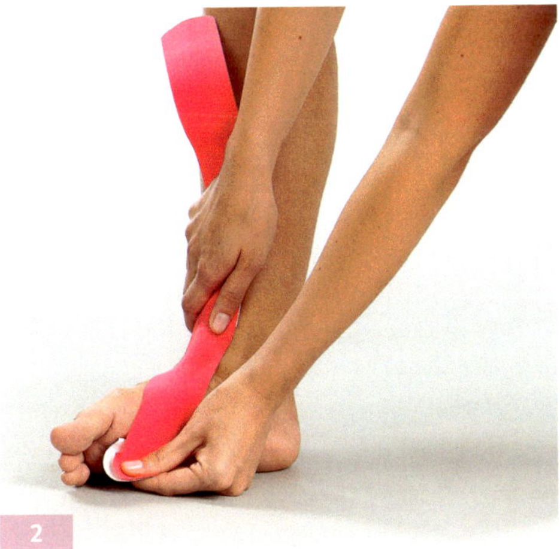
2

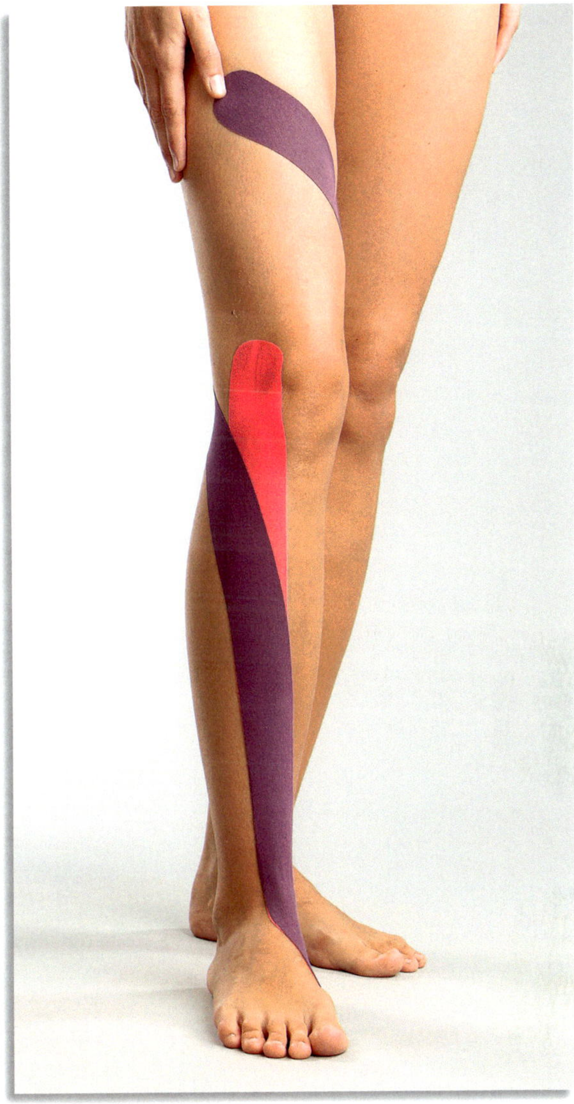

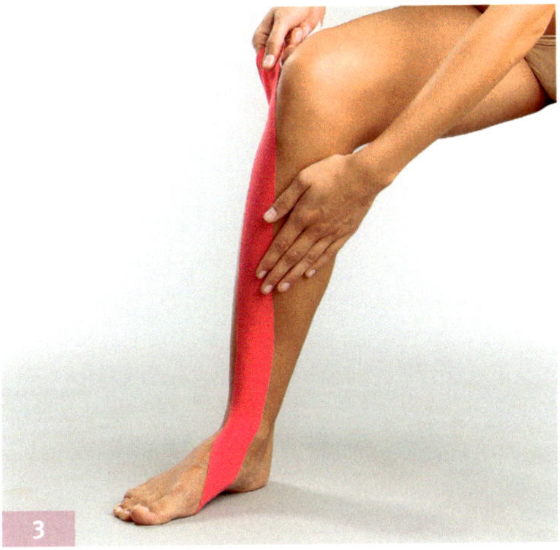
3

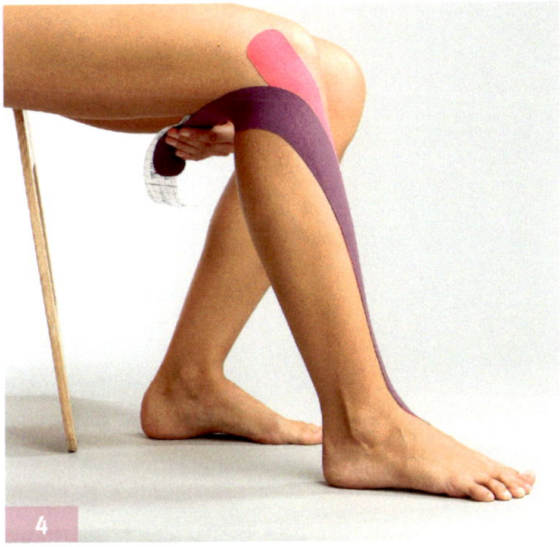
4

Application M9 : Muscles de la jambe

Quand vous vous tordez souvent la cheville

Les muscles latéraux de la jambe, c'est-à-dire ceux qui sont situés au niveau du péroné et s'insèrent sur la face externe du genou avant de rejoindre le pied en passant derrière la malléole externe, nécessitent souvent d'être entraînés de manière spécifique. Ils sont importants pour la marche, et se tordre la cheville les affaiblit rapidement. Cela explique alors les entorses à répétition. Un entraînement fonctionnel est recommandé le plus tôt possible après l'incident. Le taping aide aussi.

▸ Bande

Nombre : **1**
Forme : **I**
Largeur : **5 cm**
Tension : **nette**
Durée : **jusqu'à 7 jours**

Conseil

Au début de l'entraînement visant à traiter la cheville que vous vous êtes tordue, vous pouvez associer cette application à celle réservée à la cheville C3.

Description

Prenez appui sur le bord interne du pied. Pour mesurer la longueur de la bande, démarrez de la voûte plantaire externe, passez derrière la malléole externe et devant le talon d'Achille avant de rejoindre la jambe. Si vous voulez combiner cette application avec celle du muscle tibial postérieur (M4), mesurez la bande de la jambe à la face externe du genou. Si vous souhaitez la combiner avec celle de la rotation interne du genou (G5), mesurez la bande en diagonale le long de la jambe jusqu'à la face interne du creux du genou. Découpez la bande en la réduisant de $^1/_4$. Déchirez le support papier à $^1/_3$ de la longueur de la bande. Ce point servira de base.

1. Base : Collez la base sur la malléole externe. La plus petite partie de la bande est orientée vers la plante du pied. Faites d'abord une incision en travers de la bande au niveau de la base, du côté qui est placé sur la malléole. La partie non incisée est positionnée derrière la malléole.
2. Parcours et fin vers le bas : Tirez la partie inférieure de la bande, en imprimant une tension nette, jusqu'à la voûte plantaire transversale en passant par le bord externe du pied. Si vous associez cette application à l'application M4, les extrémités des deux bandes doivent se chevaucher au milieu de la voûte plantaire antérieure.
3. Parcours et fin vers le haut : Tirez la partie supérieure de la bande, qui démarre au niveau de la malléole externe, vers la jambe en passant devant le talon d'Achille, avant de rejoindre la tête du péroné et la face externe du genou. Vous pouvez coller son extrémité sur les tendons des muscles de la patte-d'oie.

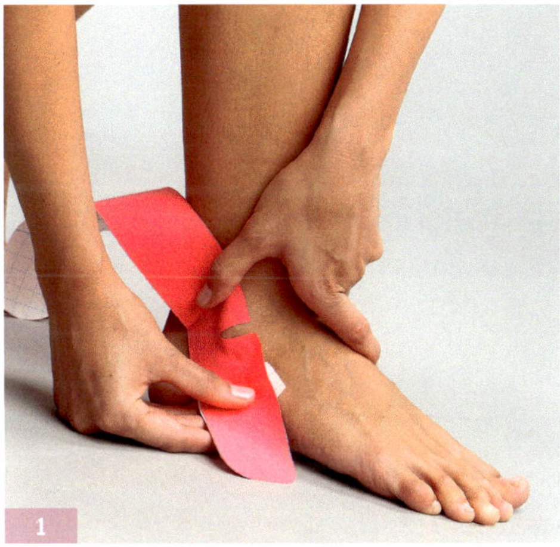
1

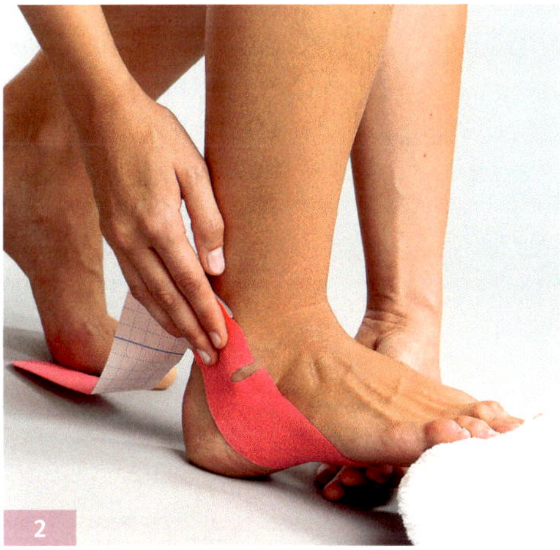
2

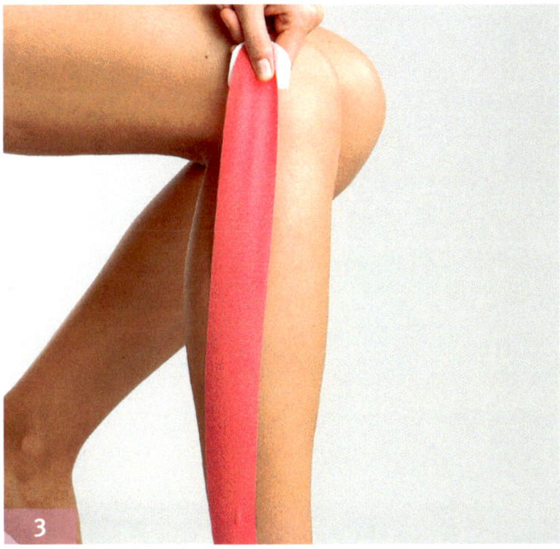
3

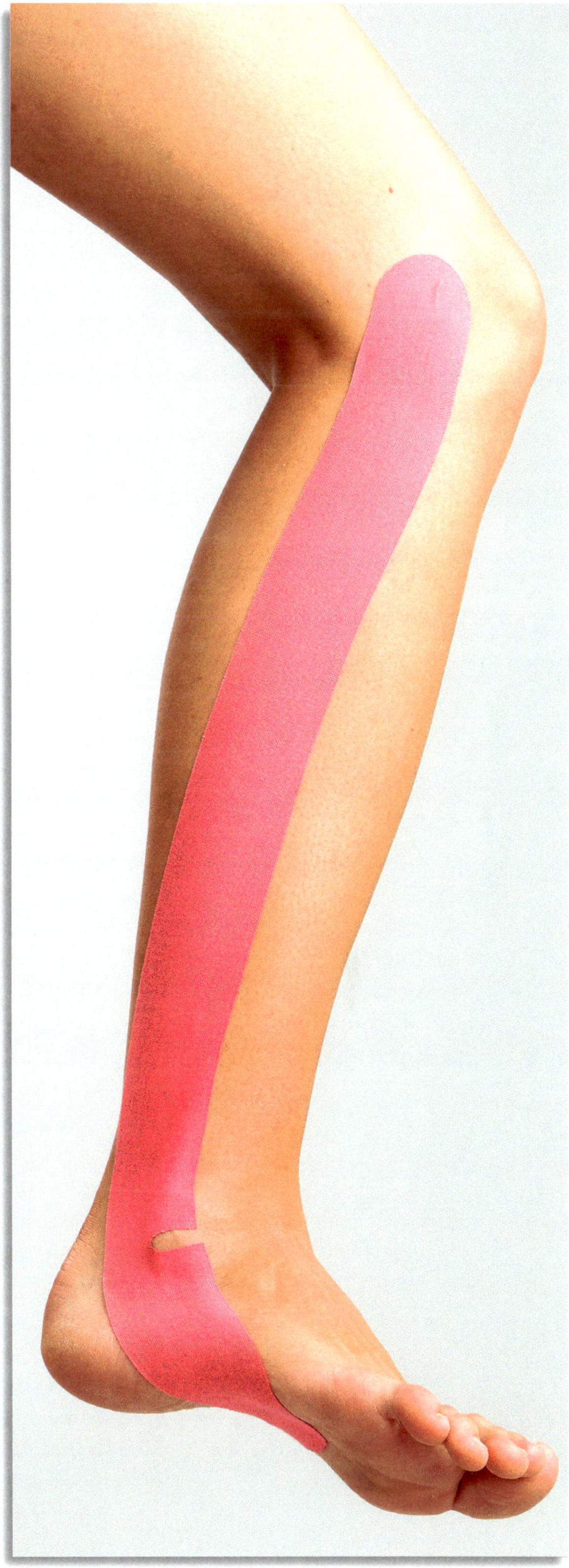

Application G2 : Genou, flexion

Quand la flexion du genou est douloureuse

La structure du genou est complexe : elle comprend deux ligaments croisés et deux ménisques. L'extension est le mouvement le plus important que peut faire le genou. Il nous permet de nous tenir debout et de marcher. En revanche, la flexion est souvent douloureuse. Indépendamment du diagnostic et des dommages subis, le taping est très souvent efficace pour améliorer la flexion du genou. Vous vous y reprendrez sans doute à plusieurs reprises avant de parvenir à une application qui agisse convenablement sur vous.

▸ Bande

Nombre : **2 ou 3**
Forme : **3 en I, ou 1 en I et 1 en Y**
Tension : **nette**
Durée : **jusqu'à 7 jours**

Conseil

Si le genou est gonflé et chaud, après une arthroscopie par exemple, posez d'abord une application lymphatique.

Description

Asseyez-vous sur un tabouret, jambes légèrement fléchies. Dans cette position, le genou ne devrait pas être douloureux. Mesurez la longueur de la bande, du milieu de la face antérieure de la cuisse à la partie supérieure du tibia en passant par le genou. Découpez deux ou trois bandes en les réduisant de près de $^{1}/_{4}$ par rapport à la longueur mesurée. Découpez l'une des bandes presque intégralement dans la longueur, c'est-à-dire en Y.

1. Base de la première bande : Collez l'extrémité non découpée de la bande en Y au milieu de la cuisse. La bande est orientée vers le genou.
2. Parcours de la première bande : Tirez l'une des bandelettes en imprimant une tension nette. Arrondissez-la légèrement autour du bombement musculaire sur la face externe de la cuisse, puis dirigez-la vers le genou. Avec l'autre main, soulevez un peu le muscle. Continuez à tirer la bandelette jusqu'au bord supérieur de la face antérieure du tibia en passant par la rotule.
3. Fin de la première bande : Appliquez l'autre bandelette de la même façon mais, cette fois, en passant sur la face interne de la cuisse.
4. Base, parcours et fin de la seconde bande : Collez l'une des extrémités de la seconde bande sur la base de la première. Tirez la bande en ligne droite vers le genou, en imprimant une tension nette, avant de rejoindre les extrémités des bandelettes en passant sur la rotule. Appliquez sur son extrémité une petite bande horizontale destinée à la fixer.

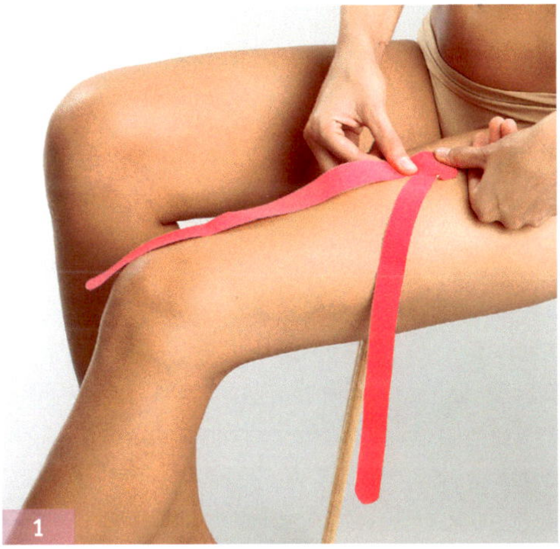
1

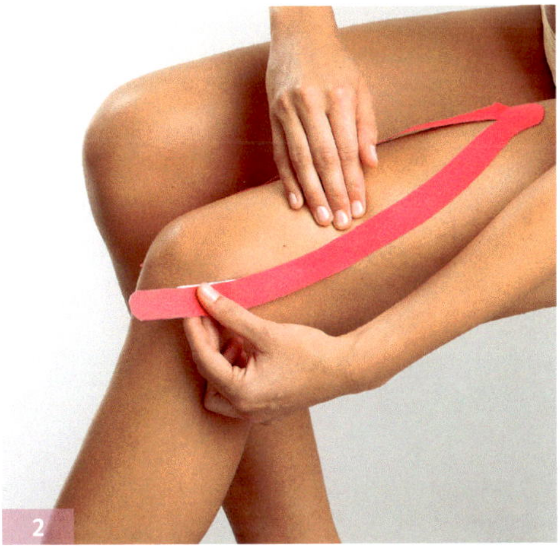
2

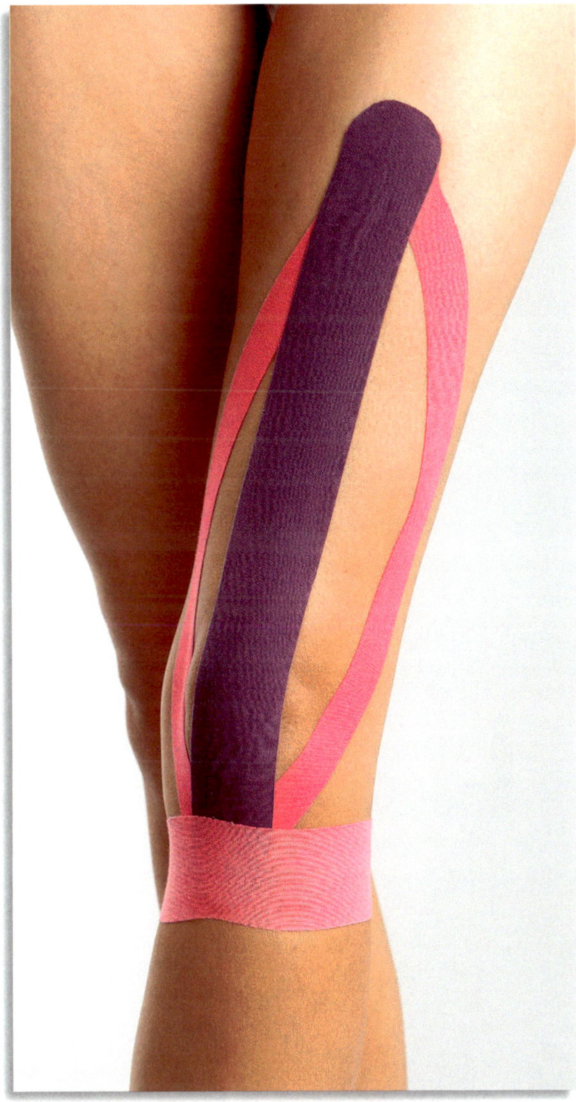

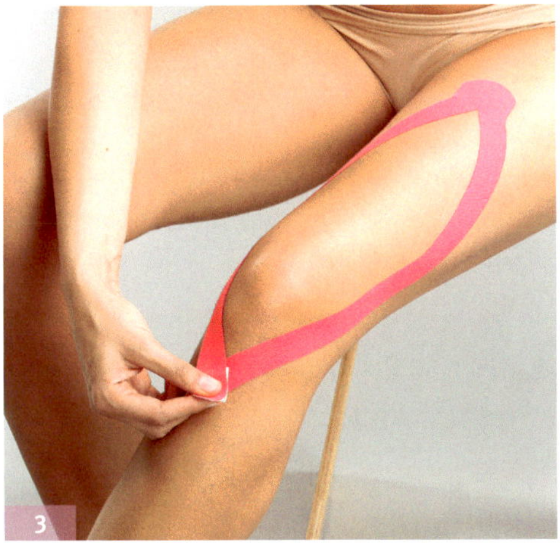
3

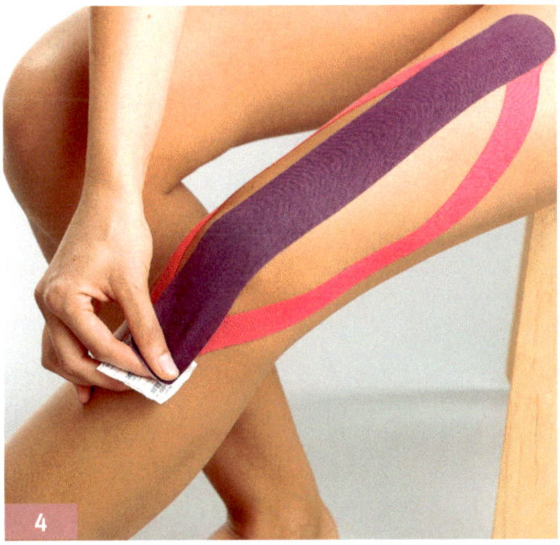
4

Application G1 : Genou, extension

Quand vous ne parvenez plus à tendre complètement le genou

En cas d'usure de l'articulation du genou ou après une opération du ligament croisé, l'extension du genou, douloureuse ou non, peut être limitée. Il faut être patient pour retrouver sa mobilité et se réjouir du moindre progrès. Généralement, on se tourne vers toutes les astuces et techniques thérapeutiques possibles, dont le taping. Cette application est presque identique à celui réservé aux muscles ischio-jambiers (M17), si ce n'est que la position initiale du genou et la pose de la bande sur le genou sont différentes.

▸ Bande
Nombre : **2**
Forme : **I**
Largeur : **5 cm**
Tension : **nette**
Durée : **jusqu'à 7 jours**

Combinaison possible
Avec M1.

Description

Asseyez-vous sur le bord du tabouret de manière à ne ressentir aucune douleur sur la face postérieure de la cuisse. Le talon est posé au sol. Pour mesurer la longueur de la bande, démarrez de l'ischion (en haut de la face postérieure de la cuisse), descendez le long de la cuisse, passez le long du creux du genou puis par la tête du péroné (en haut de la face externe de la jambe), avant de rejoindre la face antérieure du tibia. Découpez deux bandes en les réduisant de $^1/_4$ par rapport à la longueur précédemment mesurée.

1. Base de la première bande : Collez l'une des extrémités de la bande sur l'ischion.
2. Parcours et fin de la première bande : Tirez la bande en diagonale vers le bord externe du creux du genou. Collez-la bien sur les tendons qui constituent ce bord externe, puis poursuivez jusqu'à la tête du péroné, en haut de la face externe de la jambe, et fixez enfin la bande sur le tibia.
3. Base et parcours de la seconde bande : Collez l'une des extrémités de la seconde bande sur la base de la première, au niveau de l'ischion. Puis tirez la bande en diagonale en direction du genou.
4. Parcours et fin de la seconde bande : Ne tirez pas la bande vers le creux du genou, mais guidez-la, en imprimant une tension nette, vers la face interne du genou jusqu'au tibia et appliquez son extrémité sur celle de la première bande.

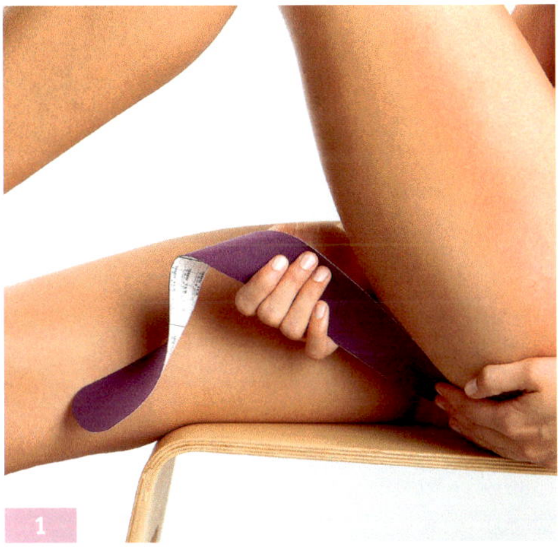
1

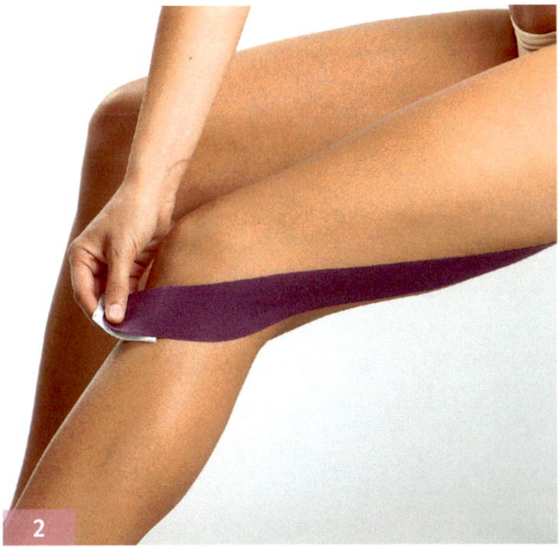
2

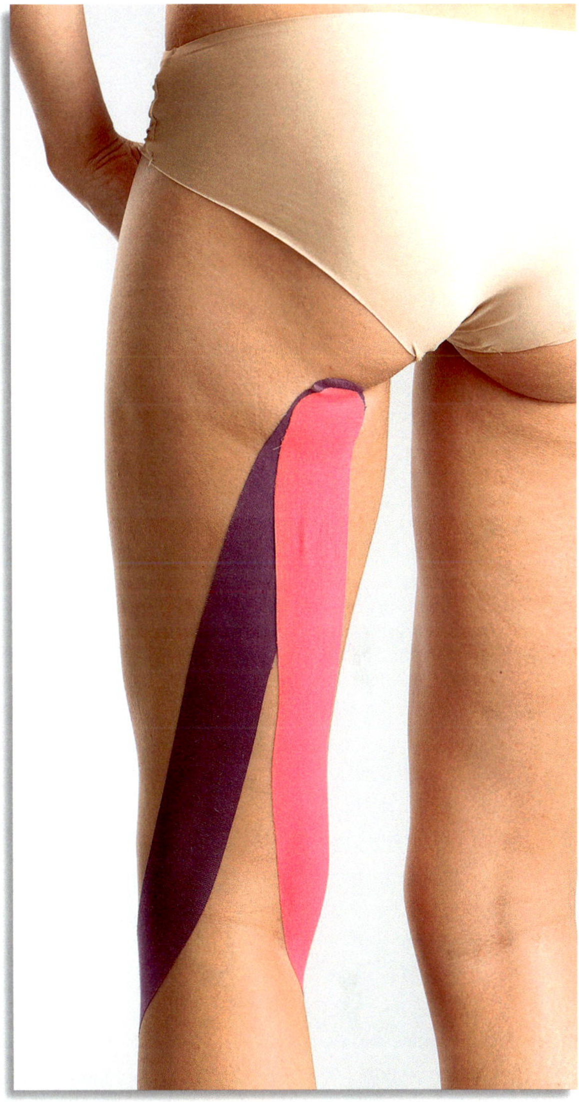

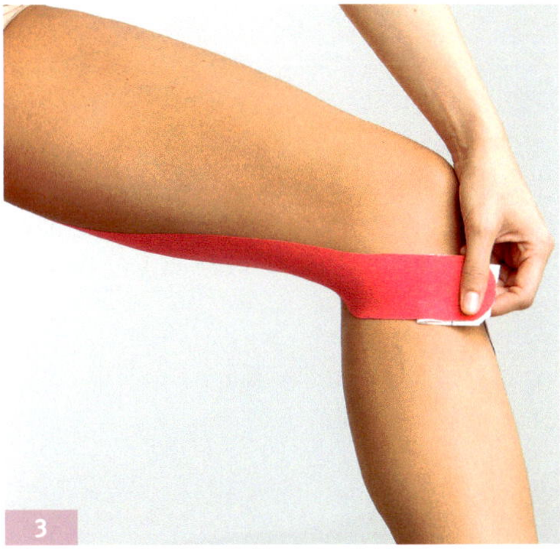
3

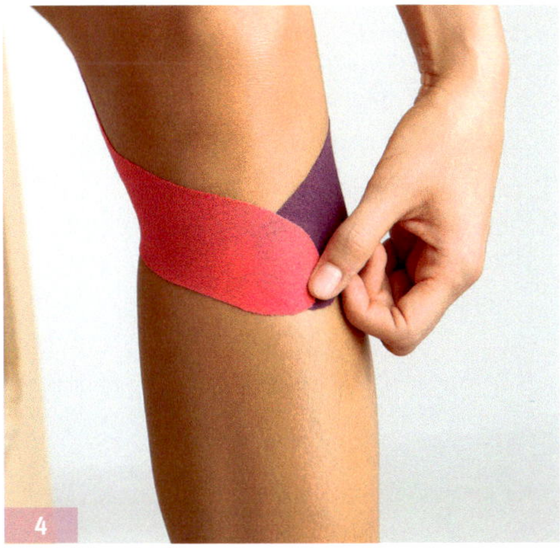
4

Application G4 : Genou, rotation externe

Quand vous vous êtes tordu le genou

C'est l'articulation du genou qui permet la rotation de la jambe et du pied. Au niveau du genou, le tibia pivote sous la cuisse. Lors des rotations externes, le genou est rarement raide, bien au contraire. Il est même très mobile, chez les femmes surtout. Cette application qui vise à traiter les douleurs aiguës peut se révéler très utile quand la rotation interne est douloureuse et doit être de ce fait limitée. S'il faut stabiliser le genou, en cas de problèmes au niveau des ligaments croisés par exemple, cette application est associée à G5.

▸ Bande

Nombre : **1 ou 2**
Forme : **I**
Largeur : **5 cm**
Tension : **nette**
Durée : **jusqu'à 7 jours**

Conseil

Généralement, on associe cette application à une autre ou bien on les alterne (l'application G5 de la page suivante, par exemple). La seconde application chevauche presque complètement la première au niveau de la base, mais par la suite les deux bandes ne se superposent que très occasionnellement (voir la grande photo de la page 103).

Description

Pour mesurer la longueur de la bande, démarrez de la face interne du tibia, passez par la face externe du genou, puis sous le creux du genou. Remontez ensuite en spirale vers la face interne de la cuisse avant de rejoindre le milieu de la face externe de la cuisse. Découpez la bande en la réduisant de $^1/_4$ par rapport à la longueur mesurée. Déchirez le support papier au milieu de la bande. Cette zone servira de base.

1. Base : Collez la base avec les deux mains sur la face postérieure du genou. La main située sur la face interne du genou est plus haute que celle qui se trouve sur la face externe du genou. Appliquez ainsi la bande en diagonale sur le creux du genou en imprimant une tension nette.
2. Parcours et fin vers le bas : Tirez la partie inférieure de la bande en diagonale vers la face interne de la jambe. Pendant que, d'une main, vous faites pivoter au maximum la jambe vers l'extérieur, tirez, de l'autre main, la bande jusqu'à la face interne du tibia, en imprimant une tension très nette.
3. Parcours et fin vers le haut : En partant de la face interne du genou, tirez la bande en diagonale vers la face antérieure de la cuisse avant de rejoindre la face externe de la cuisse.
4. Appliquez une seconde bande de la même façon si votre genou a besoin d'être maintenu davantage.

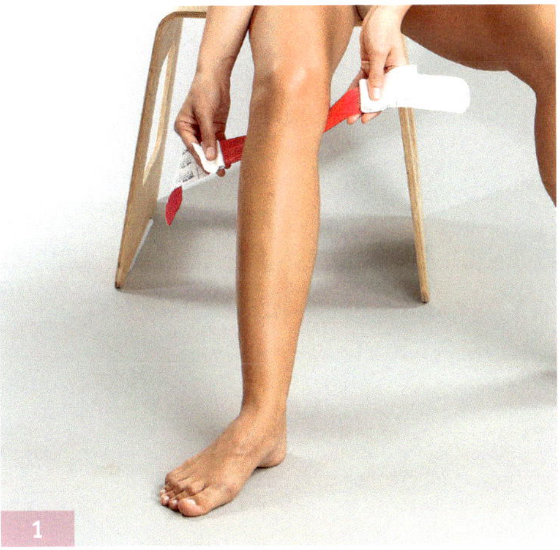

1

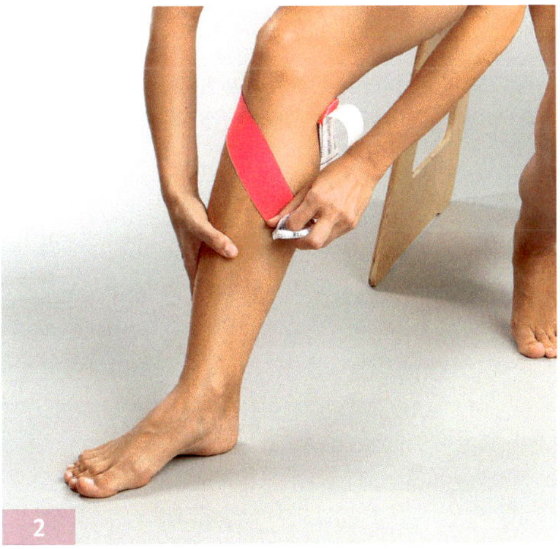

2

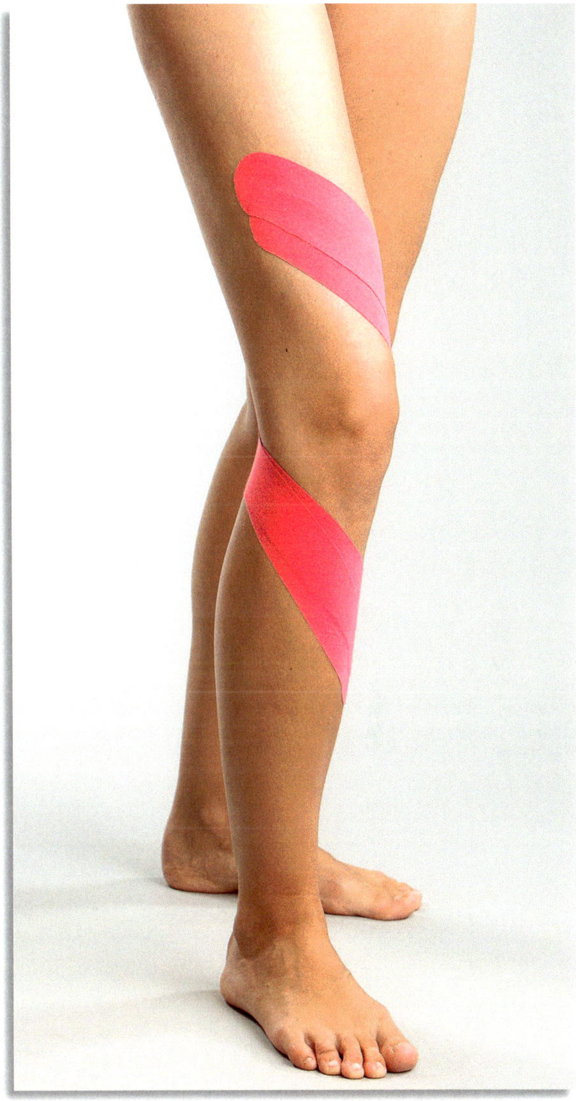

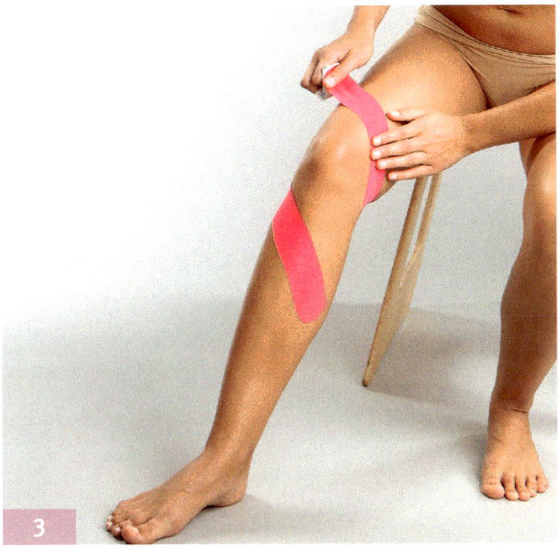

3

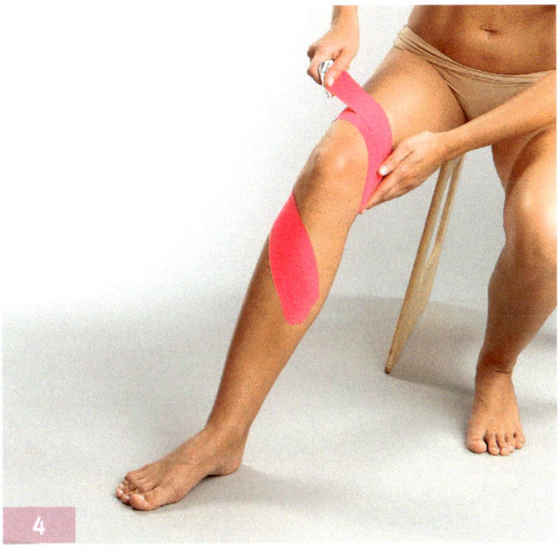

4

Application G5 : Genou, rotation interne

Le mouvement du genou le plus fréquemment traité

Les problèmes liés à la rotule ou à l'arthrose limitent souvent la rotation interne du genou. En revanche, la rotation externe de la jambe peut être excessive. Cette application visant à favoriser la rotation interne peut être très utile et efficace. Vous avez également la possibilité de la combiner avec d'autres applications.

▸ Bande

Nombre : **1 ou 2**
Forme : **I**
Largeur : **5 cm**
Tension : **nette**
Durée : **jusqu'à 7 jours**

Combinaisons possibles

Avec G4 (en alternance), G3, M1 et M17.

Description

Asseyez-vous sur un tabouret. Le bord externe du talon est posé au sol. Pour mesurer la longueur de la bande, démarrez de la face externe de la jambe, puis remontez vers la face interne du genou. Passez dans le creux du genou, remontez ensuite en diagonale par la face externe de la cuisse avant de rejoindre la face interne et molle de la cuisse (zone du muscle sartorius). Découpez la bande en la réduisant de $^1/_4$.

1. Base : La base se trouve au milieu de la bande. Collez-la en vous aidant des deux mains sur la face postérieure du genou. La main située sur la face externe du genou est plus haute que la main qui se trouve sur la face interne du genou. Appliquez ainsi la bande en diagonale sur le creux du genou en imprimant une tension nette.
2. Parcours et fin vers le bas : Tirez la partie inférieure de la bande en diagonale vers la face externe de la jambe. Pendant que, d'une main, vous faites pivoter au maximum la jambe vers l'intérieur, tirez avec l'autre main la bande jusqu'à la face postérieure du péroné, en imprimant une tension très nette.
3. Parcours et fin vers le haut : En partant de la face externe du genou, tirez la partie supérieure de la bande, en diagonale, jusqu'à la face antérieure de la cuisse. Dirigez-la, toujours en diagonale, jusqu'à la face interne de la cuisse (zone du muscle sartorius), tout en imprimant une tension modérée. Avec l'autre main, tournez la cuisse vers l'extérieur.
4. Si cela vous paraît nécessaire, appliquez une seconde bande, que vous collerez sur la base de la précédente. Dans la suite du parcours, les deux bandes ne se chevauchent qu'occasionnellement.
   La grande photo montre la combinaison de G4 et de G5.

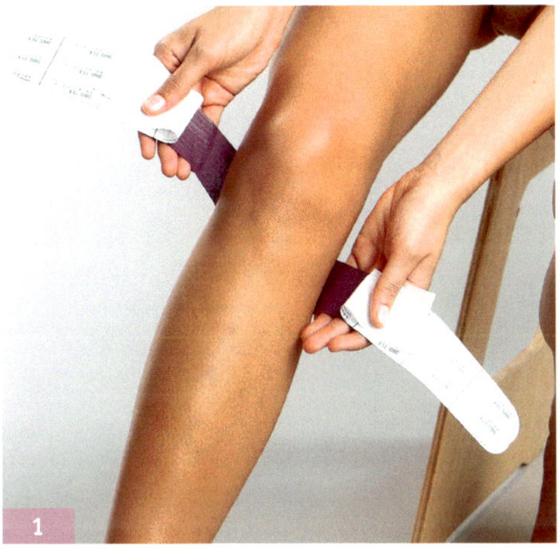
1

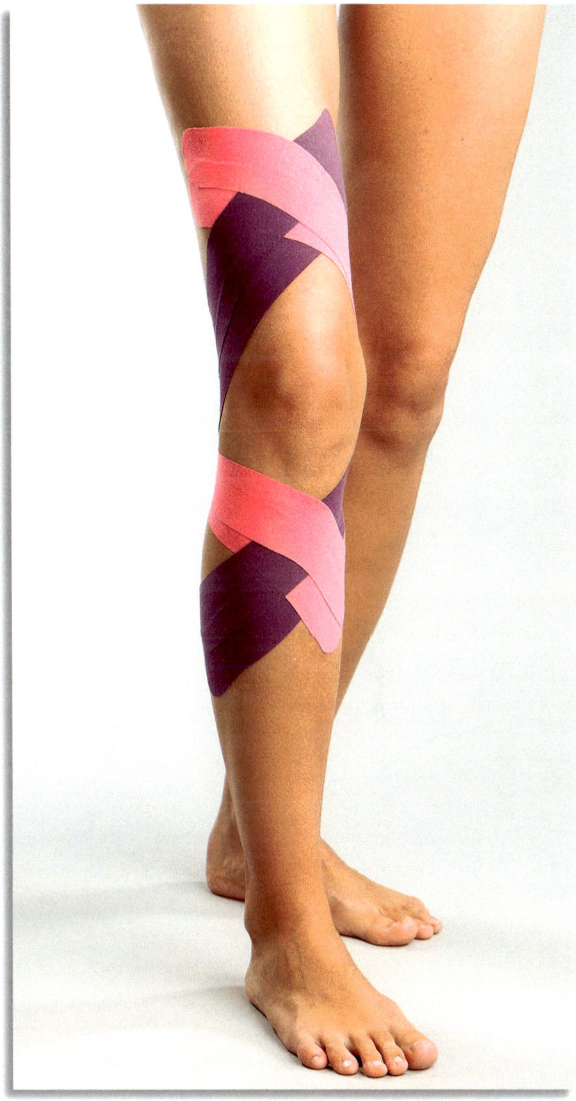

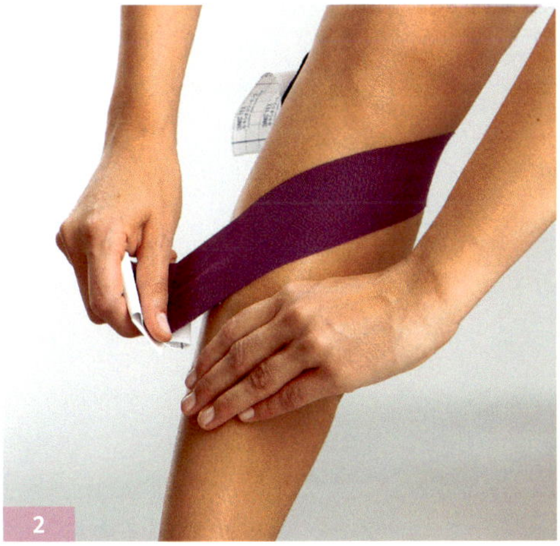
2

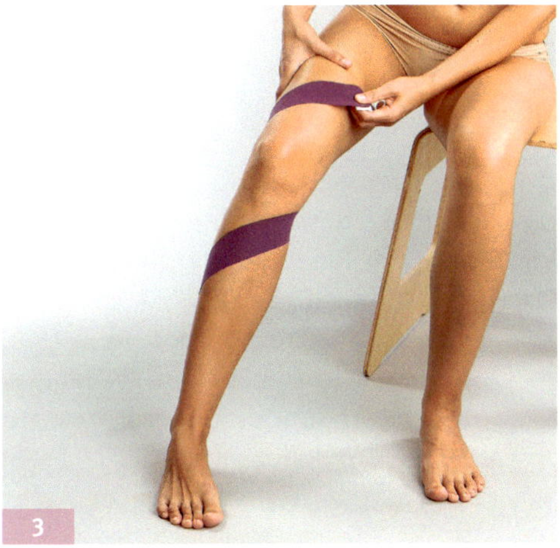
3

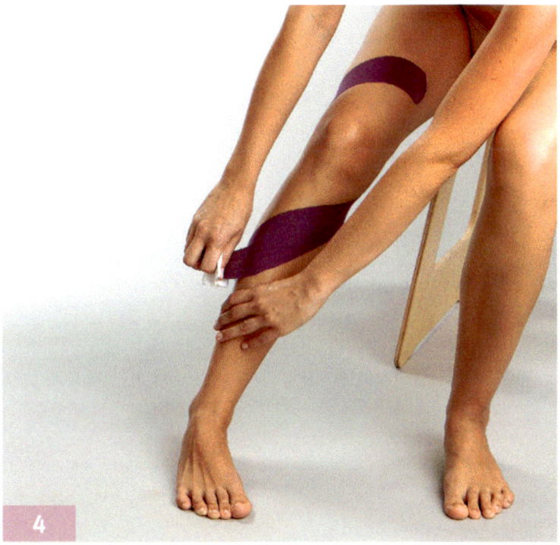
4

Application G3 : Genou, ligament latéral interne

En cas de blessure du ligament latéral interne

Une distension du ligament latéral interne (et de la capsule articulaire) du genou peut se produire à tout moment. Le problème, c'est que le genou s'en remet alors très lentement. Il faut des semaines, voire des mois, pour que la douleur disparaisse complètement. Dans ce cas, le taping vise à protéger ce ligament des étirements excessifs. On favorise donc la rotation interne du genou et on limite la rotation externe.

▸ Bande

Nombre : **2**
Forme : **I**
Largeur : **5 cm**
Tension : **nette**
Durée : **jusqu'à 7 jours**

Combinaison possible

Doit être combinée avec G5.

Description

Asseyez-vous sur un tabouret, cuisses légèrement écartées et jambes légèrement fléchies. Le bord externe du talon est posé au sol. Pour mesurer la longueur de la première bande, démarrez de la zone molle de la face interne de la cuisse, puis descendez vers la face interne du genou. Rejoignez ensuite la face externe de la jambe puis la face postérieure du péroné. Coupez la bande en la réduisant de $^1/_4$.

1. Base de la première bande : Collez le milieu de la bande sur la face interne du genou, là où le ligament latéral interne est douloureux.
2. Parcours et fin de la première bande vers le bas : Tirez la partie inférieure de la bande vers la face externe de la jambe. Pendant que, d'une main, vous tournez la jambe au maximum vers l'intérieur, tirez la bande, avec l'autre main, jusqu'à la face postérieure du péroné, en imprimant une tension nette.
3. Parcours et fin de la première bande vers le haut : En partant de la face interne du genou, tirez la bande en l'arrondissant légèrement en direction du bassin jusqu'à la zone molle de la face interne de la cuisse (muscle sartorius). Appliquez la bande à cet endroit en imprimant une tension modérée.
4. La seconde bande correspond à l'application G5, mais la base est appliquée sur la face interne du genou. Poursuivez l'application en suivant les explications détaillées.
   En cas de blessure sérieuse, posez les applications deux fois : d'abord G3, puis G5, G3, et enfin G5 (grande photo).

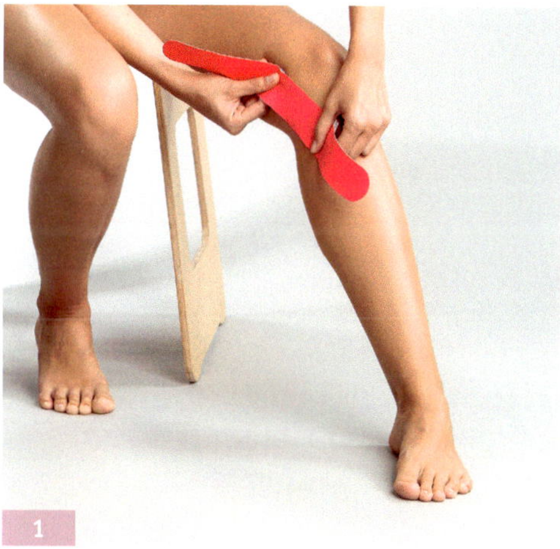

1

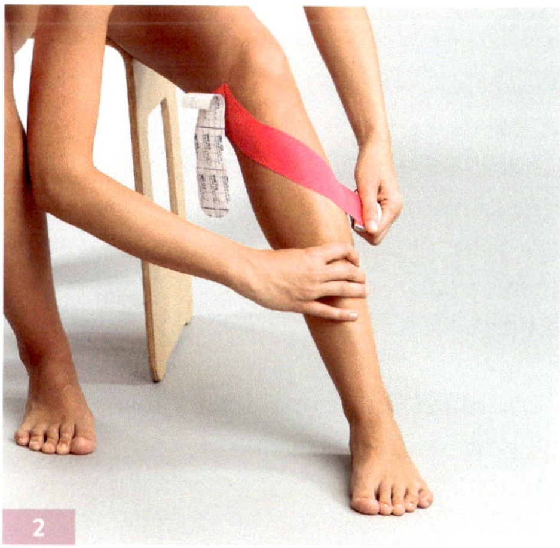

2

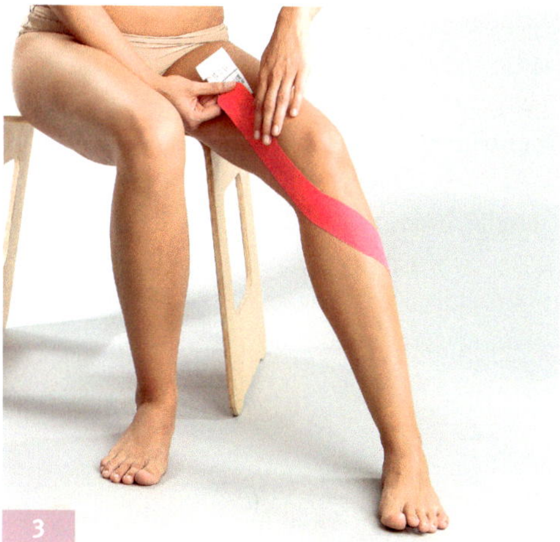

3

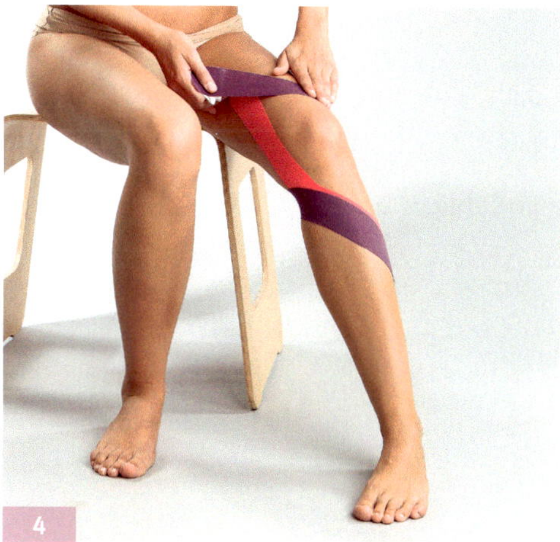

4

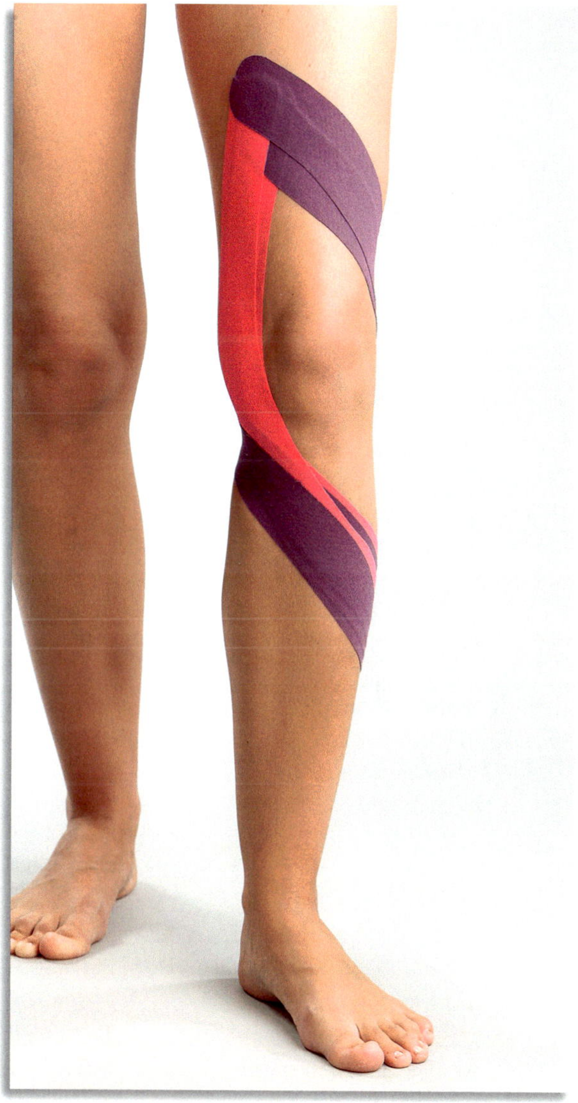

Application M1 : Muscle sartorius

Quand les genoux en « X » gênent pour la pratique du sport

Le muscle sartorius s'insère au niveau de l'os coxal ou iliaque et traverse la cuisse avant de se fixer sur le tibia. Il permet de fléchir et de faire pivoter la hanche vers l'extérieur, et le genou vers l'intérieur. Il est considéré comme un lien important entre le bassin et le genou. Combinée avec d'autres, l'application présentée ici est d'une efficacité surprenante. Elle est très adaptée aux sports d'endurance.

▸ Bande
Nombre : **1**
Forme : **I**
Largeur : **5 cm**
Tension : **modérée à nette**
Durée : **jusqu'à 7 jours**

Conseil
Combinez cette application avec G5 ou M17 (bande intérieure) pour maintenir le genou. Combinez-la avec M13 et R5 en cas de problèmes au niveau de la hanche et de l'aine.

Description

Asseyez-vous, jambes légèrement écartées et fléchies. Le bord externe du talon est posé au sol. Pour mesurer la longueur de la bande, démarrez de la face postérieure du péroné en direction de la face interne du genou. Puis remontez en diagonale vers la zone creuse de la cuisse située entre les adducteurs et le quadriceps et arrêtez-vous à 15 cm environ du pli de l'aine. Découpez la bande en la réduisant de $^{1}/_{4}$ par rapport à la longueur mesurée. Arrachez le support papier à $^{1}/_{3}$ de la bande. Ce point servira de base.

1. Base : Collez la base sur la face interne du genou. La plus petite partie de la bande est orientée vers la jambe.
2. Parcours et fin vers le bas : Faites pivoter le pied vers l'intérieur et maintenez-le dans cette posture en tenant la jambe d'une main. Avec l'autre main, tirez la partie inférieure de la bande en diagonale jusqu'à la face postérieure du péroné, en imprimant une tension forte.
3. Parcours et fin vers le haut : D'une main, faites pivoter la cuisse vers l'extérieur. Tirez la partie supérieure de la bande de la face interne du genou à la face antérieure de la cuisse, en diagonale, en direction de la crête iliaque. N'imprimez pas de tension trop forte sous peine de provoquer un hématome. Appliquez l'extrémité de la bande sans tension sur la partie supérieure de la face antérieure de la cuisse.

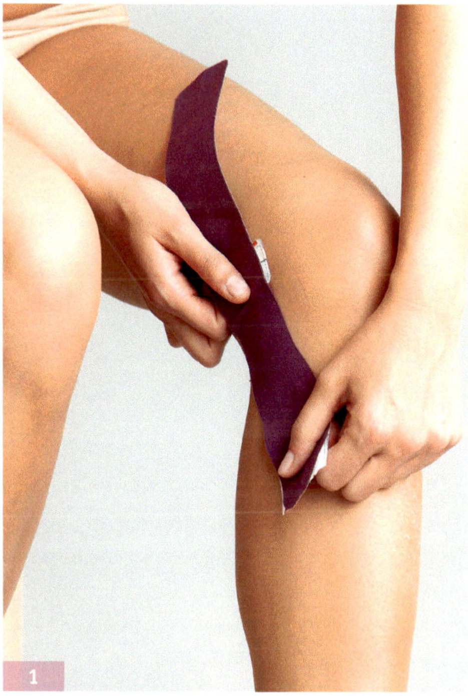

1

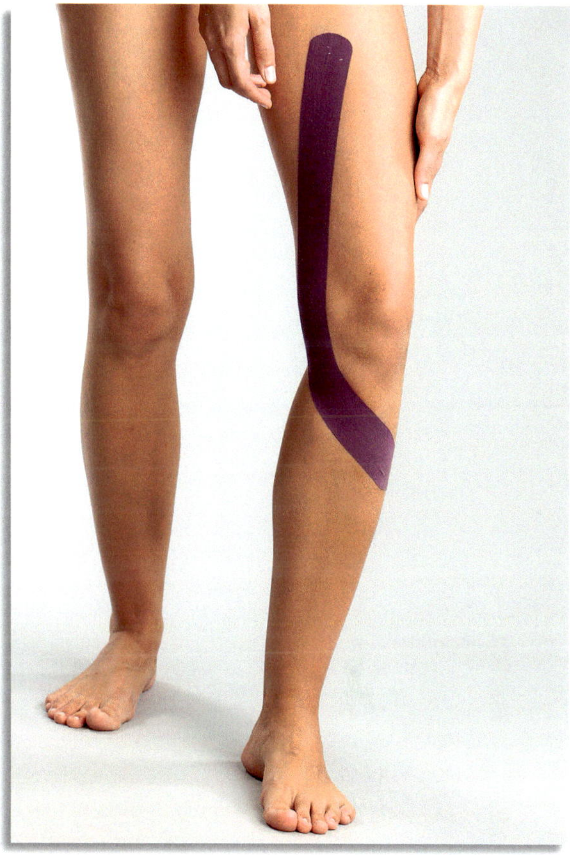

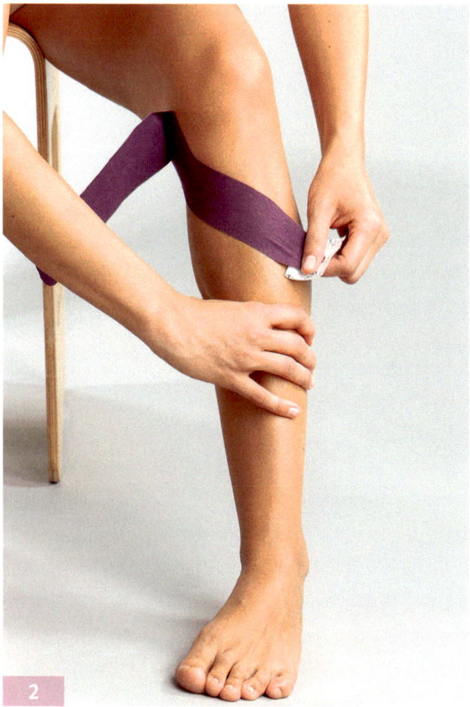

2

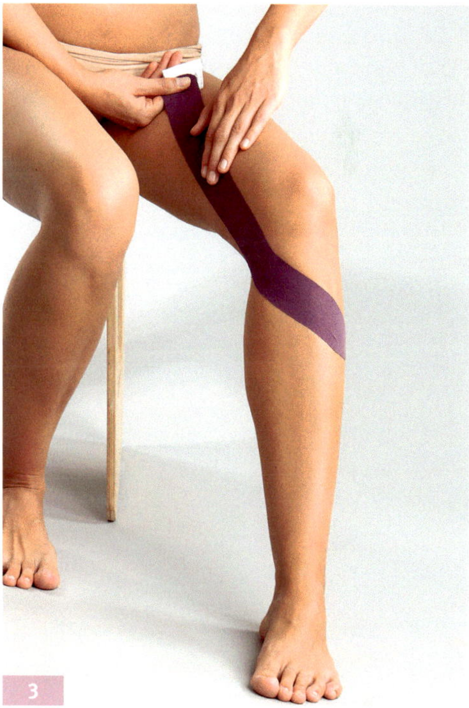

3

Application Q1 : Quadriceps

Pour remédier aux problèmes touchant au quadriceps

Situé dans la loge antérieure de la cuisse, le quadriceps peut être atteint de différentes façons. Il peut, par endroits, être contracté ou affaibli, ce qui déclenche souvent des douleurs articulaires. Il peut aussi être victime de contusions ou de déchirures (voir les applications pour traiter les hématomes H2 et H3). L'application présentée ici vise à favoriser l'entraînement d'un quadriceps affaibli ou blessé.

▸ Bande

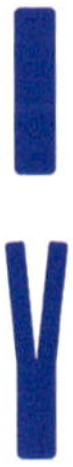

Nombre : **2 ou 3**
Forme : **3 en I ou 1 en I et 1 en Y**
Largeur : **5 cm**
Tension : **très modérée**
Durée : **jusqu'à 7 jours**

Conseil

Si un seul des côtés de la face antérieure de la cuisse est douloureux, appliquez seulement la première bande sur cette zone, sans la découper.

Description

Asseyez-vous sur un tabouret, jambes légèrement écartées et légèrement fléchies. Dans cette position, le genou ne doit pas être douloureux. Mesurez la longueur de deux ou trois bandes, du milieu de la face antérieure de la cuisse à la partie supérieure du tibia en passant par le genou. Découpez les bandes en les réduisant de $^1/_8$ (soit la moitié de $^1/_4$) par rapport à la longueur mesurée. Si vos cuisses sont musclées, il vous faudra trois bandes. Découpez l'une des bandes dans presque toute sa longueur, sans aller jusqu'au bout. Cette extrémité non découpée servira de base.

1. Base de la première bande : Collez la base de la bande découpée en deux au milieu de la cuisse. Les bandelettes sont orientées vers le genou.
2. Parcours de la première bande : Tirez l'une des bandelettes le long de la face interne de la cuisse, en imprimant une tension très légère et en l'arrondissant autour du muscle, puis dirigez-la vers le genou. Avec l'autre main, soulevez un peu le muscle. Poursuivez en tirant la bande vers la rotule jusqu'à la partie supérieure du tibia.
3. Fin de la première bande : Appliquez la seconde bandelette de la même façon en longeant le muscle, sur la face externe de la cuisse cette fois, avant de rejoindre le tibia.
4. Base, parcours et fin de la seconde bande : Collez la seconde bande de haut en bas dans la longueur en appliquant la base sur celle de la première bande. Tirez-la, en direction de la rotule et du tibia, tout en imprimant une tension légère, afin de rejoindre les extrémités de la première bande. Collez sur ces extrémités une bande horizontale pour mieux maintenir l'application.

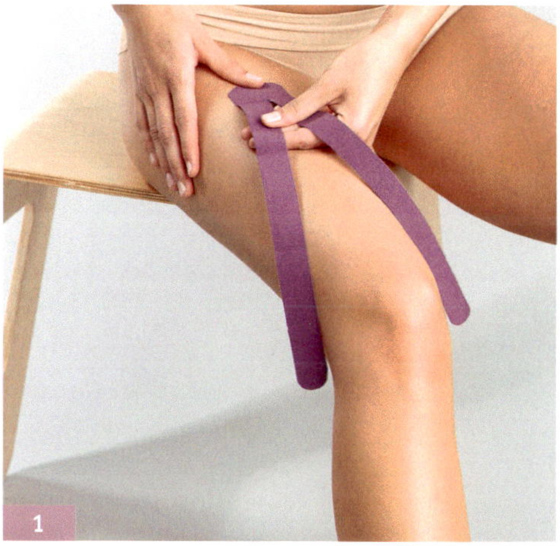
1

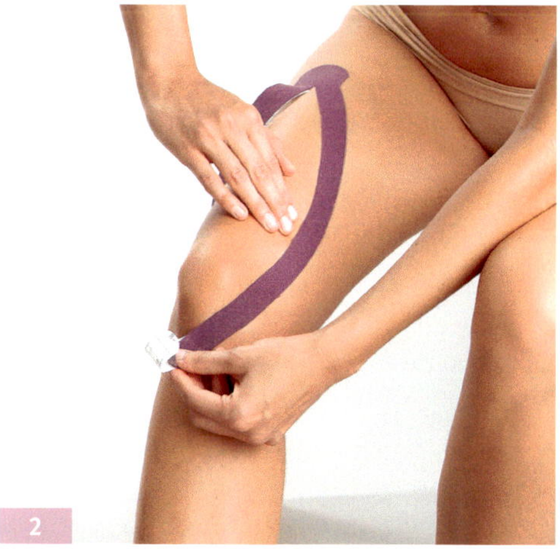
2

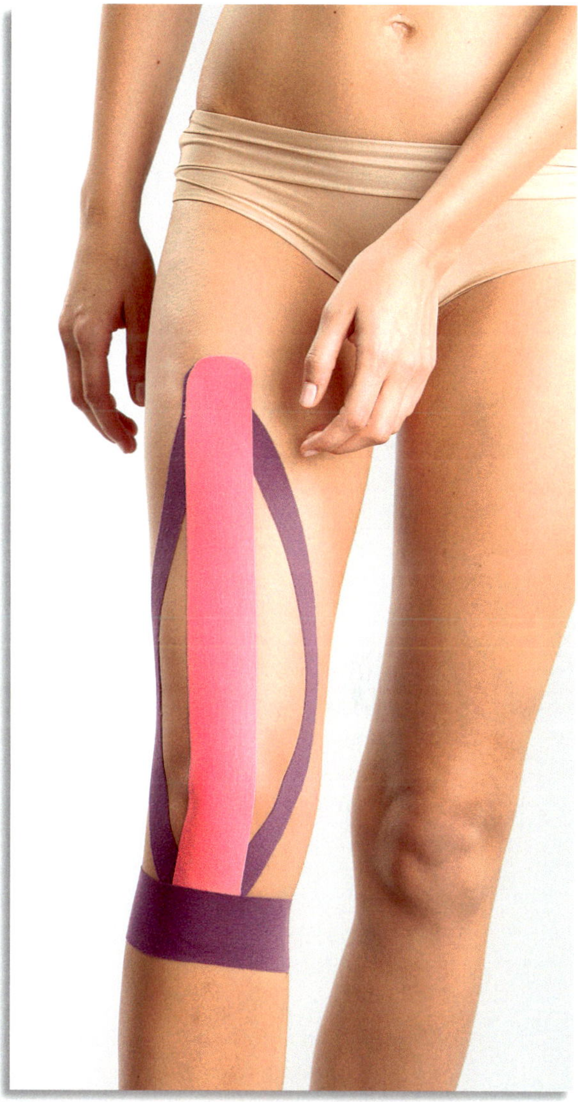

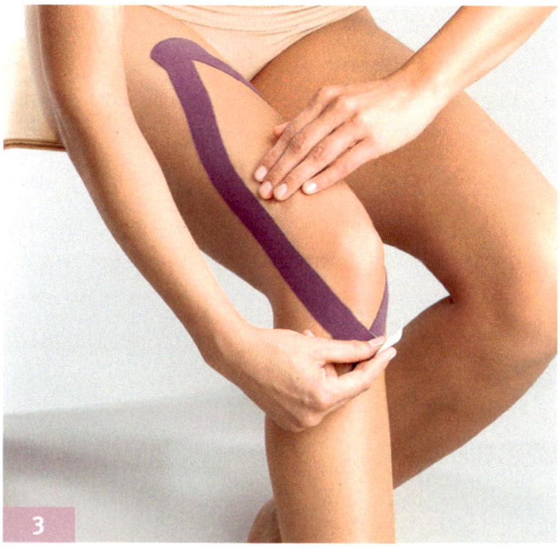
3

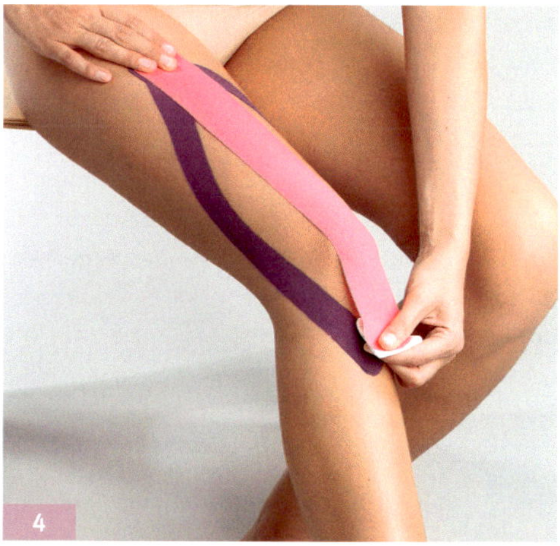
4

Application R8 : Rotule (1)

Quand le mouvement de la rotule vers le haut est douloureux

Les problèmes au niveau de la rotule (patella) indiquent, dans la plupart des cas, un déséquilibre musculaire progressif : certains muscles ont tendance à se contracter et d'autres à s'affaiblir quand ils ne sont pas sollicités. Si le mouvement de la rotule est douloureux, un suivi adapté est nécessaire. Cette application doit être utilisée quand le mouvement vers le haut déclenche des douleurs.

▸ Bande

Nombre : **3**

Forme : **3 en I ou 1 en I et 1 en Y**

Largeur : **5 cm**

Tension : **nette**

Durée : **jusqu'à 7 jours**

Conseil

En cas d'activité sportive, on ajoute une bande transversale sur la partie inférieure de l'application. Le milieu de la bande qui sert de base est collé sur les extrémités inférieures des deux autres bandes. Exercez une pression vers le haut sur la rotule pendant que vous tirez les deux extrémités de la bande presque à l'horizontale vers la face postérieure de la cuisse. Les deux extrémités se superposent sans tension (grande photo).

Description

Mettez-vous debout et repérez les mouvements de flexion du genou qui sont douloureux. Asseyez-vous ensuite sur un tabouret en cherchant la position du genou qui précède la douleur. Le bord externe du talon est posé au sol. Mesurez la longueur de deux bandes du milieu de la face antérieure de la cuisse à la pointe de la rotule. Découpez les bandes en les réduisant de $^{1}/_{4}$ par rapport à la longueur mesurée. Si vos cuisses sont musclées, découpez trois bandes. Sinon, découpez l'une des deux bandes dans la longueur sans aller jusqu'au bout. Cette extrémité non découpée servira de base.

1. Collez la base de la bande en Y au milieu de la cuisse. Les deux bandelettes sont orientées vers le genou.
2. Tirez l'une des bandelettes le long du muscle, sur la face interne de la cuisse. Avec l'autre main, soulevez un peu le muscle. Avec cette même main, repoussez ensuite vers le haut la pointe inférieure de la rotule, en vous aidant de la pulpe de deux doigts, tandis que vous appliquez la bandelette à cet endroit-là.
3. Collez l'autre bandelette de la même façon sur la face externe de la cuisse puis sur la rotule.
4. Appliquez la seconde bande sur la base de la première, puis tirez-la en ligne droite, en imprimant une tension nette, jusqu'à la pointe de la rotule, tout en repoussant celle-ci vers le haut.

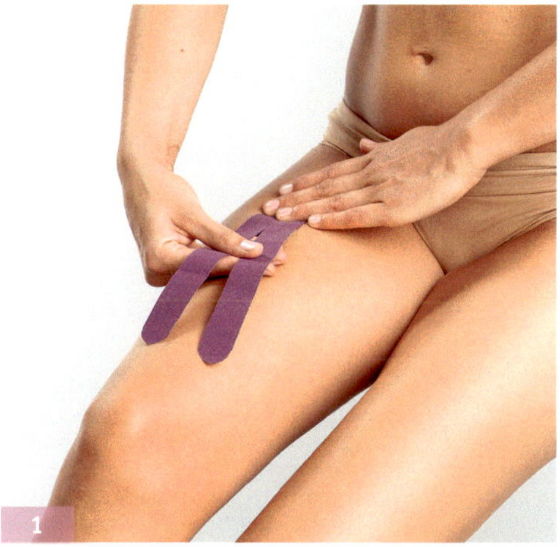
1

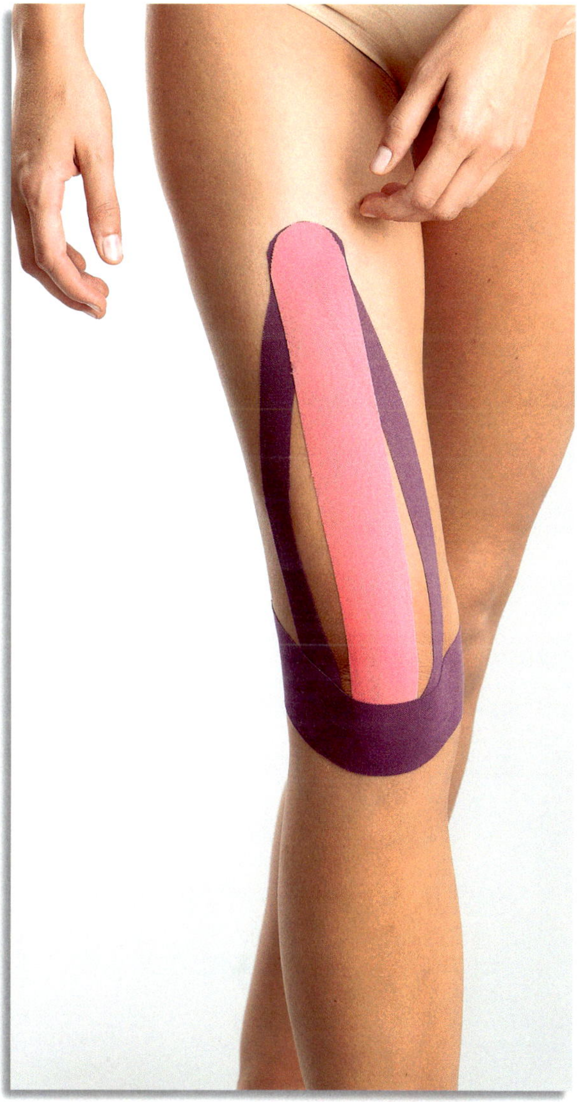

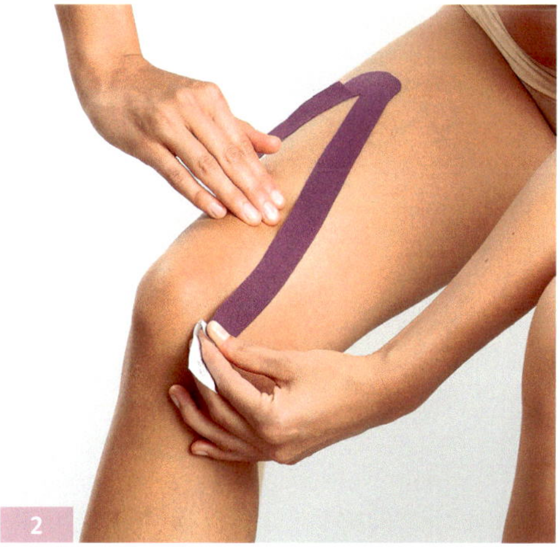
2

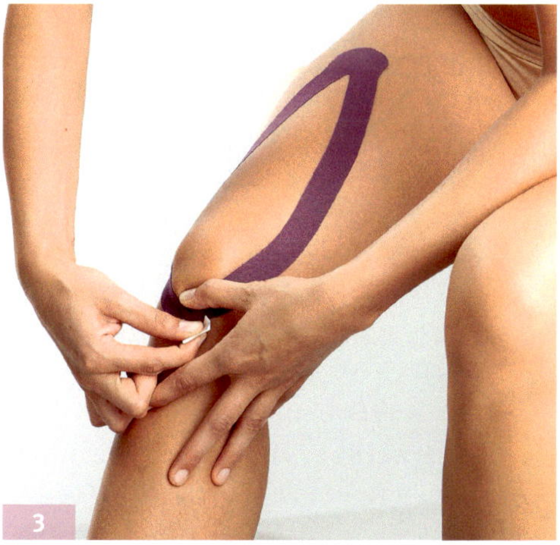
3

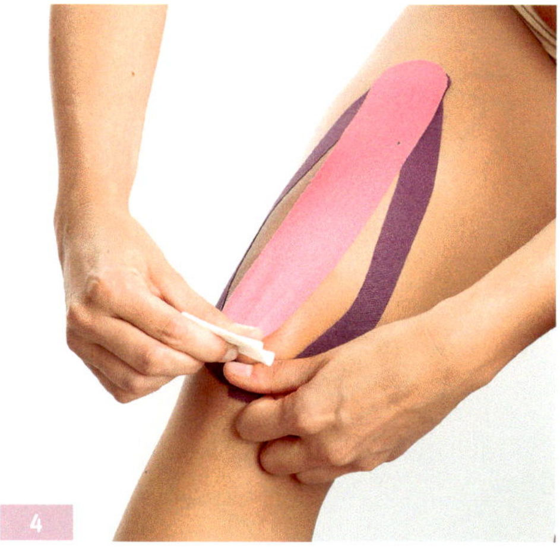
4

Application R9 : Rotule (2)

Quand le mouvement de la rotule vers le bas est douloureux

Le genou est un point de convergence entre la hanche et le pied. Des problèmes au niveau des pieds, des hanches ou du bassin sont tout à fait susceptibles de se répercuter au niveau des genoux. D'autres types de problèmes peuvent également survenir au niveau du cartilage du genou et de la rotule après un traumatisme ou à la suite d'une opération du genou. Posez cette application si le mouvement de la rotule vers le bas est pénible ou douloureux.

▸ Bande

Nombre : **2**
Forme : **I**
Largeur : **5 cm**
Tension : **nette**
Durée : **jusqu'à 7 jours**

Conseil

Vous pouvez appliquer la seconde bande bien tendue au-dessus du bord supérieur du tibia si la zone douloureuse est localisée à cet endroit.

Description

Mettez-vous debout et repérez les mouvements de flexion qui sont douloureux. Asseyez-vous ensuite sur un tabouret en cherchant la position du genou qui précède la douleur. Le bord externe du talon est posé au sol. Mesurez la longueur de la première bande, de la partie supérieure de la face antérieure du tibia au bord supérieur de la rotule en passant par le tendon rotulien. Découpez la bande en la réduisant de $^1/_4$ par rapport à la longueur mesurée. Pour mesurer la longueur de la seconde bande, faites le tour de la jambe en démarrant en dessous du creux du genou. Découpez la bande en la réduisant de $^1/_4$.

1. Base de la première bande : Collez l'une des extrémités de la bande sur la partie supérieure du tibia. La bande est orientée vers le genou.
2. Parcours et fin de la première bande : Tirez la bande, en imprimant une tension nette, au-dessus du tendon rotulien avant de rejoindre le bord supérieur de la rotule. En vous aidant du pouce de l'autre main, exercez simultanément sur la rotule une pression vers le bas.
3. Base de la seconde bande : Déchirez le support papier au milieu de la bande et collez la base en travers de la jambe sur la partie supérieure du tibia, juste sous le tendon rotulien.
4. Avec les deux mains, tirez la bande simultanément de part et d'autre de la jambe. Après avoir rejoint la face postérieure de la jambe, les deux extrémités de la bande doivent se superposer, sans tension, au milieu. Elles sont positionnées en dessous du creux du genou.

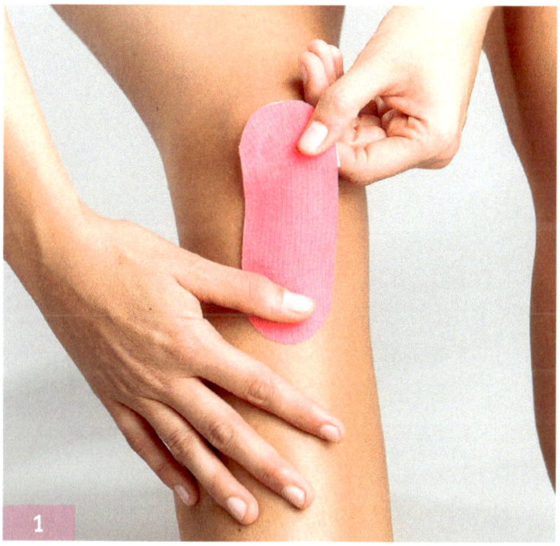
1

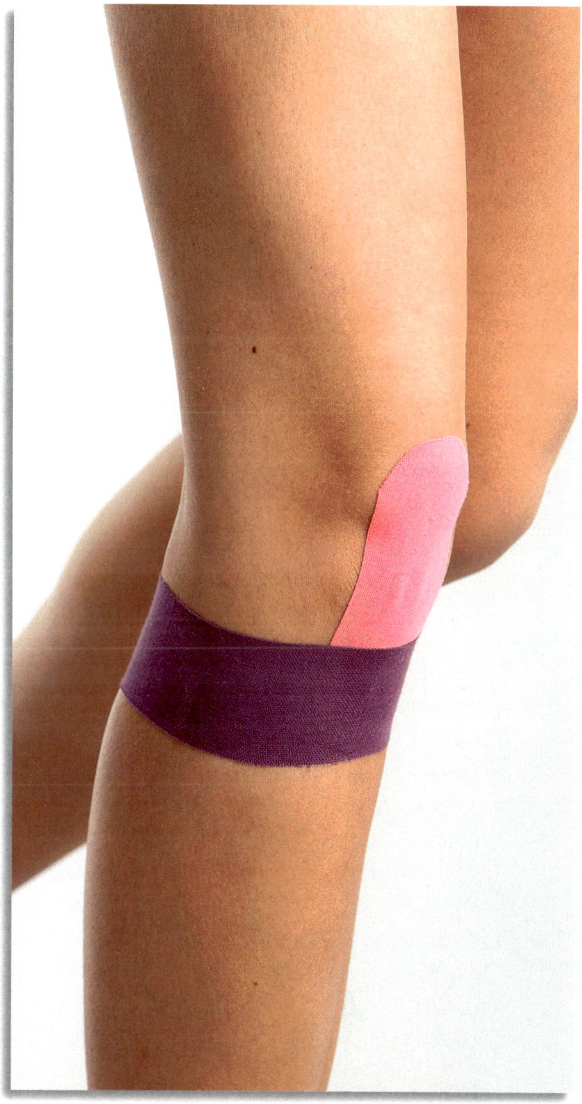

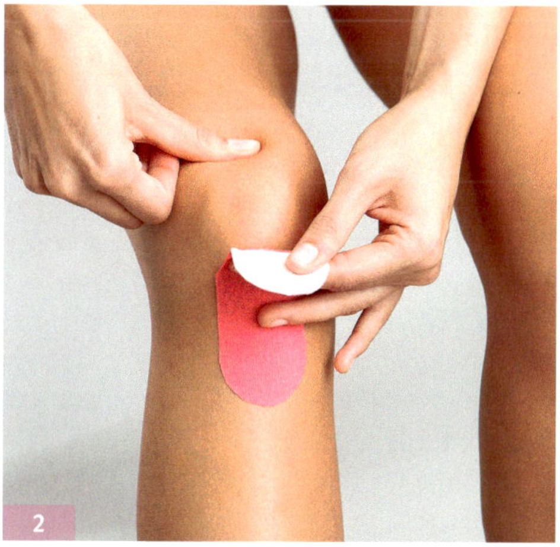
2

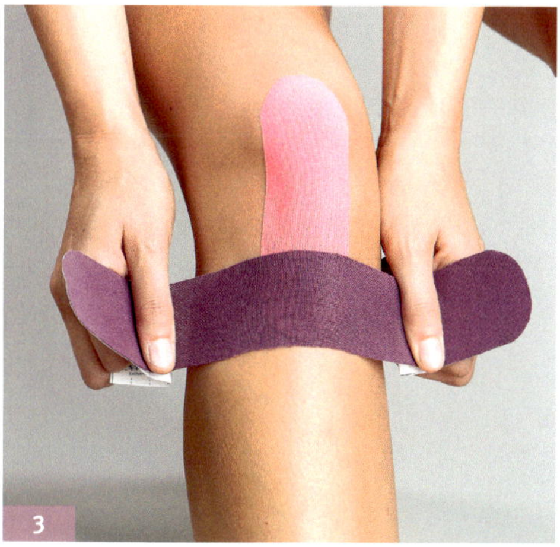
3

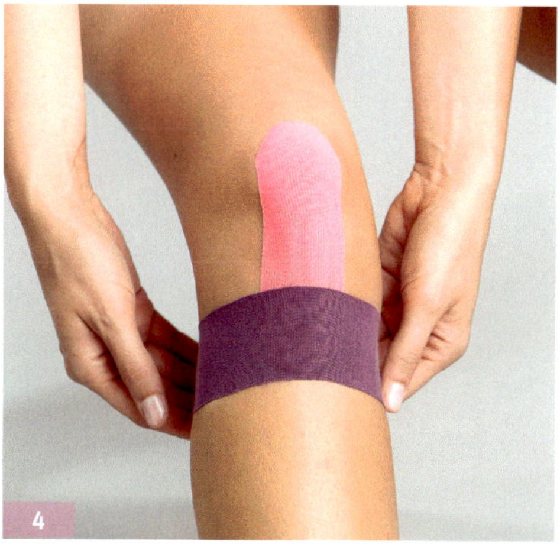
4

Application R10 : Rotule (3)

Quand le mouvement de la rotule vers l'intérieur est douloureux

La mobilité de la rotule est très importante. On ne cherche donc pas à la maintenir en place, mais plutôt à modifier le sens de la tension musculaire afin de mieux guider la rotule pour qu'elle soit moins douloureuse. Cela nécessite l'aide d'un thérapeute expérimenté. Appliquez cette application si le mouvement de la rotule vers l'intérieur, ou en diagonale, c'est-à-dire vers l'intérieur et le haut ou encore vers l'intérieur et le bas, est douloureux.

▸ Bande

Nombre : **1 ou 2**
Forme : **I**
Largeur : **5 cm**
Tension : **nette**
Durée : **jusqu'à 7 jours**

Conseil

Cette application peut être combinée avec M8. Dans ce cas, M8 chevauche la base de R10.

Description

Mettez-vous debout et repérez les mouvements de flexion qui sont douloureux. Asseyez-vous ensuite sur un tabouret en cherchant la position du genou qui précède la douleur. Le bord externe du talon est posé au sol. Mesurez la longueur de la bande, de la face interne de la cuisse à la face inférieure externe de la rotule, en positionnant la bande en diagonale. Découpez une ou deux bandes en les réduisant de $^{1}/_{4}$ par rapport à la longueur mesurée.

1. Base de la première bande : Collez l'une des extrémités de la bande sur la face interne de la cuisse (zone des adducteurs). La bande est orientée vers la rotule.
2. Parcours et fin de la première bande : Tirez la bande, en imprimant une tension nette, de la face interne de la cuisse au bord externe de la rotule, en passant au-dessus de celle-ci. En vous aidant du pouce de l'autre main, exercez sur la rotule une pression vers l'intérieur. L'extrémité de la bande reste sur la peau qui se trouve sur la rotule. Elle ne rejoint pas l'articulation du genou.
3. Seconde bande : Pour apaiser la douleur, appliquez une seconde bande, un peu en dessous de la première, qui la chevauche partiellement.

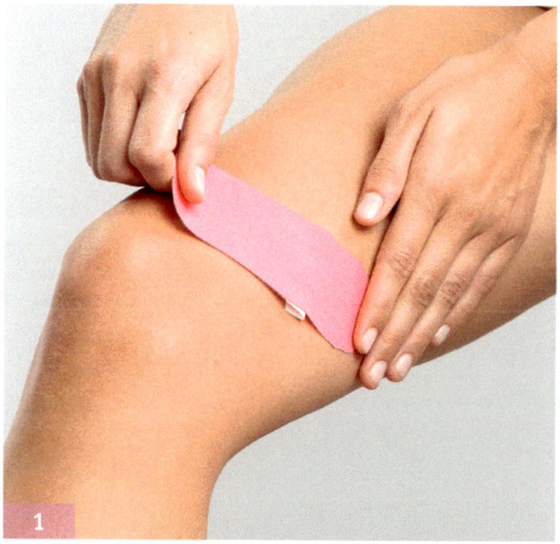

1

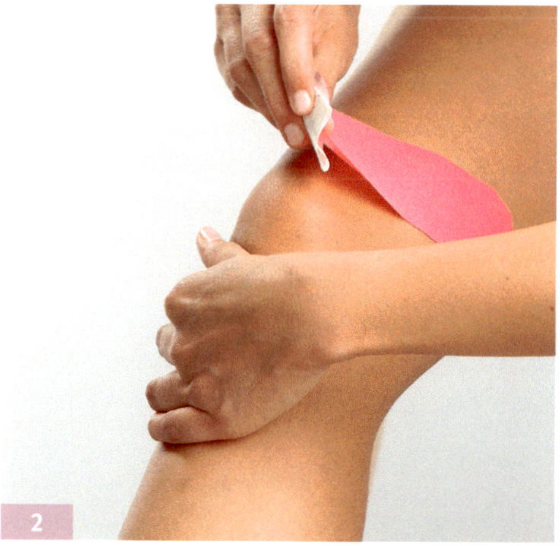

2

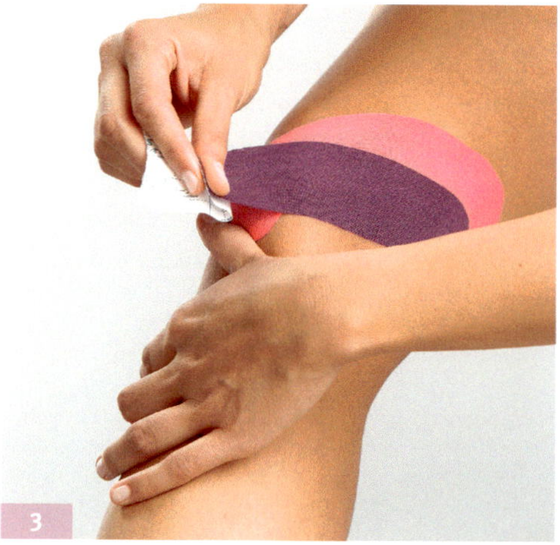

3

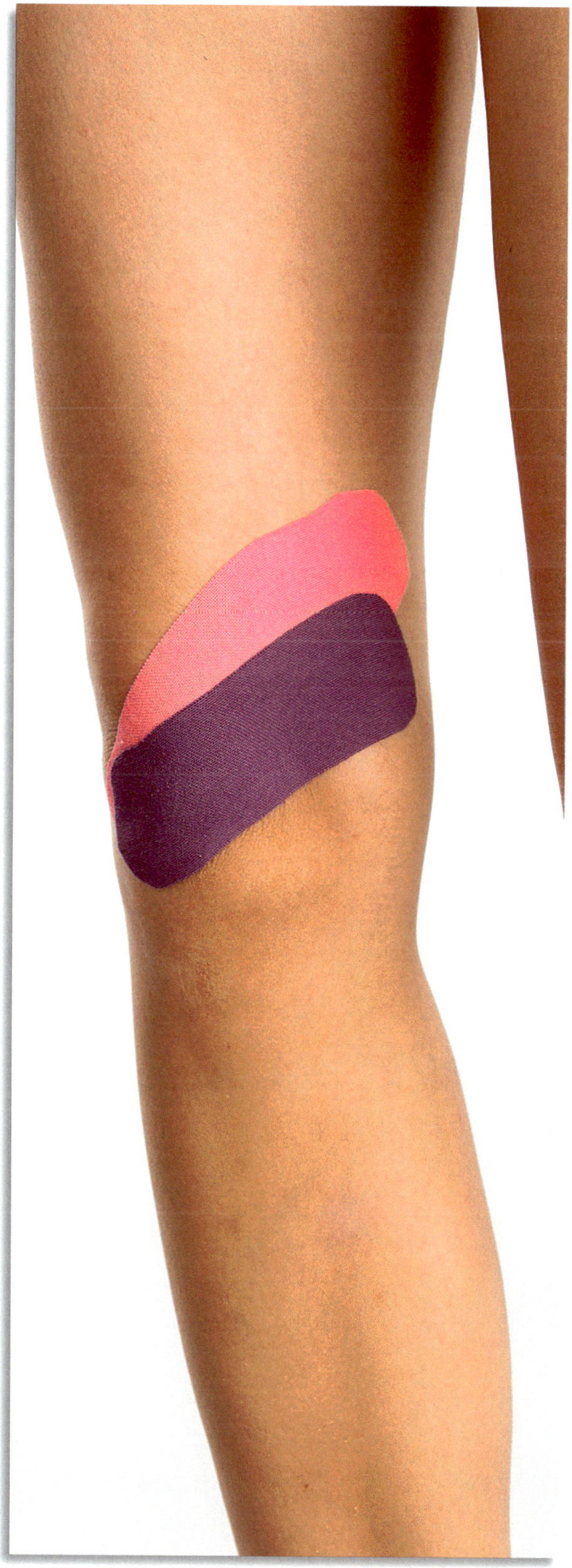

Application R11 : Rotule (4)

Lorsque la rotule tire vers l'extérieur lors de l'extension du genou

Cette application est indiquée lorsque le quadriceps, en se contractant, tire la rotule vers l'extérieur et non vers le haut. Ce problème, qui n'est pas toujours bien grave, a sans doute été constaté par votre thérapeute. Si, toutefois, ce mouvement occasionne des douleurs que vous ne parvenez pas à apaiser, n'hésitez pas à poser cette application.

▸ Bande

Nombre : **1 ou 2**
Forme : **I**
Largeur : **5 cm**
Tension : **nette**
Durée : **jusqu'à 7 jours**

Combinaison possible

Avec C11 (bande extérieure). C11 chevauche la base de R11.

Description

Mettez-vous debout et repérez les mouvements de flexion qui sont douloureux. Asseyez-vous ensuite sur un tabouret en cherchant la position du genou qui précède la douleur. Le bord externe du talon est posé au sol. Mesurez la longueur de la bande de la face externe de la cuisse à la face inférieure interne de la rotule en positionnant la bande en diagonale. Découpez une ou deux bandes en les réduisant de $^1/_4$ par rapport à la longueur mesurée.

1. Base de la première bande : Collez l'une des extrémités de la bande sur la face externe de la cuisse. La bande est orientée vers la rotule.
2. Parcours et fin de la première bande : Tirez la bande, en imprimant une tension nette, de la face externe de la cuisse au bord interne de la rotule, en passant au-dessus de celle-ci. En vous aidant du pouce de l'autre main, exercez sur la rotule une pression vers l'extérieur. L'extrémité de la bande reste sur la peau qui se trouve sur la rotule. Elle ne rejoint pas l'articulation du genou.
3. Seconde bande : Pour apaiser la douleur, appliquez une seconde bande, un peu en dessous de la première, qui la chevauche partiellement.

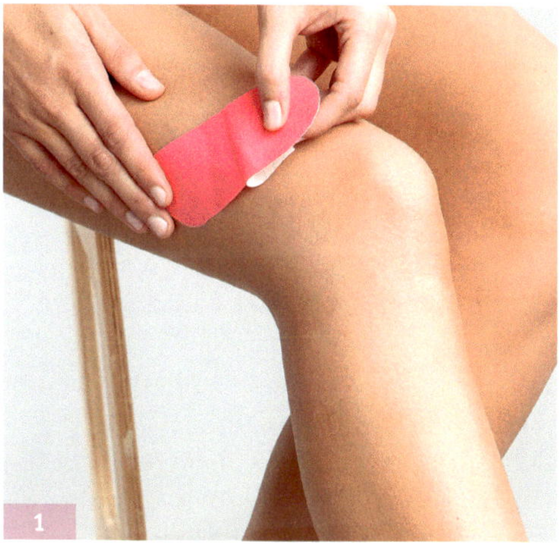

1

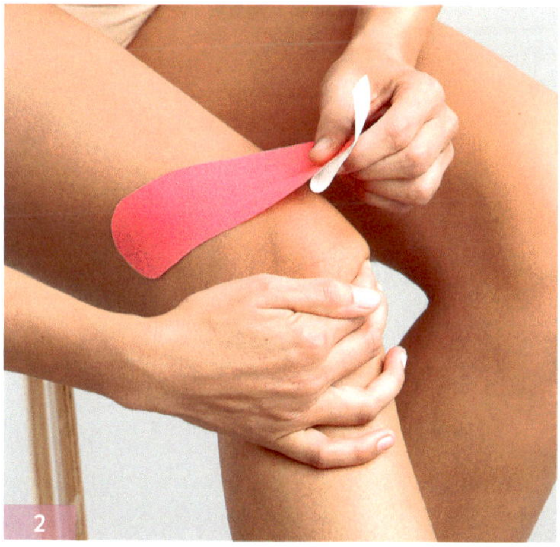

2

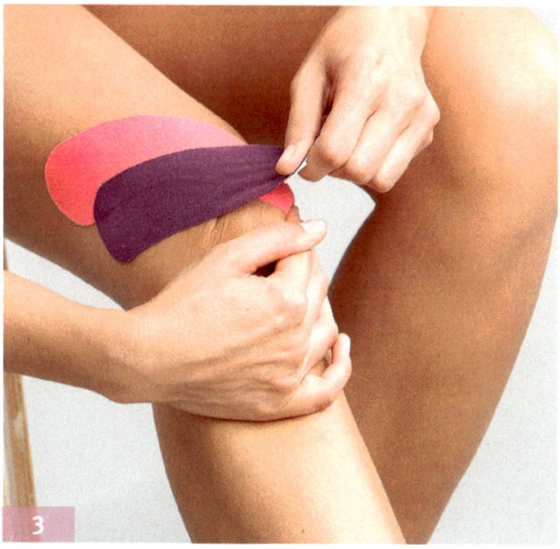

3

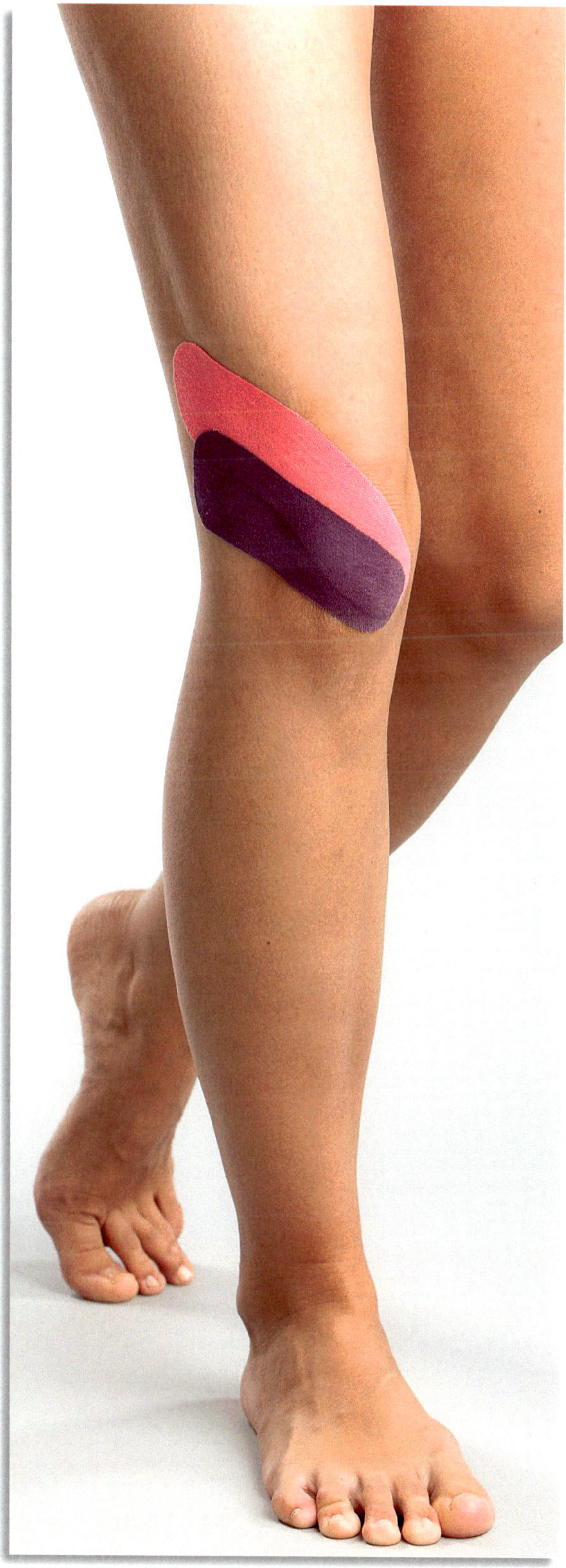

Application C11 : Cuisse, face externe

Quand la face externe de la cuisse est contractée

La bandelette ilio-tibiale située sur la face externe de la cuisse peut être particulièrement tendue et douloureuse à différents endroits au toucher. Vous pouvez traiter ces zones avec des pansements magnétiques et des petites grilles pour taping. Les faiblesses ou les contractures musculaires au niveau du bassin peuvent contracter et raccourcir cette bandelette et occasionner des douleurs à la hanche et au genou. Cela se produit surtout lors de la pratique d'un sport d'endurance, mais peut être aussi lié aux genoux cagneux (en « X »). On recommande alors des exercices d'étirement, que cette application pourra faciliter.

▸ Bande

Nombre : **1 ou 2**
Forme : **I**
Largeur : **5 cm**
Tension : **nette**
Durée : **jusqu'à 7 jours**

Combinaisons possibles

Avec R5 et M13.

Description

Asseyez-vous, jambes légèrement écartées et fléchies. Le bord externe du talon est posé au sol. Mesurez la longueur de la bande de l'os externe de la hanche (grand trochanter) à la face antérieure du tibia en passant par la face externe du genou. Découpez la bande en la réduisant de $^1/_4$ par rapport à la longueur mesurée. Si nécessaire, collez au préalable des pansements magnétiques et des grilles pour taping sur les zones douloureuses de la cuisse.

1. Base : Appliquez l'une des extrémités de la bande sur le grand trochanter. La bande est orientée vers le genou.
2. Parcours et fin : Tirez la bande en imprimant une tension nette le long de la face externe de la cuisse jusqu'à la face externe du genou. Entre la face externe de la rotule et le creux du genou, tirez la bande vers la partie supérieure du tibia.
3. Vous pouvez, si nécessaire, appliquer une seconde bande. La base est la même que celle de la première bande. Puis la seconde bande chevauche partiellement la première le long de la cuisse avant de rejoindre l'extrémité de la première bande.

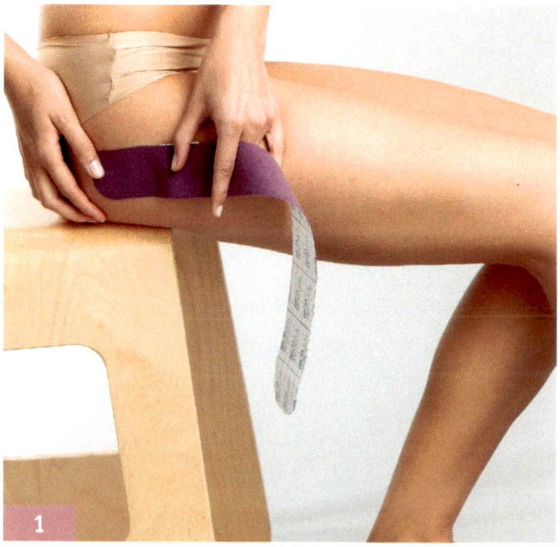
1

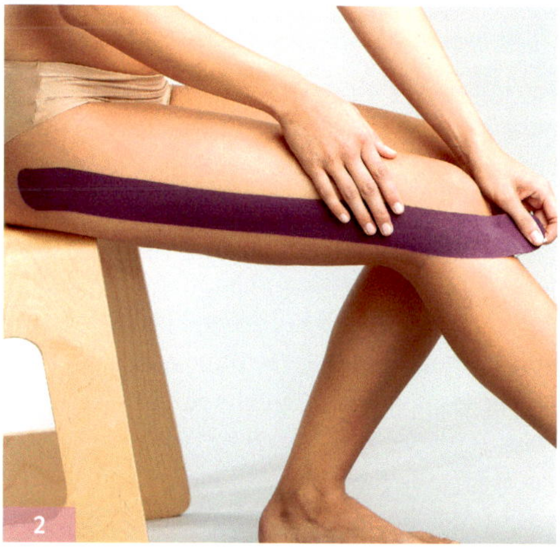
2

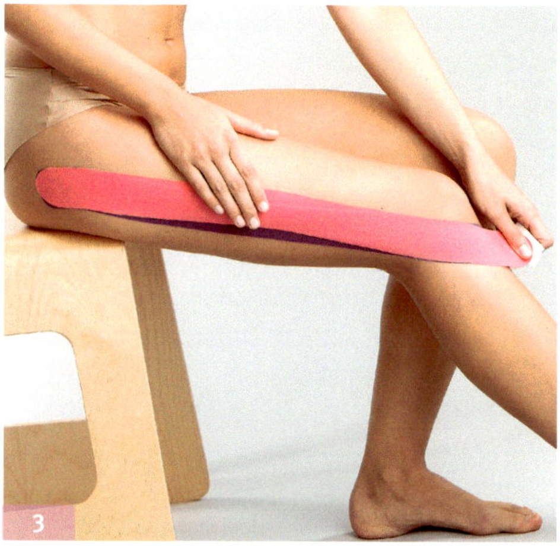
3

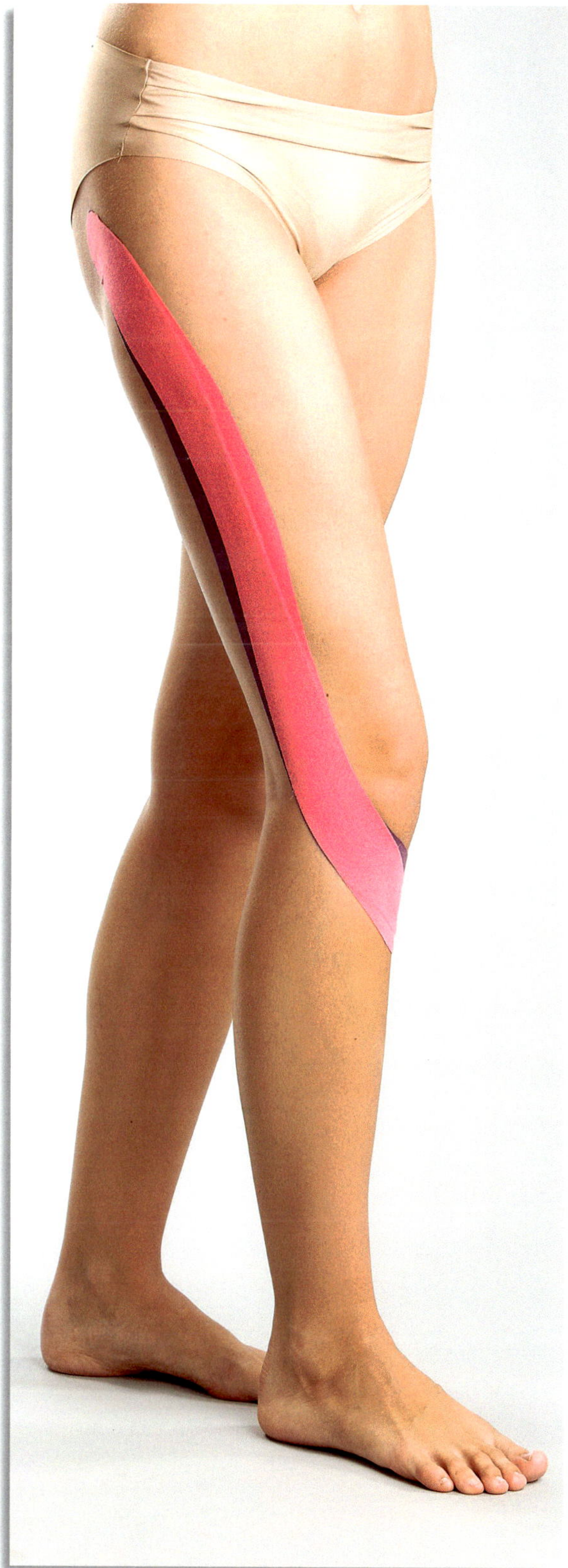

Application M17 : Muscles ischio-jambiers

Soutien des muscles de la face postérieure de la cuisse

Les muscles ischio-jambiers sont sans aucun doute les muscles que les sportifs se blessent le plus souvent. Or les blessures à cet endroit-là ont souvent tendance à se répéter. Certains des ischio-jambiers (externes) sont rétractés, tandis que d'autres (internes) sont affaiblis. La contracture des ischio-jambiers est souvent liée à des problèmes de dos. Des applications visant à étirer ces muscles peuvent apaiser rapidement la douleur.

▸ Bande
Nombre : **1 ou 2**
Forme : **I**
Largeur : **5 cm**
Tension : **nette**
Durée : **jusqu'à 7 jours**

Conseil
La bande réservée aux ischio-jambiers externes peut suffire à elle seule à apaiser la douleur.

Description

Asseyez-vous sur le bord d'un tabouret pour éviter de ressentir la moindre douleur au niveau de la face postérieure de la cuisse. Écartez et fléchissez légèrement les jambes. Le bord externe du talon est posé au sol. Pour mesurer la longueur des deux bandes, démarrez de l'ischion, en haut de la face postérieure de la cuisse. Rejoignez le creux du genou, puis la tête du péroné (fibula), en haut de la face latérale de la jambe, avant d'atteindre la face antérieure du tibia. Découpez les bandes en les réduisant de $^1/_4$ par rapport à la longueur mesurée.

1. Base de la première bande (pour les muscles externes) : Collez l'une des extrémités de la bande au niveau de l'ischion.
2. Parcours et fin de la première bande : Tirez la bande, en imprimant une tension nette, en diagonale, vers le bord externe du creux du genou. Collez-la bien sur les tendons qui constituent ce bord externe, puis tirez la bande vers la tête du péroné, en haut de la face latérale de la jambe, avant de rejoindre le tibia.
3. Base et parcours de la seconde bande (pour les muscles internes) : Collez l'une des extrémités de la seconde bande sur la base de la première, au niveau de l'ischion. Tirez la bande, en imprimant une tension nette, en diagonale, jusqu'au bord interne du creux du genou.
4. Fin de la seconde bande : Poursuivez en tirant la bande de telle sorte qu'elle rejoigne l'extrémité de la première bande sur le tibia.

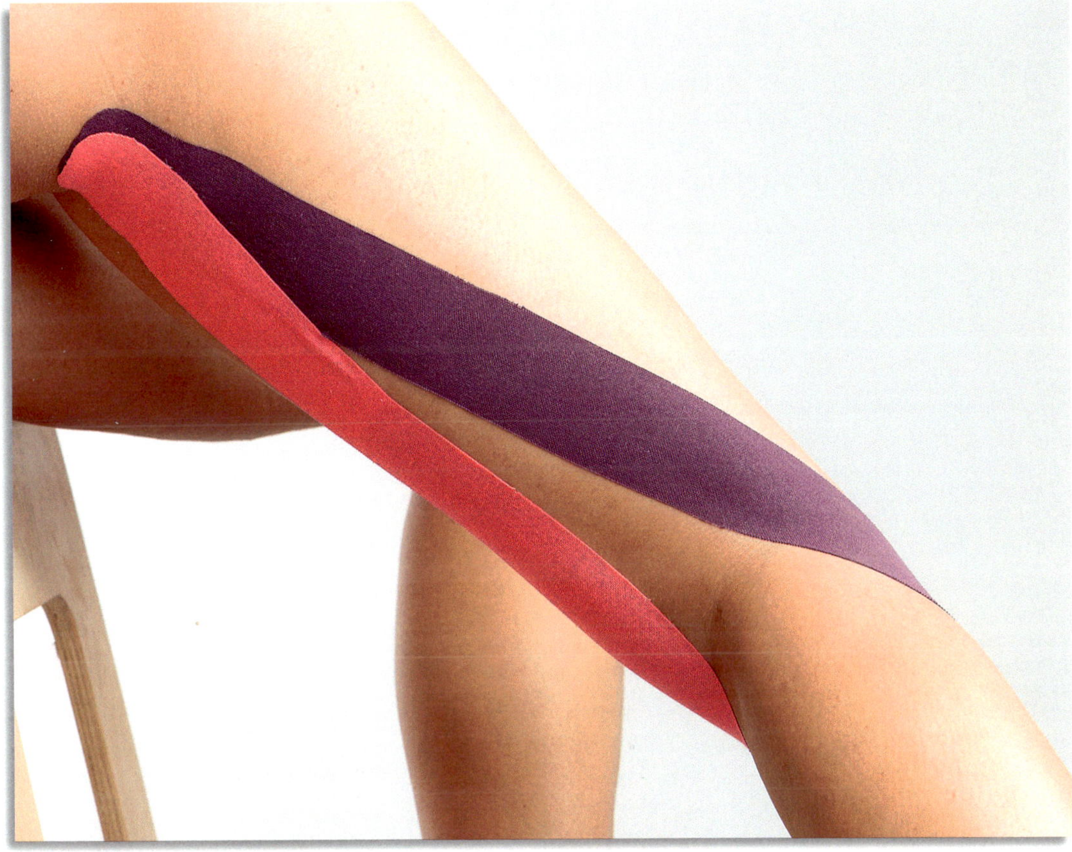

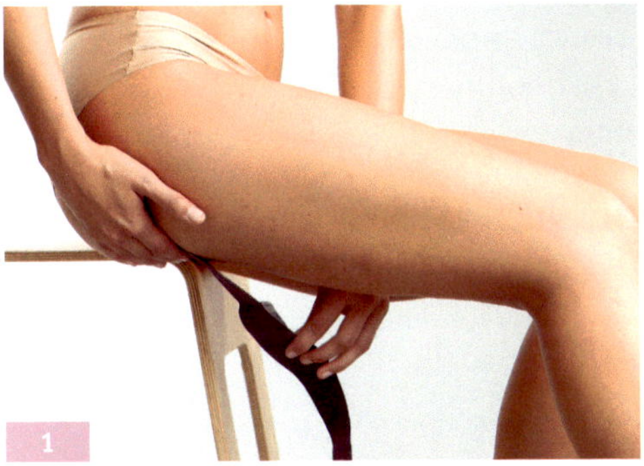

1

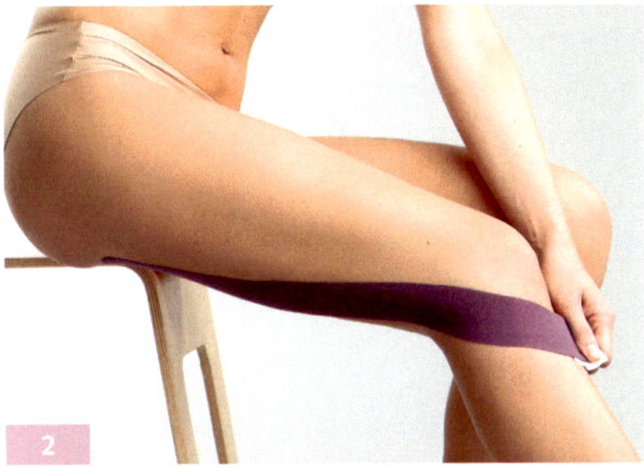

2

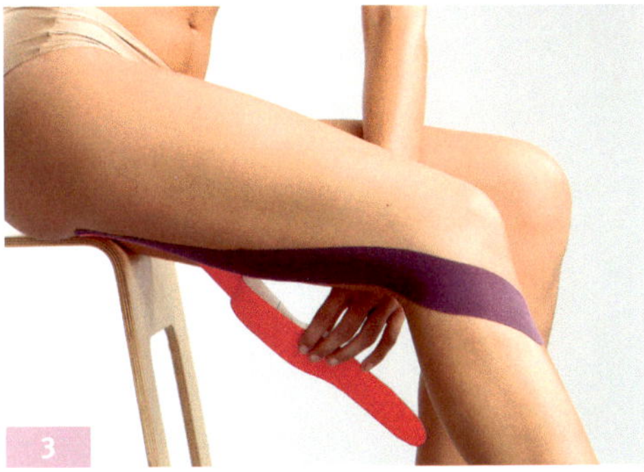

3

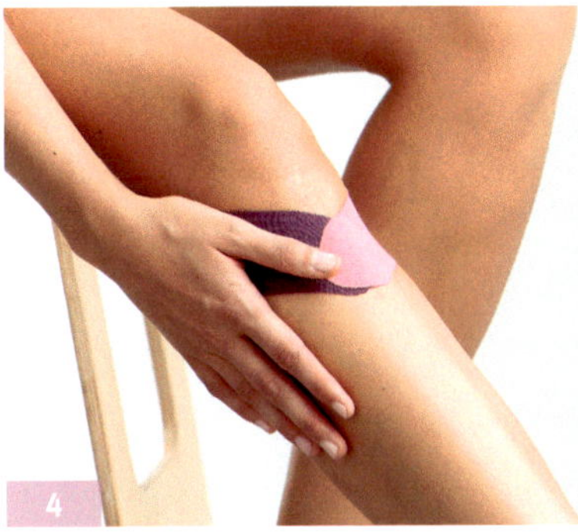

4

Application N2 : Nerf sciatique

Quand le nerf sciatique est douloureux

Les douleurs irradiantes dans la jambe peuvent être liées au nerf sciatique et survenir en raison d'une hernie discale, d'une sténose lombaire, d'une torsion du bassin ou parce que ce nerf est comprimé par un muscle fessier. Traitez d'abord la cause de vos douleurs si vous la connaissez. Cette application pourra venir en complément d'un traitement médical et vous apporter un certain soulagement. Faites appel à votre partenaire pour la poser.

▸ Bande

Nombre : **1**
Forme : **I**
Largeur : **5 cm**
Tension : **nette**
Durée : **jusqu'à 7 jours**

Combinaisons possibles

R5, R2 ou R3 (choix et pose effectués par le thérapeute).

Description

Allongez-vous sur le ventre en plaçant un ou deux coussins en dessous de vous et écartez la jambe douloureuse. Pour mesurer la longueur de la bande, démarrez des vertèbres lombaires inférieures, passez en diagonale sur la fesse, puis longez la face postérieure de la cuisse avant de descendre au-delà du creux du genou. Découpez la bande en la réduisant de $^1/_4$ par rapport à la longueur mesurée.

1. Base : Collez l'une des extrémités de la bande au niveau des vertèbres lombaires inférieures, de l'autre côté de la colonne vertébrale.
2. Parcours : Tirez la bande en diagonale jusqu'à la fesse, en passant par les vertèbres lombaires et le bassin.
3. Parcours et fin : Tirez la bande le long de la face postérieure de la cuisse, au milieu. Collez l'extrémité de la bande à environ 10-15 cm au-delà du creux du genou.

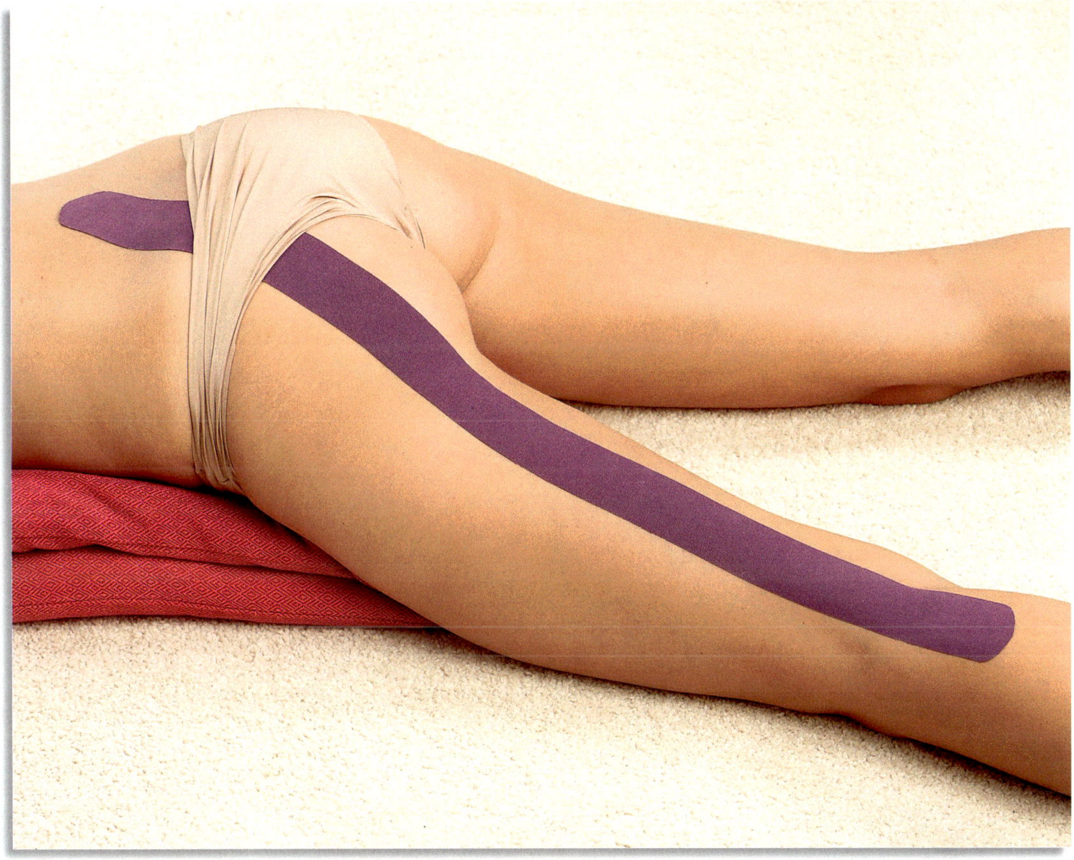

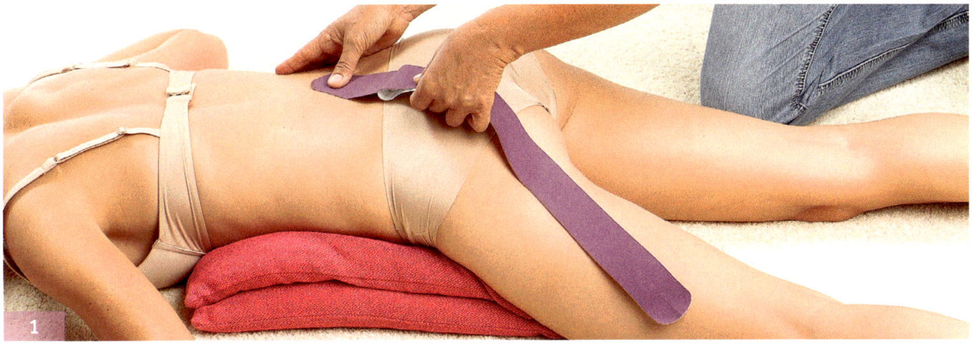

1

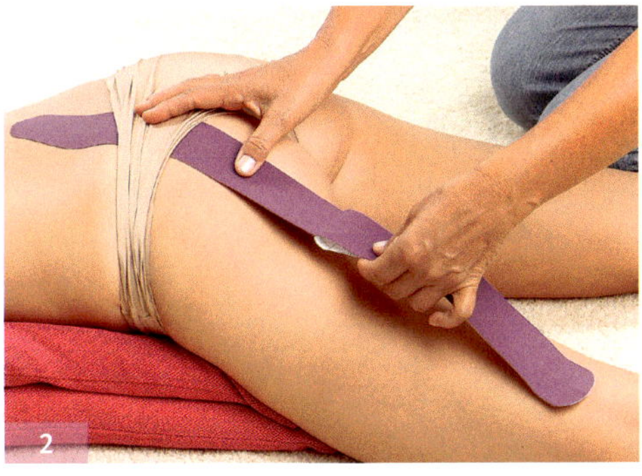

2

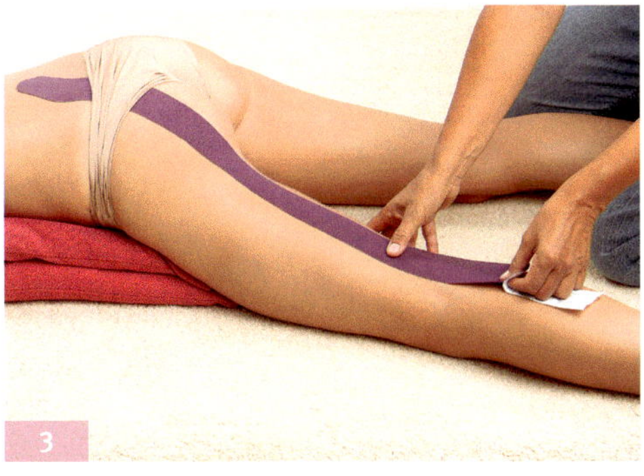

3

Application M8 : Muscles adducteurs de la cuisse

En cas de douleurs sur la face interne de la cuisse

Les douleurs à l'aine et au niveau des muscles de la face interne de la cuisse (adducteurs) surviennent quand on écarte ou rapproche les jambes, en position debout ou en courant. Faites-en d'abord diagnostiquer la cause par un thérapeute, qui vous aidera à traiter les problèmes persistants. La douleur résulte souvent d'une torsion du bassin ou de problèmes au niveau des lombaires. La pratique d'un sport peut provoquer un étirement des adducteurs. Dans ce cas, cette application est particulièrement adaptée.

▸ Bande
Nombre : **2**
Forme : **I**
Largeur : **5 cm**
Tension : **nette**
Durée : **jusqu'à 7 jours**

Combinaisons possibles
Avec M1 ou M15.

Description

Asseyez-vous sur un tabouret, jambes légèrement écartées et fléchies. Mesurez la longueur de deux bandes, de la partie supérieure et antérieure du tibia à l'aine, en passant par la face interne de la cuisse. Découpez les bandes en les réduisant de $^1/_4$ par rapport à la longueur mesurée.

1. Base : Appliquez l'extrémité des bandes en dessous du pubis sur les tendons que l'on perçoit bien au toucher. Au niveau de l'aine, la peau est trop sensible. Les deux bases se superposent partiellement.
2. Parcours : Tirez l'une des bandes, en imprimant une tension nette, sur le bombement des adducteurs, là où vous avez mal, en direction de la face interne du genou.
3. Fin : Poursuivez en tirant la bande depuis la face interne du genou jusqu'au bord antérieur du tibia en passant par le petit creux (qui est souvent sensible au toucher), qui se trouve sur la partie supérieure de la face interne du tibia.
4. La seconde bande chevauche partiellement la précédente sur la première moitié du parcours, puis elles se superposent complètement sur la face interne du genou avant de se chevaucher de nouveau partiellement sur le tibia.

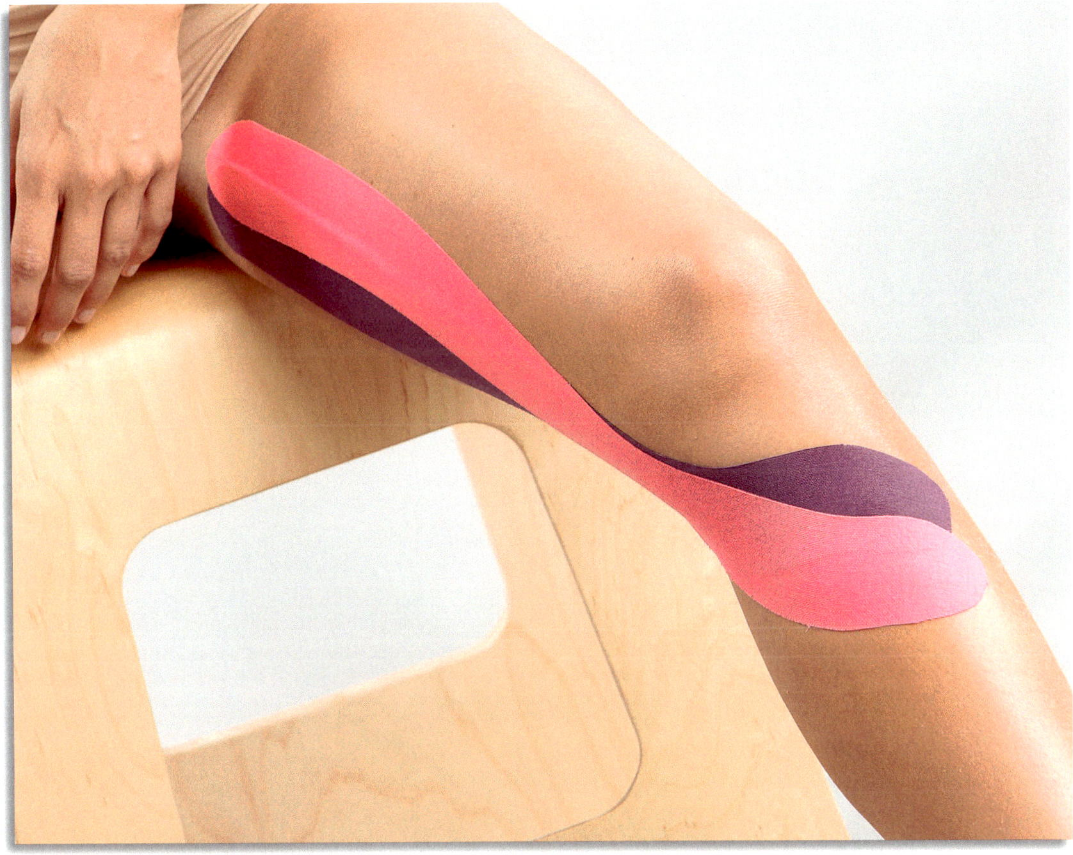

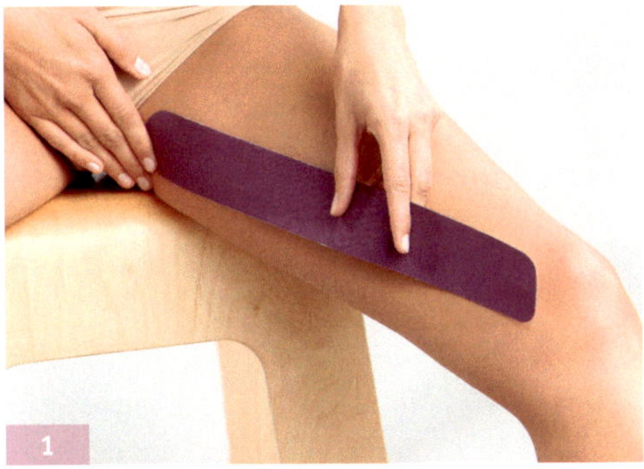
1

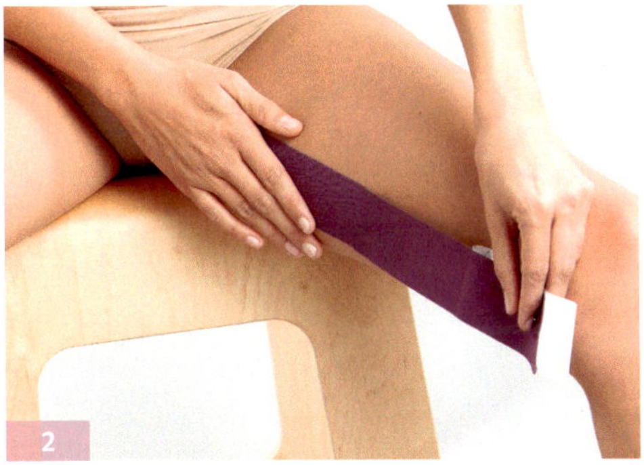
2

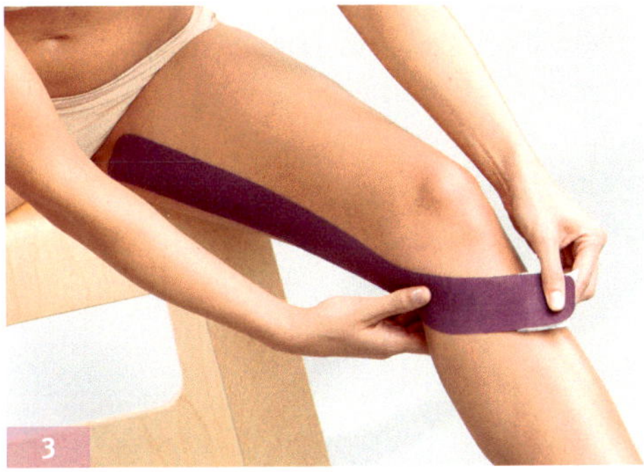
3

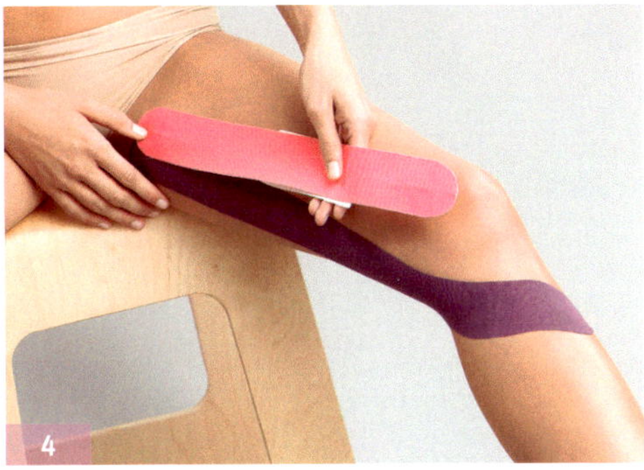
4

Application M15 : Muscles fléchisseurs de la hanche

En cas de douleurs liées à des muscles fléchisseurs de la hanche faibles ou raccourcis

Les douleurs au niveau de la hanche proviennent souvent des muscles de la hanche. Des muscles faibles ou courts peuvent occasionner des troubles ou bien résulter eux-mêmes d'une usure de la hanche, d'une malformation congénitale, d'un problème au niveau des lombaires, d'une torsion du bassin ou encore d'une déviation de l'axe des jambes (genoux en « X »). Cette application peut venir compléter le traitement prescrit, y compris après une opération de la hanche.

▸ Bande

Nombre : **1**
Forme : **I**
Largeur : **5 cm**
Tension : **modérée à nette**
Durée : **jusqu'à 7 jours**

Combinaisons possibles

Avec R5, M1, M8 ou M13.

Description

Tenez-vous debout en fléchissant légèrement les hanches et les jambes. Posez un ou deux livres sous le talon de la jambe qui doit être traitée. (Appuyez la face externe de la cuisse contre une table.) L'autre jambe est légèrement en recul. Mesurez la longueur de la bande, de l'arrière de la taille à la face interne de la cuisse en passant par le bas-ventre et l'aine. Découpez la bande en la réduisant de moins de $^1/_4$ par rapport à la longueur mesurée.

1. Base : Collez l'une des extrémités de la bande, sans imprimer de tension, à l'arrière de la taille, puis orientez la bande vers l'avant.
2. Parcours : Tirez la bande, en imprimant une tension très légère, en diagonale, vers la fosse iliaque interne avant de rejoindre l'aine. Ne la collez pas directement sur l'aine, car la peau est très sensible à cet endroit. Il vous suffit de couvrir la partie collante qui passe sur l'aine avec un morceau de bande (d'environ 7 cm). Vous conserverez ainsi l'élasticité de l'application sans irriter la peau.
3. Fin : Poursuivez en tirant la bande jusqu'à la face interne de la cuisse, au niveau des adducteurs. Collez-en l'extrémité sur la base de l'application réservée aux adducteurs (M8).

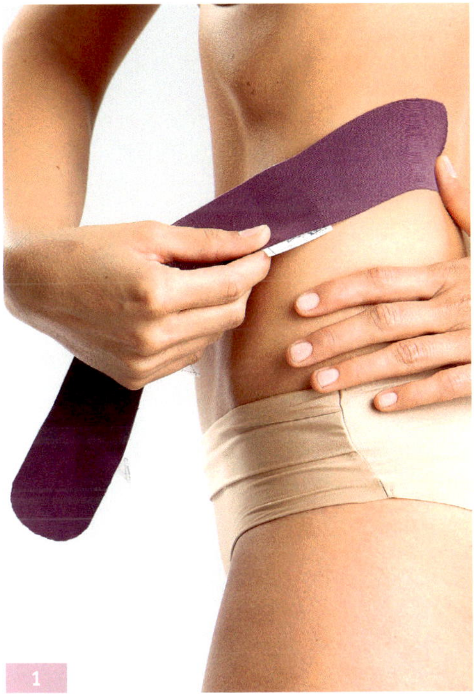

1

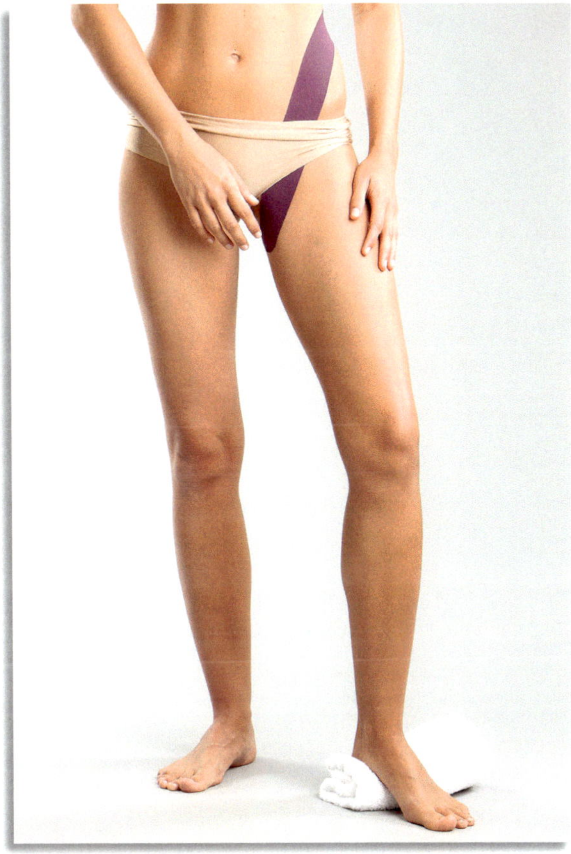

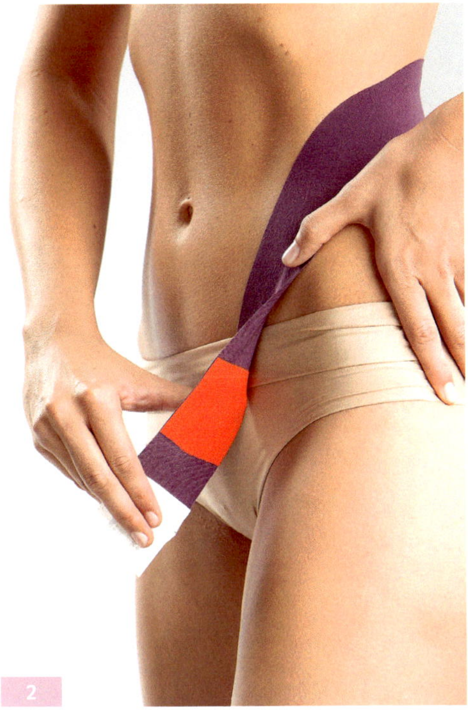

2

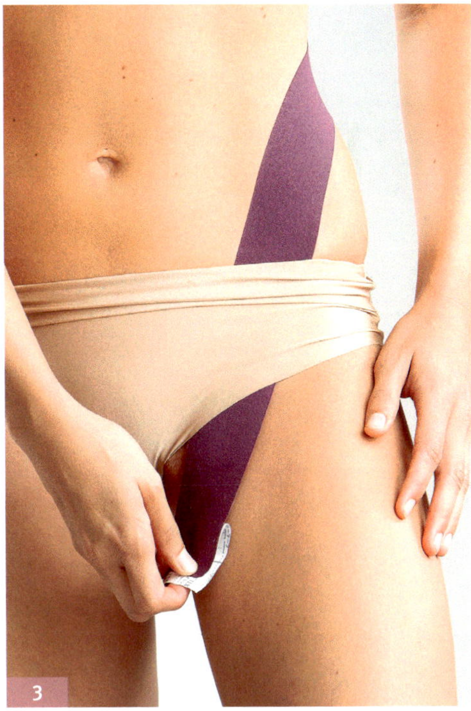

3

Application A2 : Articulation de la hanche

Quand l'articulation de la hanche déclenche des troubles

Les douleurs de la hanche, qui sont surtout perceptibles au niveau de l'aine et sur la face externe de la hanche, peuvent avoir différentes causes. Le surmenage lié au travail ou à la pratique d'un sport ainsi que la surcharge pondérale peuvent fatiguer l'articulation. Des cartilages défectueux et l'arthrose peuvent aussi occasionner ce type de douleurs. Il faut impérativement diagnostiquer l'origine de troubles persistants, car une hernie inguinale ou une pathologie du petit bassin nécessitent un traitement médical urgent. Les torsions du bassin ou les problèmes au niveau des lombaires, qui peuvent aussi occasionner ces douleurs, sont moins graves, mais nécessitent également un suivi médical.

▸ Bande

Nombre : **3**
Forme : **I**
Largeur : **5 cm**
Tension : **nette**
Durée : **jusqu'à 7 jours**

Combinaisons possibles

Avec M15, R5 ou M13.

Description

Tenez-vous debout devant un miroir. Mesurez (vous ou votre partenaire) la longueur des trois bandes :

- Première bande : de l'articulation sacro-iliaque à la face antérieure de la cuisse.
- Deuxième bande : en travers de la première bande, de l'ischion à la face antérieure de la cuisse.
- Troisième bande : à la verticale par rapport aux deux autres bandes, de la partie supérieure de la crête iliaque à la face externe de la cuisse.

Comme les trois bandes sont de longueurs différentes, il est recommandé de choisir également trois couleurs différentes. Découpez les bandes en les réduisant de près de $^1/_4$ par rapport à la longueur mesurée. Déchirez le support papier au milieu de chacune des bandes.

1. Base, parcours et fin de la première bande : La base se trouve au milieu de la bande. Collez-la sur l'os externe de la hanche (grand trochanter), en biais : tirez la partie supérieure de la bande vers l'articulation sacro-iliaque en direction de la raie des fesses. Tirez sa partie inférieure en diagonale vers la face antérieure de la cuisse.
2. Base, parcours et fin de la deuxième bande : Appliquez la deuxième bande en travers. Tirez sa partie inférieure

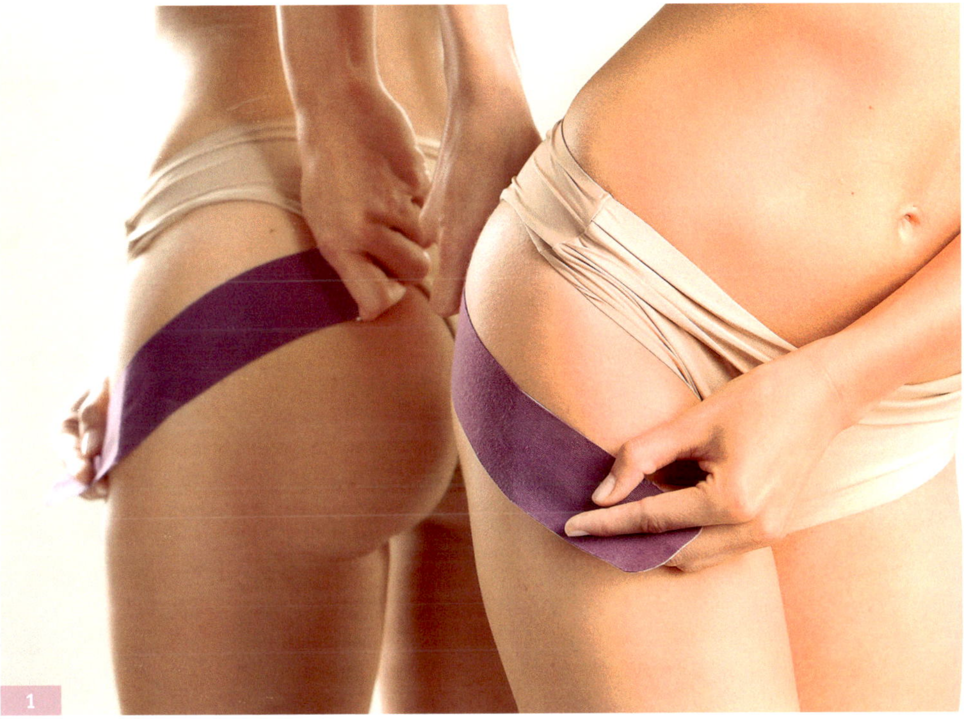
1

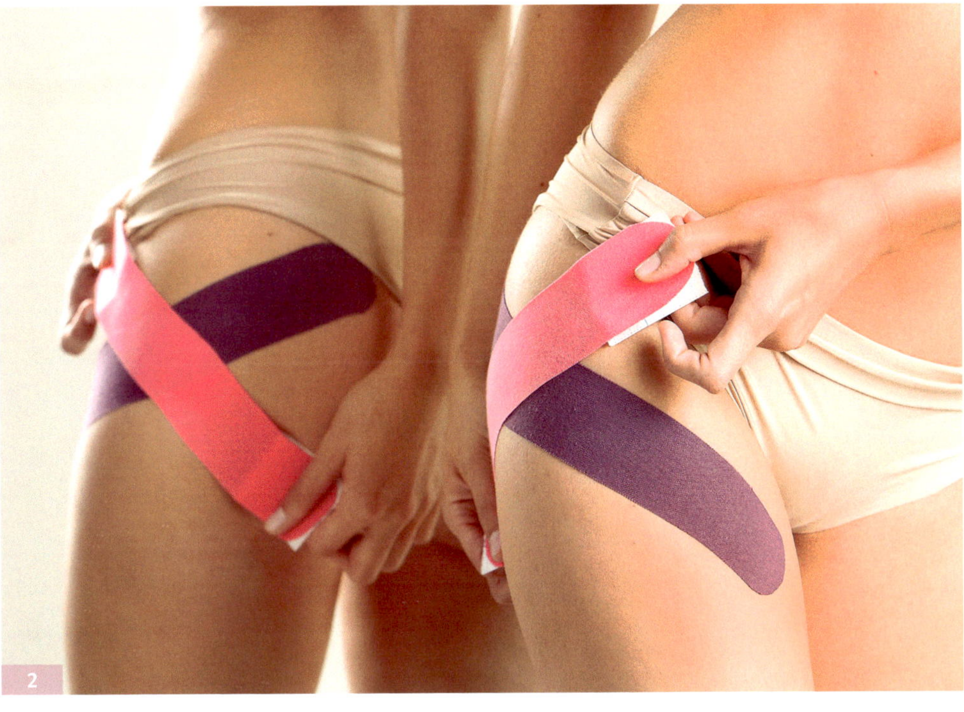
2

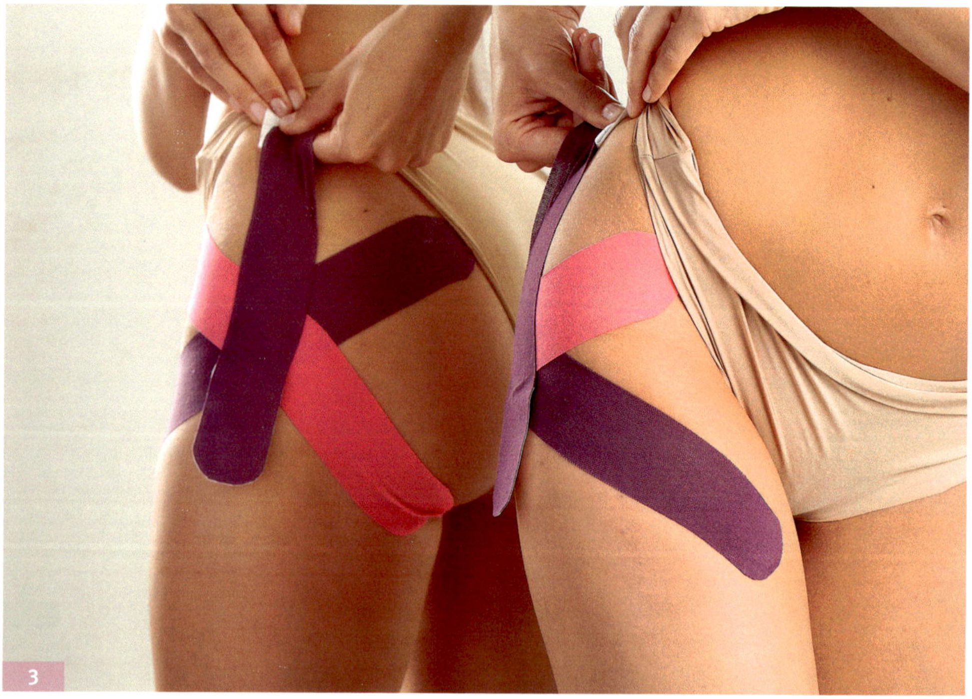
3

depuis le grand trochanter vers le bord inférieur de la fesse jusqu'à l'ischion. Tirez sa partie supérieure vers la face interne de la cuisse. En passant sur la fesse, imprimez une tension modérée.

Avant d'appliquer la troisième bande à la verticale, vérifiez s'il y a des zones très douloureuses sur son parcours et traitez-les d'abord avec des pansements magnétiques ou des petites grilles pour taping.

3. **Base, parcours et fin de la troisième bande :** Appliquez-la à la verticale sur le grand trochanter. Tirez sa partie inférieure vers la face externe de la cuisse et sa partie supérieure vers la crête iliaque. La grande photo de droite vous montre une combinaison avec l'application R5.

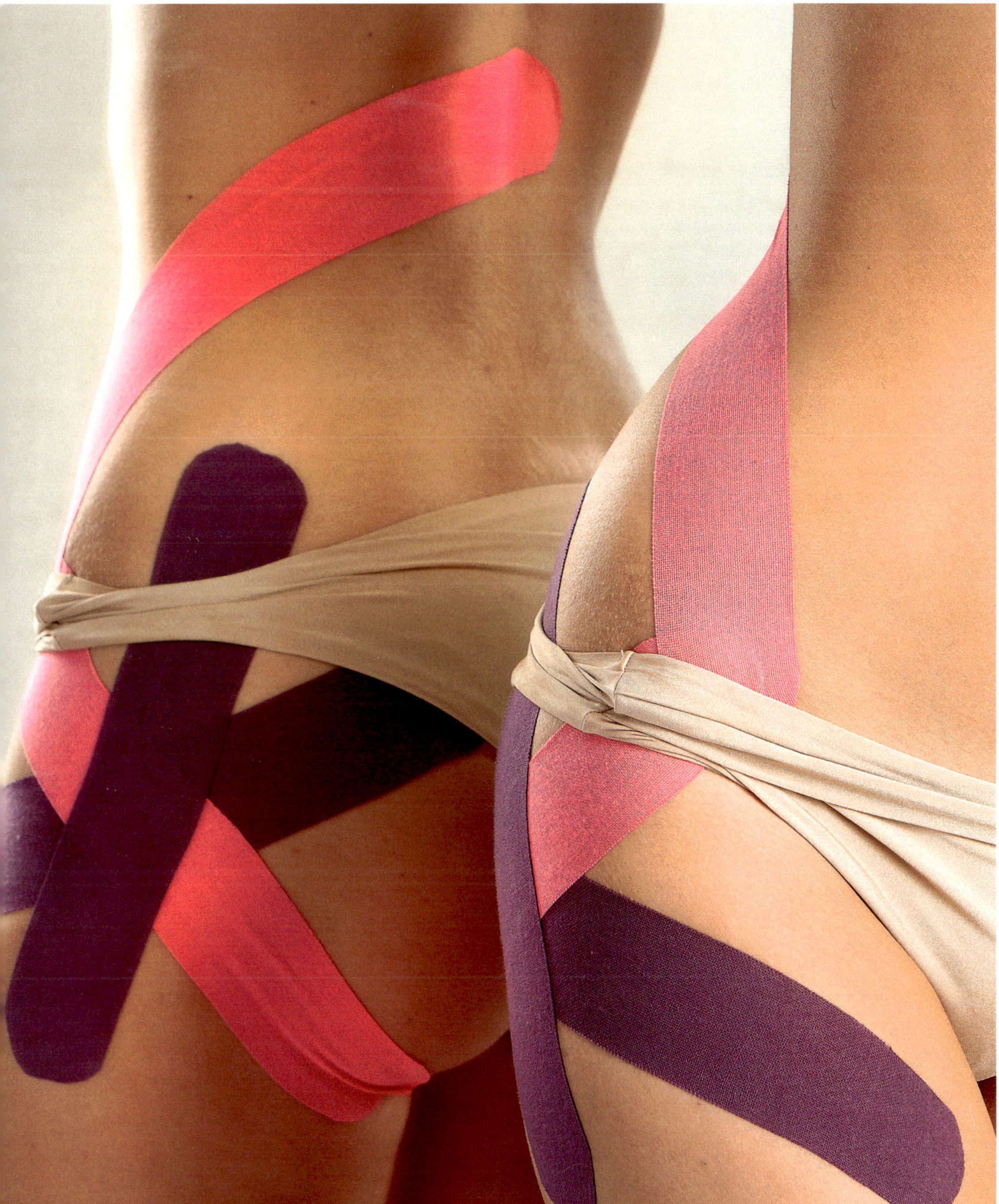

Application M13 : Muscles fessiers

Pour entraîner sans douleur les muscles fessiers faibles

Les muscles fessiers sont souvent trop faibles. Cette application doit permettre de les faire travailler sans occasionner de douleurs et peut être combinée avec d'autres applications. (Les douleurs au niveau des muscles fessiers qui résultent de problèmes de lombaires ou de l'irritation du nerf sciatique doivent être traitées de manière spécifique et avec d'autres applications.) La tension imprimée sur l'application qui vous est présentée ici doit être légère afin de permettre le fléchissement des hanches et d'éviter l'inconfort en position assise.

▸ Bande
Nombre : **4**
Forme : **I**
Largeur : **5 cm**
Tension : **faible**
Durée : **jusqu'à 7 jours**

Combinaisons possibles
Avec R5 ou M1.

Description

Tenez-vous debout, jambe tendue et pied légèrement tourné vers l'extérieur. Posez le pied de l'autre jambe sur une marche ou un escabeau. Mesurez (ou plutôt votre partenaire) la longueur de deux bandes, de la face interne de la cuisse (zone du muscle sartorius) au sacrum, en passant en travers de la hanche et de la fesse. Découpez les bandes en les réduisant de $^1/_8$. La troisième bande, plus courte, ne rejoint pas le sacrum mais l'ischion. Découpez-la en la réduisant de $^1/_4$.

1. Base de la première bande : Collez l'une des extrémités de l'une des longues bandes sur la face interne de la cuisse. (N'hésitez pas à demander à votre partenaire de se charger de l'application des bandes.)
2. Parcours et fin de la première bande : Tirez la bande, avec une tension légère, jusqu'au bord supérieur de l'aile iliaque, à l'endroit où elle rejoint le sacrum, en passant par l'os externe de la hanche (grand trochanter).
3. Base, parcours et fin de la deuxième bande : Superposez-la en partie sur le début du parcours de la première et tirez-la en direction du sacrum. Mais collez son extrémité bien avant la raie des fesses pour éviter qu'elle ne tire désagréablement.
4. Troisième bande et bande de fixation : Collez la troisième bande (plus courte) sur la base des deux autres, sur la face interne de la cuisse, puis tirez-la à l'horizontale, en passant sous le grand trochanter, jusqu'à l'ischion. Imprimez une tension un peu plus forte. Reliez les extrémités des trois bandes en appliquant par-dessus, en arrondi, une bande verticale, de haut en bas et sans tension.

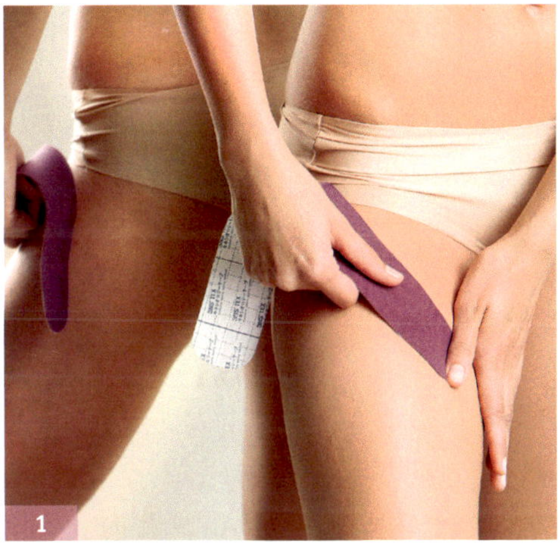

1

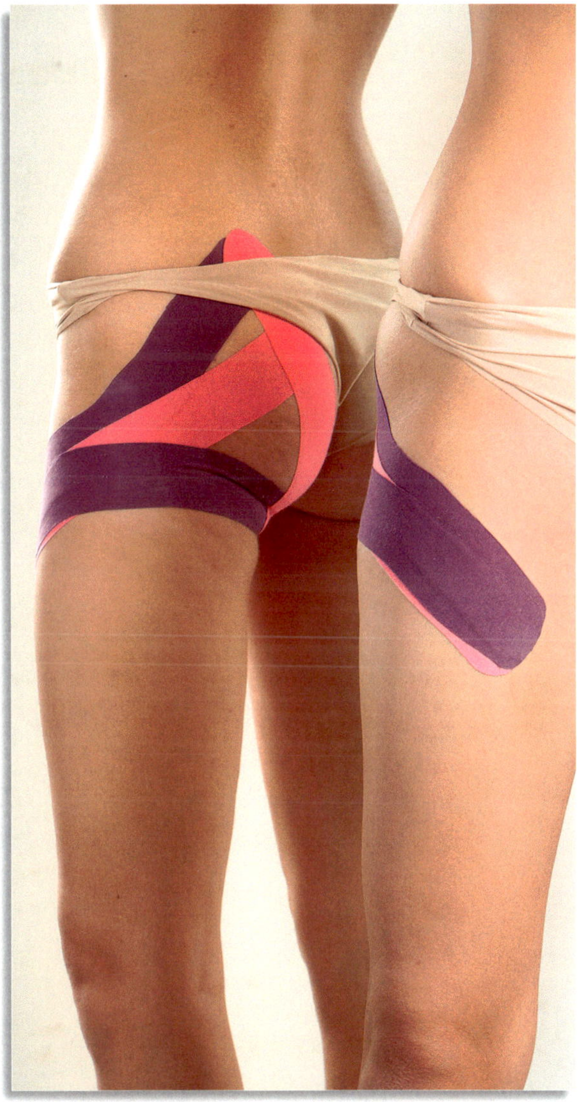

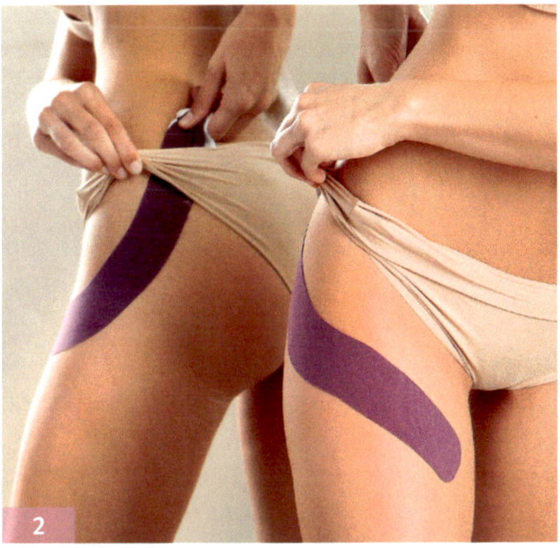

2

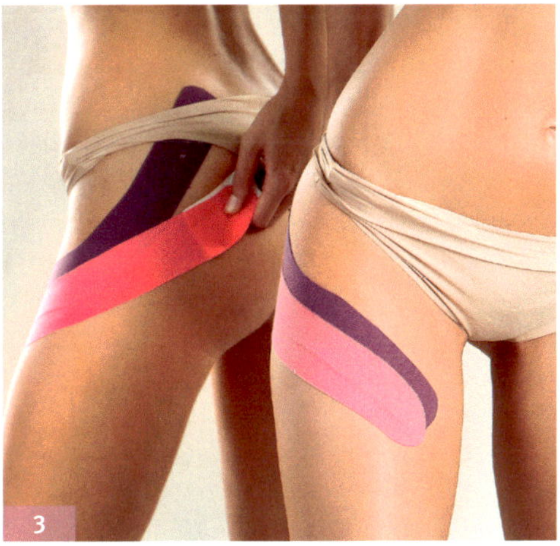

3

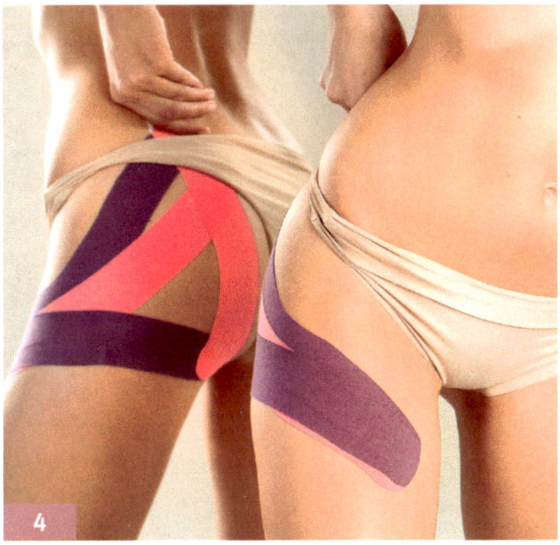

4

Application P2 : Plancher pelvien

Cette application vise à vous tirer d'affaire en cas d'incontinence

L'incontinence résulte d'une faiblesse du plancher pelvien, qui est constitué de trois couches musculaires. Appliquez cette application pendant quelques heures seulement, entre deux visites aux toilettes, le temps d'un entraînement sportif, d'un jogging, de la visite d'une exposition, etc. Les femmes sont généralement enthousiastes, car elles constatent vraiment une nette amélioration de leur qualité de vie.

▸ Bande

Nombre : **1**
Forme : **X**
Largeur : **5 cm**
Tension : **faible à nette**
Durée : **quelques heures**

Combinaisons possibles

Avec D1, S1 ou R5.

Description

Asseyez-vous sur les ischions en redressant le bassin. Pour mesurer la longueur de la bande, démarrez du périnée, puis remontez vers l'avant jusqu'à la crête iliaque et, de même, vers l'arrière. Découpez la bande en la réduisant de $^1/_8$ (la première fois) à $^1/_4$ (plus tard peut-être) par rapport à la longueur mesurée. Coupez la bande de chaque côté dans la longueur en préservant au milieu la zone qui correspond à la longueur de votre protège-slip (bande en X).

1. Base : Appliquez le milieu du X sur la longueur du protège-slip d'arrière en avant jusqu'au périnée. Asseyez-vous dessus. (Remarque : sur les photos, l'application est posée sur les sous-vêtements. Dans la pratique, posez-la directement sur le corps.)
2. Parcours vers l'avant : Tirez les deux branches du X à droite et à gauche en passant en diagonale par-dessus le bas-ventre en direction de la crête iliaque. Expirez en rentrant le ventre.
3. Parcours vers l'arrière : Tirez les deux branches du X à droite et à gauche, en passant par-dessus le sacrum et en les dirigeant vers la crête iliaque. Vous aurez peut-être besoin d'aide au début, mais après avoir posé cette application plusieurs fois, vous y parviendrez toute seule. Imprimez la tension qui vous convient le mieux.

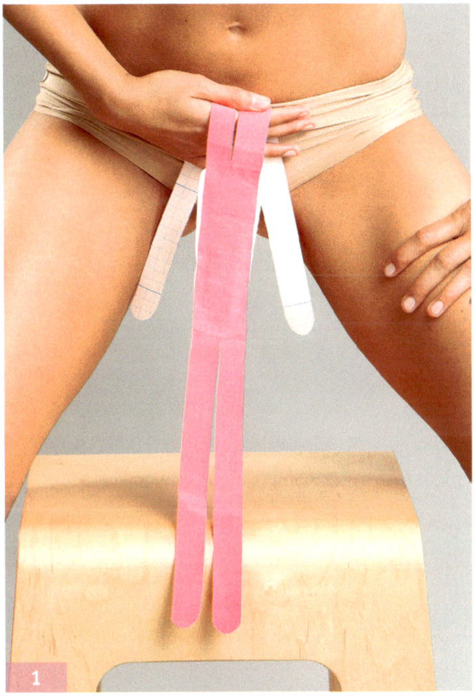
1

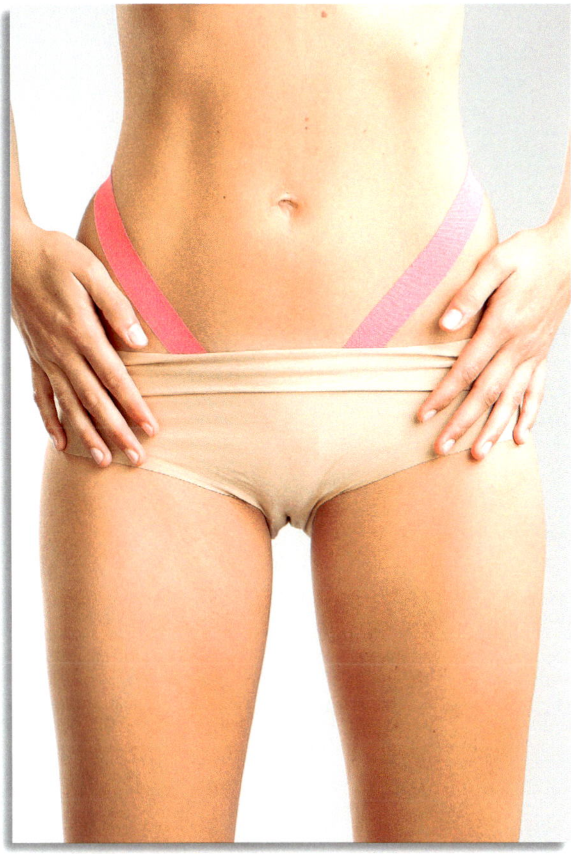

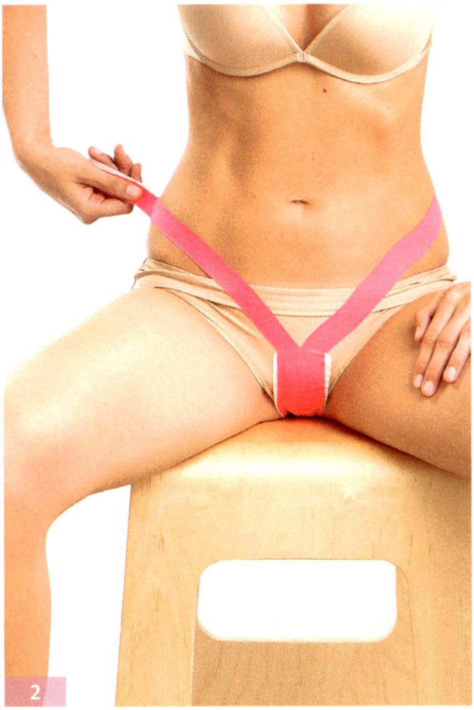
2

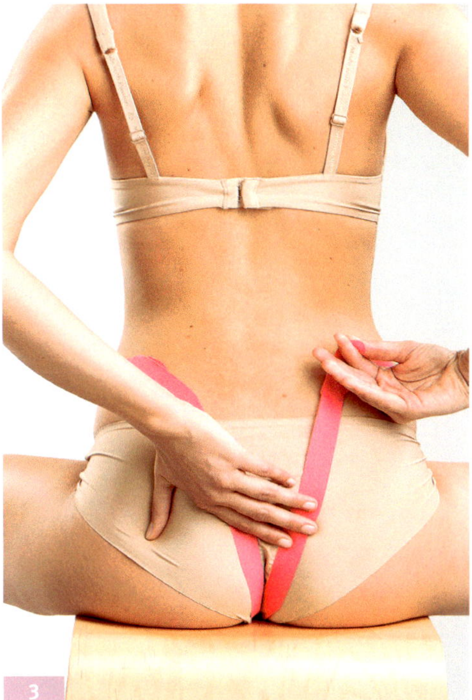
3

Application S1 : Sacrum

En cas de douleurs menstruelles ou de tension intérieure

Le nom de cet os vient du latin *os sacrum*, qui signifie « os sacré ». Situé au niveau du petit bassin, le sacrum est traversé par un incroyable réseau nerveux. Les systèmes nerveux somatique et autonome semblent avoir, par l'intermédiaire de techniques, une action bénéfique sur le sacrum. Cette application peut résoudre bien des problèmes (douleurs lombaires ou au niveau du bassin, constipation, douleurs menstruelles, tension intérieure).

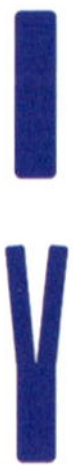

▸ Bande

Nombre : **1 ou 2**

Forme : **2 en I ou 1 en Y**

Largeur : **3 à 5 cm**

Tension : **modérée**

Durée : **jusqu'à 7 jours**

Combinaisons possibles

Avec A1, B1, P2, R2 ou R3.

Description

Asseyez-vous bien droit sur un tabouret. Demandez à votre partenaire de mesurer la longueur des bandes, en démarrant au-dessus de la raie des fesses pour rejoindre le bord supérieur du bassin. Découpez les bandes en les réduisant de $^{1}/_{8}$ par rapport à la longueur mesurée.

1. Base : Collez l'une des extrémités d'une bande juste au-dessus de la raie des fesses, sur le sacrum. Orientez la bande en diagonale vers le haut.
2. Parcours et fin : Tirez la bande en biais vers le haut, en imprimant une tension modérée. La bande longe le bord supérieur et interne de la crête iliaque.
3. Collez l'une des extrémités de la seconde bande très exactement sur la base de la première. Appliquez-la, comme la première bande, sur l'autre moitié du corps. Si vous êtes plutôt mince, une bande en Y suffira. Appliquez les trois derniers centimètres non découpés de la bande en bas du sacrum. Les deux branches du Y prennent alors la forme de cornes (grande photo).

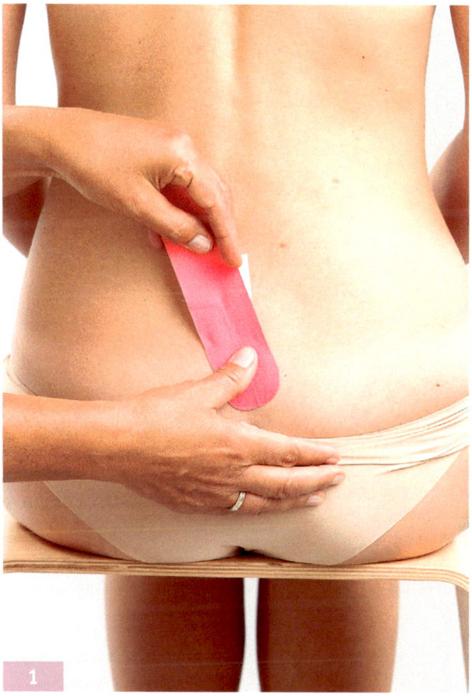

1

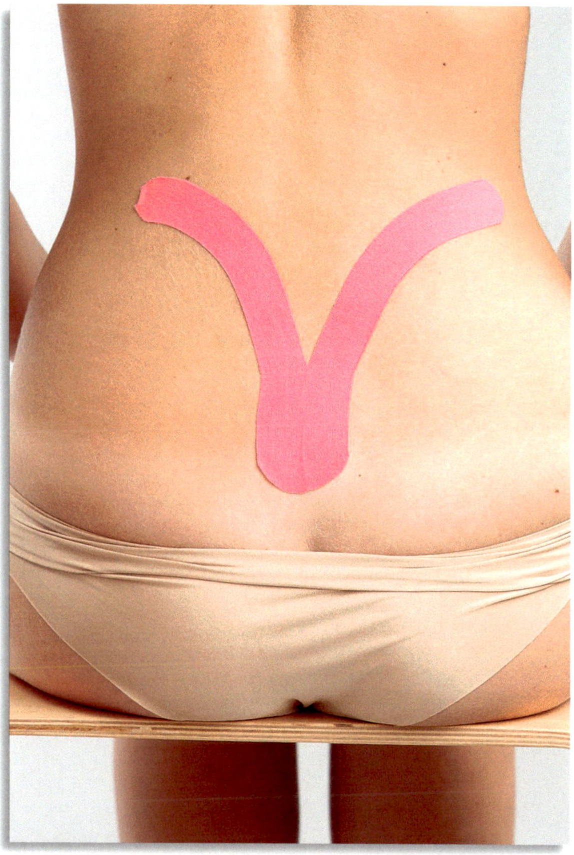

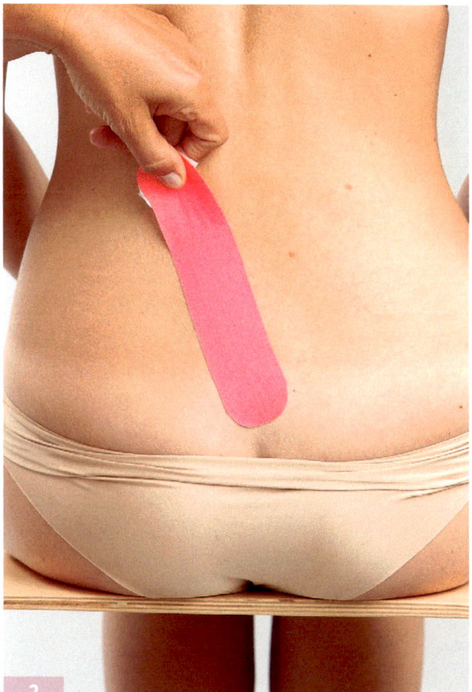

2

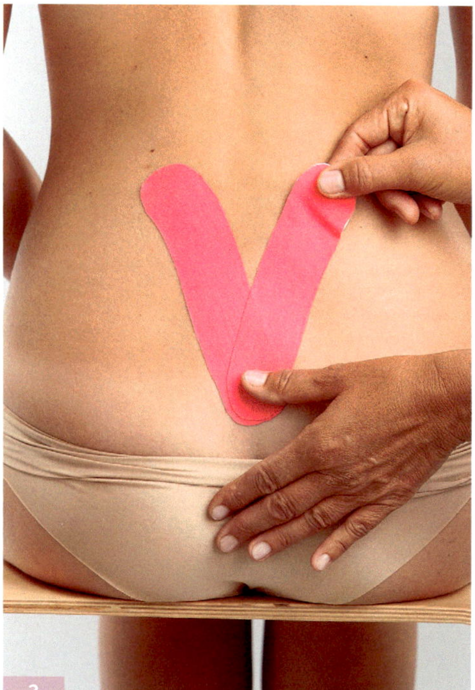

3

Application B1 : Bas-ventre

Pour apaiser les douleurs menstruelles

Des douleurs persistantes au niveau du bas-ventre nécessitent d'être diagnostiquées. Les plus fréquentes sont liées aux menstruations. Au lieu de prendre des comprimés, essayez de les apaiser en ayant recours au taping. Appliquez cette application en combinaison avec S1 une journée avant que les douleurs ne surviennent. Si celles-ci s'accentuent, retirez l'application immédiatement et posez-en une autre variante lors du prochain cycle.

▸ Bande

Nombre : **1 ou 2**
Forme : **I**
Largeur : **5 cm**
Tension : **modérée**
Durée : **autant que nécessaire**

Conseil

Si vous êtes plutôt mince, nous vous recommandons d'employer une bande en Y, qui remonte de chaque côté du nombril, pour la bande verticale (voir grande photo).

Description

Asseyez-vous sur un tabouret en redressant le bassin et la cage thoracique. La bande verticale mesure environ 7,5 cm de long. Pour mesurer la longueur de la bande horizontale, placez celle-ci sous le nombril entre les deux os iliaques. Découpez cette bande en la réduisant de $^1/_8$ (la moitié de $^1/_4$) par rapport à la longueur mesurée. Déchirez le support papier au milieu de la bande. Ce point servira de base.

1. Base : Collez la base sur la ligne médiane du corps entre le nombril et le pubis, aussi bien pour la bande verticale que pour la bande horizontale.
2. Parcours : Tirez la bande horizontale, en imprimant une tension modérée, vers la gauche et la droite jusqu'aux os iliaques. Expirez et rentrez le ventre.
   Fin : Appliquez les deux extrémités de la bande au niveau des deux crêtes iliaques.
3. Appliquez le milieu de la bande verticale sur la ligne médiane du corps au centre du bas-ventre.
   Collez, en imprimant une tension modérée, l'extrémité supérieure de cette bande en dessous du nombril et son extrémité inférieure au niveau du pubis ou des poils pubiens.
4. La quatrième photo montre la combinaison des deux bandes, verticale et horizontale. La base des deux bandes est située au même endroit.

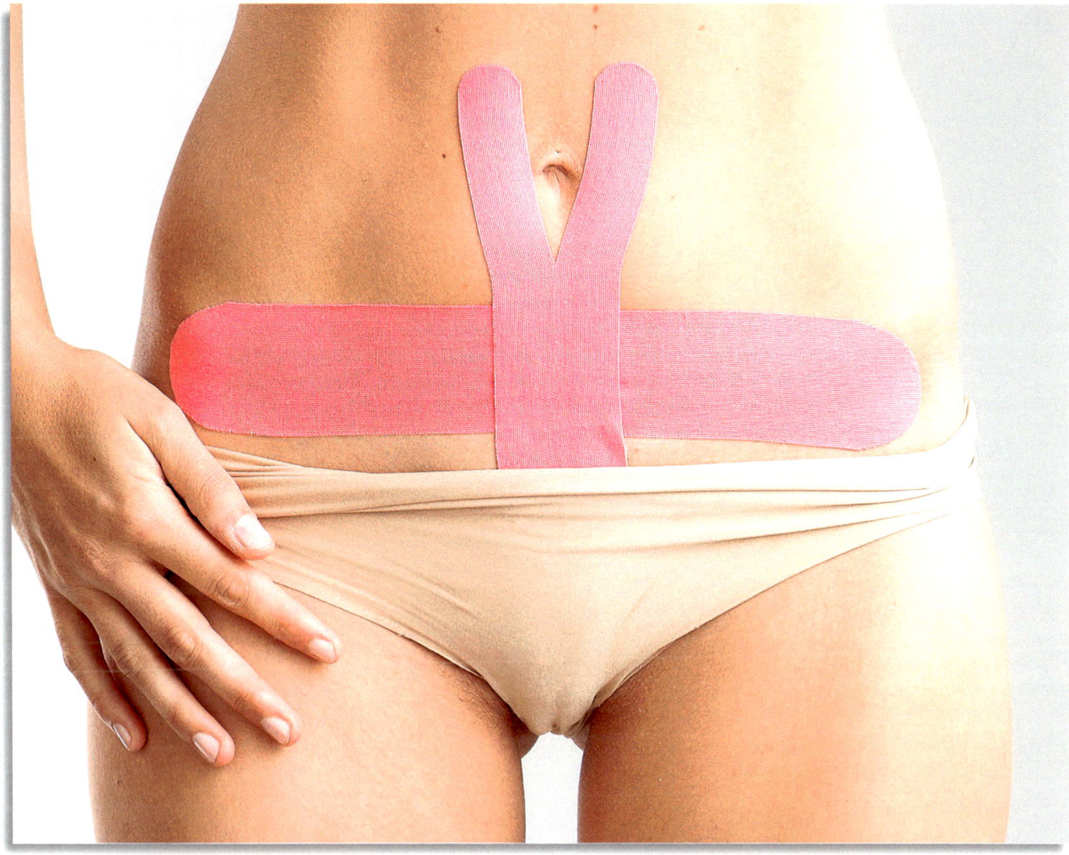

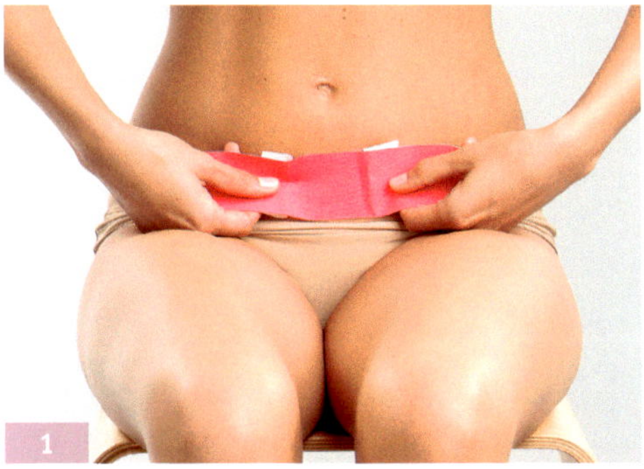
1

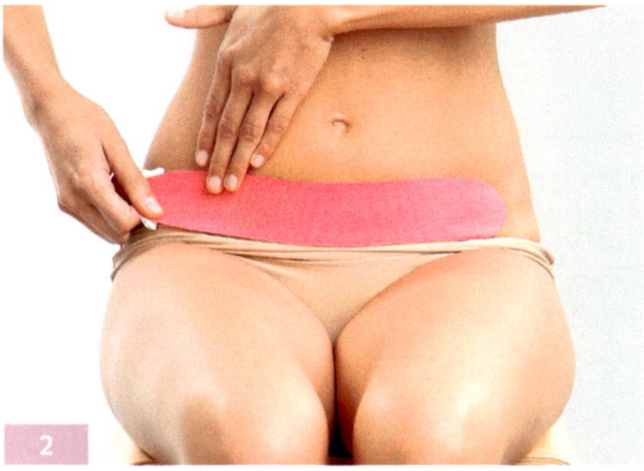
2

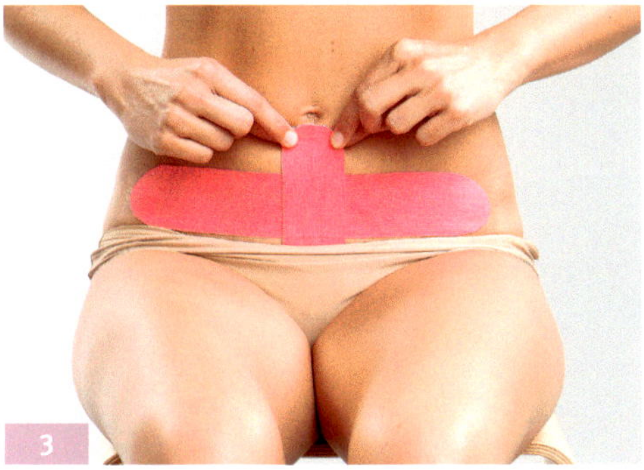
3

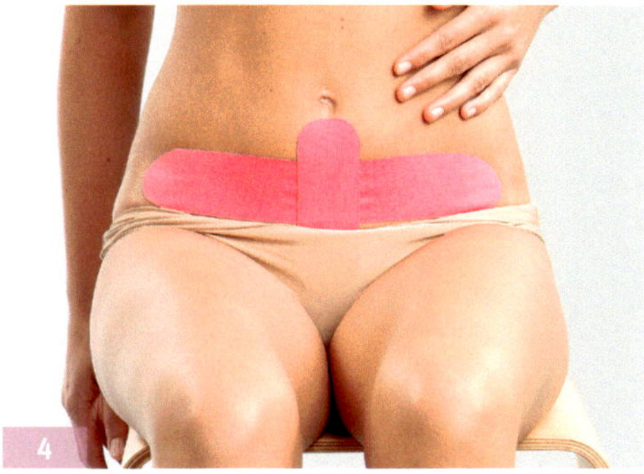
4

Application A1 : Abdomen

En cas de douleurs dans la partie supérieure de l'abdomen

La cause des douleurs qui surviennent dans la partie supérieure de l'abdomen doit être diagnostiquée, même si celles-ci sont rarement pathologiques. Les troubles sans gravité qui surviennent au niveau de l'estomac ou de la zone du foie et de la vésicule biliaire se traitent de bien des façons. Une modification des habitudes alimentaires, des exercices de relaxation réguliers et des traitements au niveau des dorsales peuvent y contribuer. Des applications de taping simples peuvent également soulager la douleur.

▸ Bande

Nombre : **2**
Forme : **I**
Largeur : **5 cm**
Tension : **modérée**
Durée : **jusqu'à 7 jours**

Conseil

Le jaune est la couleur classique du plexus solaire (soleil !). Celle-ci peut agir favorablement sur le système nerveux autonome (voir page 30).

Description

Asseyez-vous sur un tabouret en redressant le bassin et la cage thoracique. Pour mesurer la longueur de la bande, placez celle-ci sur la ligne médiane du corps, sous la pointe du sternum. Elle doit ensuite rejoindre les côtes à droite et à gauche. Découpez deux bandes de cette longueur en les réduisant de $^1/_8$ environ par rapport à la longueur mesurée. Déchirez le support papier au milieu des bandes. Ce point servira de base.

1. Base : Collez la base à l'horizontale, juste sous l'extrémité inférieure du sternum.
2. Parcours et fin : Tirez la bande, en imprimant une tension modérée, de part et d'autre, vers la cage thoracique. Expirez en rentrant la partie supérieure de l'abdomen. Collez les extrémités de la bande de part et d'autre sur les bords inférieurs de la cage thoracique.
3. Appliquez la seconde bande de manière identique à la première. Elle doit chevaucher partiellement la première.
   En cas de douleurs ou troubles plus importants entre le sternum et le nombril, appliquez une troisième bande, qui chevauchera en partie la deuxième.

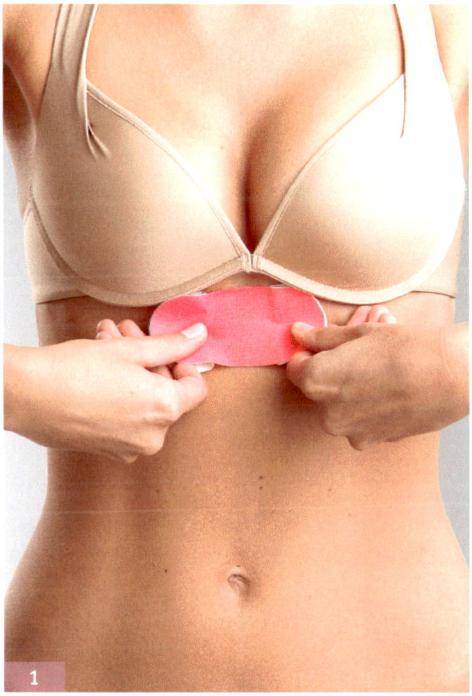

1

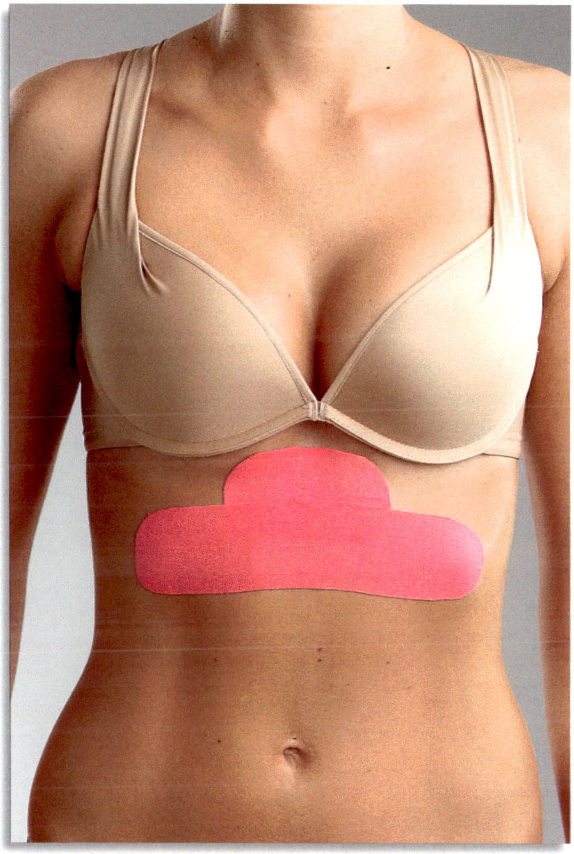

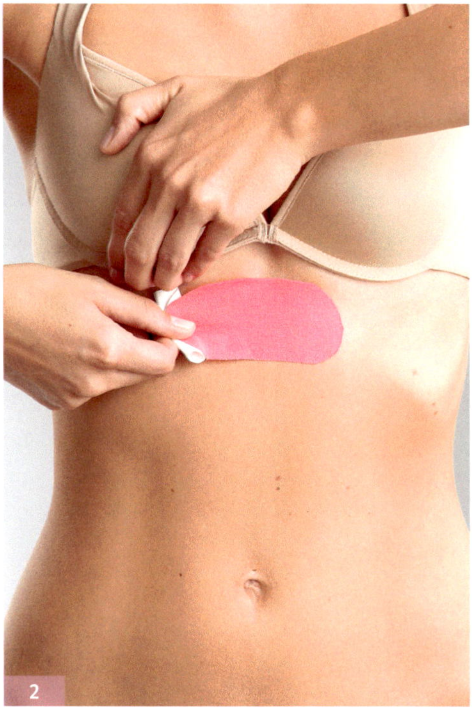

2

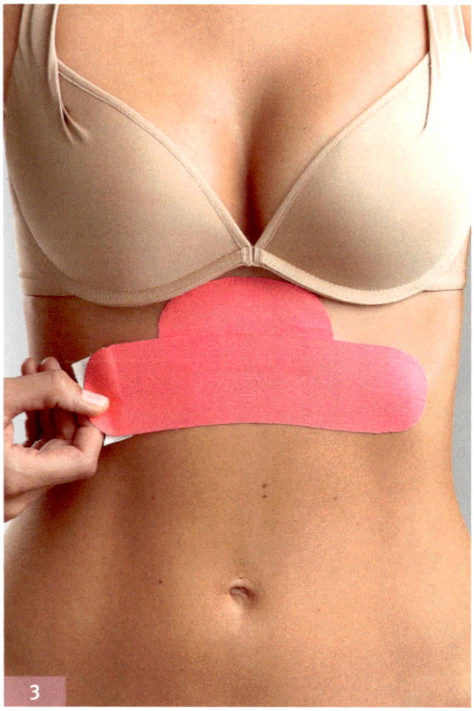

3

Application R2 : Rachis lombaire (1)

Quand se pencher fait souffrir

C'est un mal très répandu : 8 personnes sur 10 se plaignent de douleurs au niveau des lombaires. Les applications de taping peuvent contribuer à les apaiser et à améliorer la mobilité, mais elles ne remplacent pas les traitements spécifiques. Posez cette application si vous souffrez dans le bas du dos en vous baissant, à condition toutefois qu'il ne s'agisse pas d'une sciatique.

▸ Bande
Nombre : **3**
Forme : **I**
Largeur : **5 cm**
Tension : **nette**
Durée : **jusqu'à 7 jours**

Combinaison possible
Avec R5.

Description

Tenez-vous debout devant une table. Penchez-vous légèrement en avant en prenant appui sur vos deux mains. Pour mesurer la longueur de la bande (demandez à votre partenaire), démarrez du milieu du sacrum (à 5 cm environ au-dessus de la raie des fesses) et remontez vers les lombaires jusqu'à l'endroit où le dos s'arrondit et où les vertèbres sont nettement visibles.

1. Base : Collez l'une des extrémités de la bande au milieu du sacrum. La bande est orientée en diagonale vers la colonne vertébrale.
2. Parcours et fin : Appliquez la bande en l'arrondissant légèrement à gauche de la colonne vertébrale. Imprimez une tension nette.
3. Procédez de la même façon avec la deuxième bande à droite de la colonne vertébrale.
4. Appliquez une troisième bande à l'horizontale sur la base des deux premières et collez-la sur 7 à 8 cm de chaque côté.

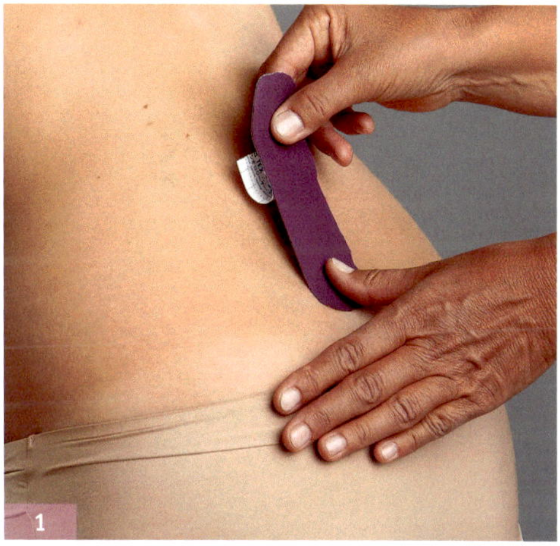
1

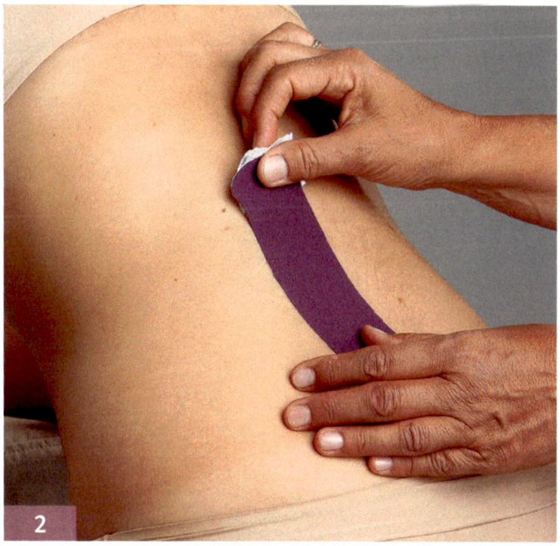
2

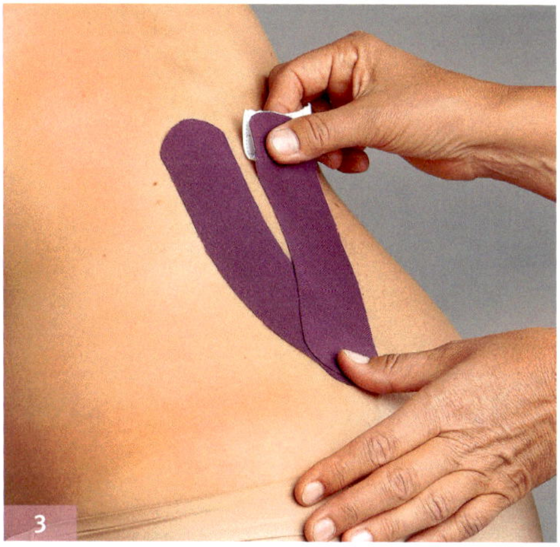
3

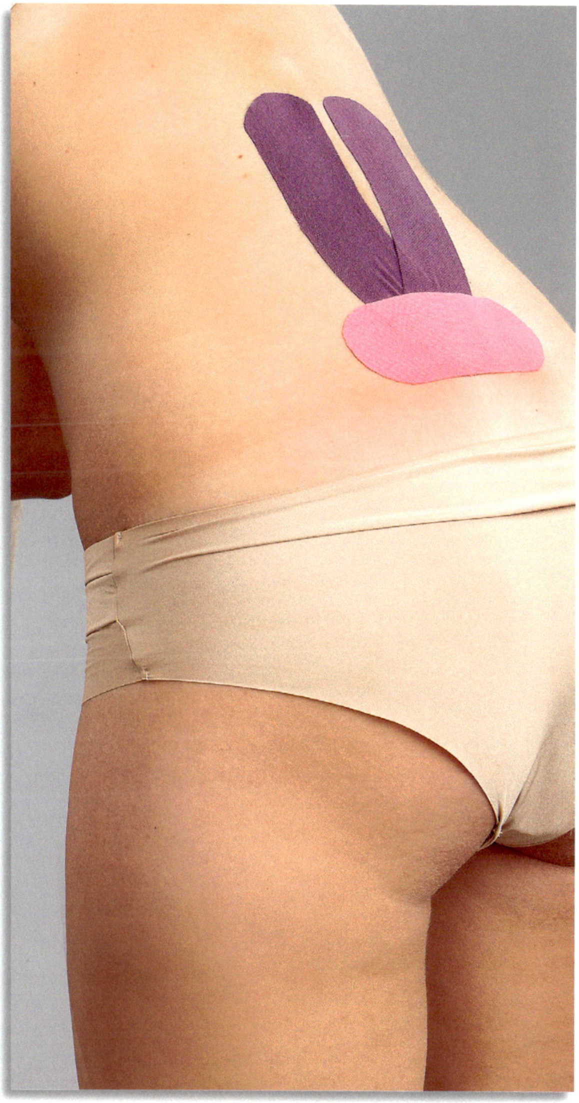

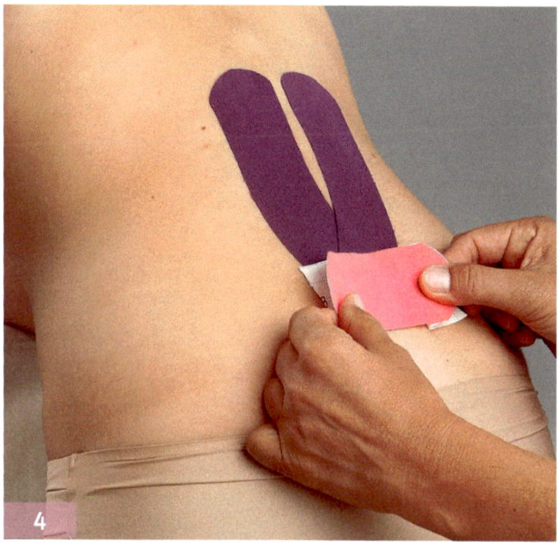
4

Application R3 : Rachis lombaire (2)

Quand l'extension des lombaires est douloureuse

Si le bas de votre dos se bloque et vous fait souffrir lorsque vous vous redressez ou que vous vous penchez en arrière, n'hésitez pas à employer cette application en le combinant avec les exercices d'étirements que votre thérapeute vous enseignera.

▸ Bande
Nombre : **3**
Forme : **I**
Largeur : **5 cm**
Tension : **nette**
Durée : **jusqu'à 7 jours**

Combinaison possible
Avec M19.

Description

Mettez-vous à quatre pattes. Étirez votre colonne vertébrale autant que possible en cambrant le dos. Si vous le pouvez, maintenez cette posture pendant que vous ramenez lentement les fesses vers les talons. Vous aurez trouvé la position initiale au moment où vous ressentirez un tiraillement au niveau des lombaires. Pour mesurer la longueur de deux bandes (demandez de l'aide à votre partenaire) : partez de la vertèbre douloureuse, remontez en diagonale jusqu'aux côtes, d'un côté du dos, puis descendez en diagonale de l'autre côté du dos jusqu'à la crête iliaque. Découpez les bandes en les réduisant de $^1/_4$ par rapport à la longueur mesurée. Déchirez le support papier au milieu des bandes. Ce point servira de base.

1. Base : Collez la base sur la vertèbre douloureuse et étirez la bande dans les deux sens en diagonale tout en imprimant une tension nette.
2. Parcours et fin vers le bas et le haut : Tirez la partie supérieure de la bande vers les côtes en imprimant une tension nette.
3. Tirez la partie inférieure de la bande en diagonale vers le bas. Collez son extrémité sur la crête iliaque. (Cela n'est pas bien pratique parce que vous êtes en position fléchie, mais vous pourrez ensuite corriger l'application de la bande.)
4. Appliquez la deuxième bande de la même façon, dans la diagonale opposée.
   Votre partenaire pourra appliquer une troisième bande (de 15 cm de long environ) dans la longueur, sur la colonne vertébrale. Il collera d'abord sur la vertèbre concernée le milieu de la bande avant d'étirer celle-ci de part et d'autre.

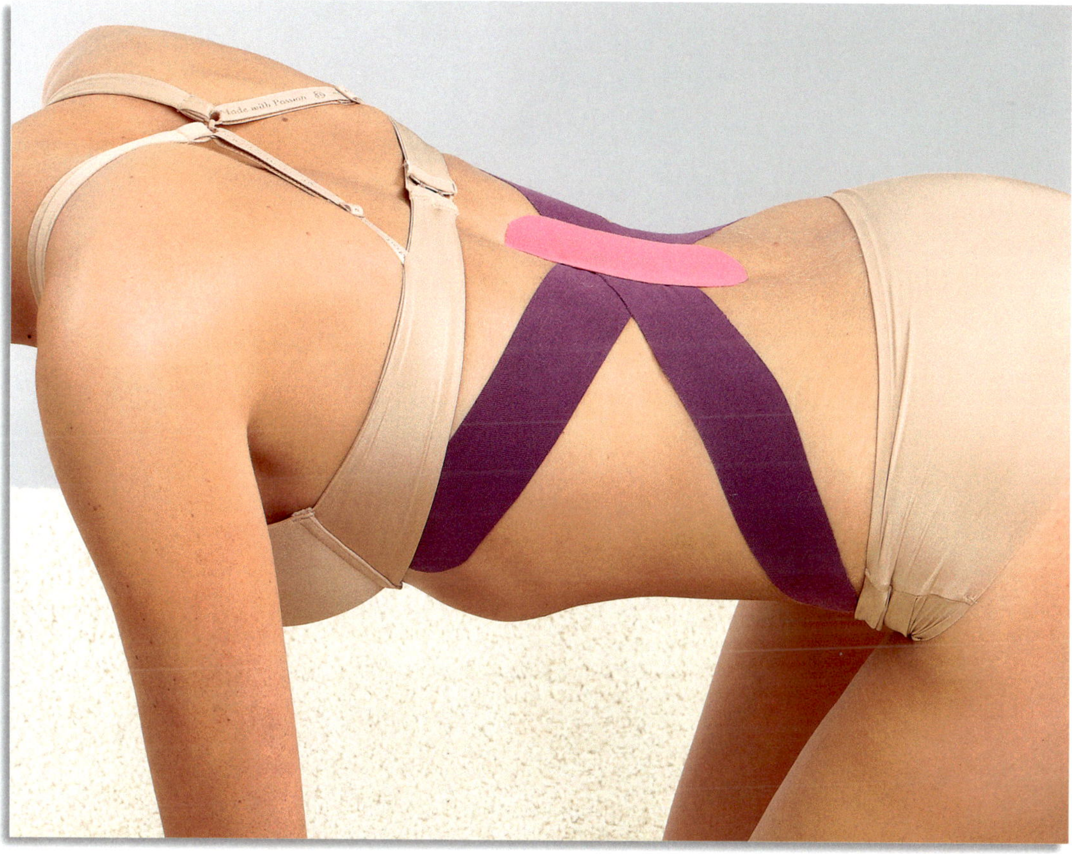

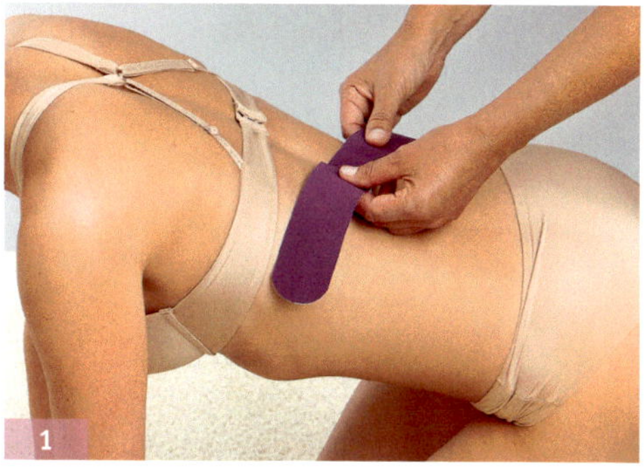
1

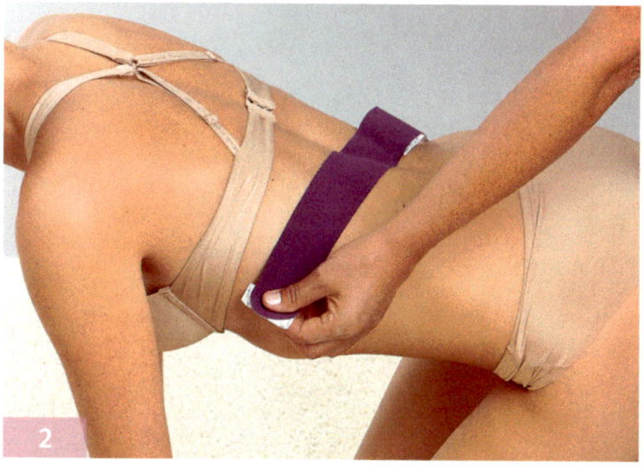
2

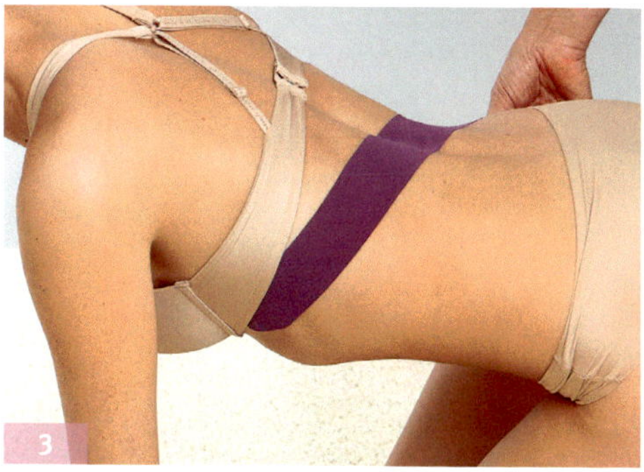
3

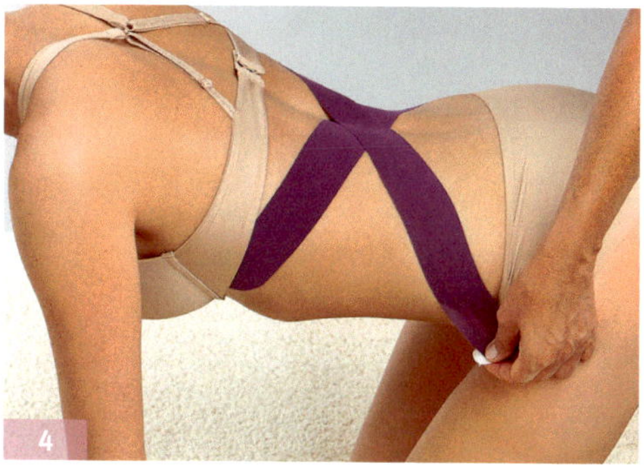
4

Application R5 : Redressement du bassin

Pour corriger une lordose

De nombreuses personnes, surtout des femmes, ont une lordose. En cas de lordose, le bassin bascule vers l'avant. Le bas du dos est alors trop sollicité, ce qui occasionne des douleurs et des problèmes au niveau des disques vertébraux. Cette application favorise le redressement (allongement) de la partie supérieure des lombaires et le redressement du bassin, atténuant ainsi la lordose.

▸ Bande

Nombre : **2 ou 4**
Forme : **I**
Largeur : **5 cm**
Tension : **nette**
Durée : **jusqu'à 7 jours**

Combinaisons possibles

Avec R2, R4, M8, M19, P2, C11, D1.

Description

Asseyez-vous sur un tabouret en redressant le bassin et la cage thoracique. Mesurez la longueur de la bande en partant des vertèbres dorsales inférieures pour rejoindre la crête iliaque en passant par la taille. Découpez une ou deux bandes pour chacun des côtés en les réduisant de $^1/_4$ par rapport à la longueur mesurée.

1. Base : Collez l'extrémité de l'une des bandes en diagonale sur les dorsales inférieures.
2. Parcours : Pendant que vous expirez profondément en rentrant le ventre, tirez la bande, en imprimant une tension nette, vers le côté en passant par la taille.
3. Fin : Collez l'extrémité de la bande sur la crête iliaque, au niveau du bas-ventre.
4. Procédez de la même façon pour la deuxième bande, de l'autre côté du corps.
   Si vous pensez que cela peut vous faire du bien, appliquez deux autres bandes par-dessus les deux premières.
   Pour stabiliser les deux bandes, on recommande l'application sur le bas-ventre d'une bande transversale reliant les deux extrémités de l'application. Vous pouvez également coller à la verticale une bande le long de la colonne vertébrale (grande photo).

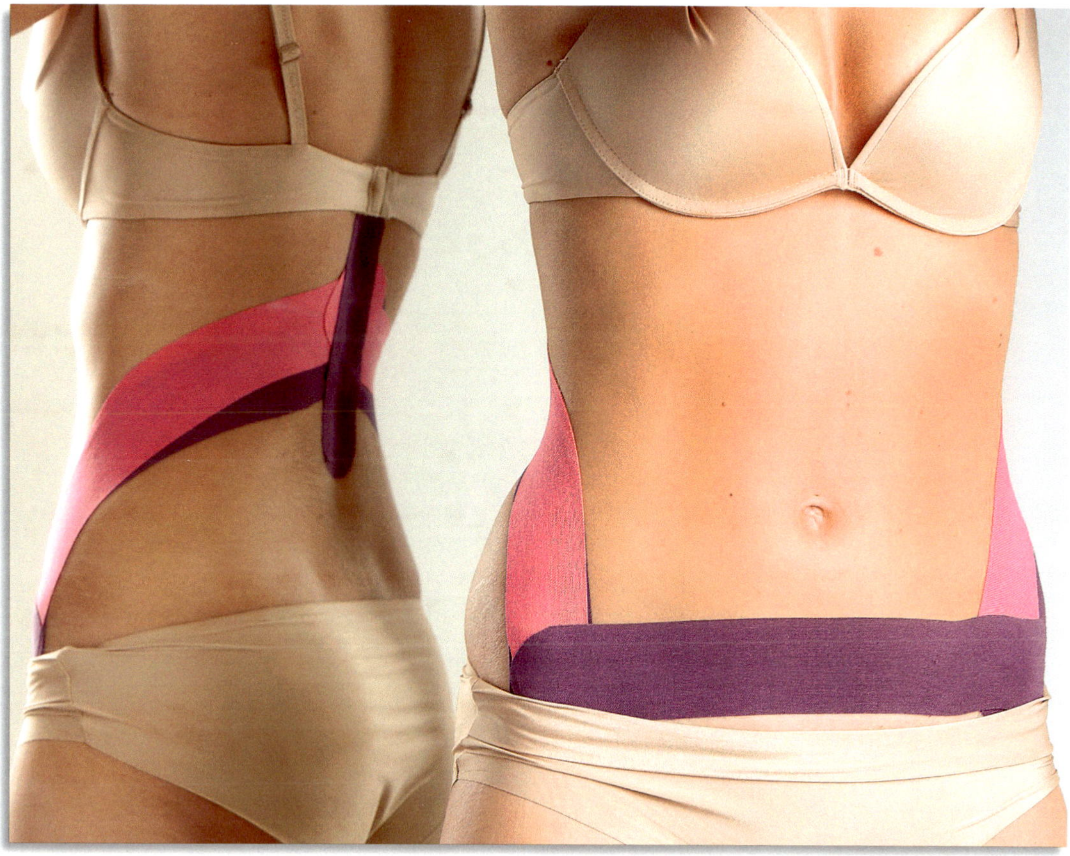

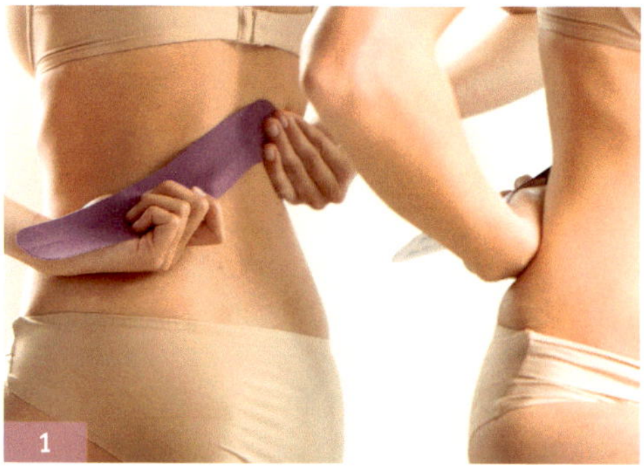
1

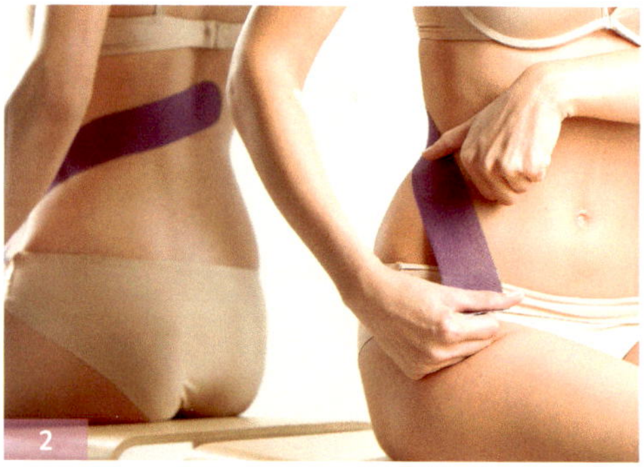
2

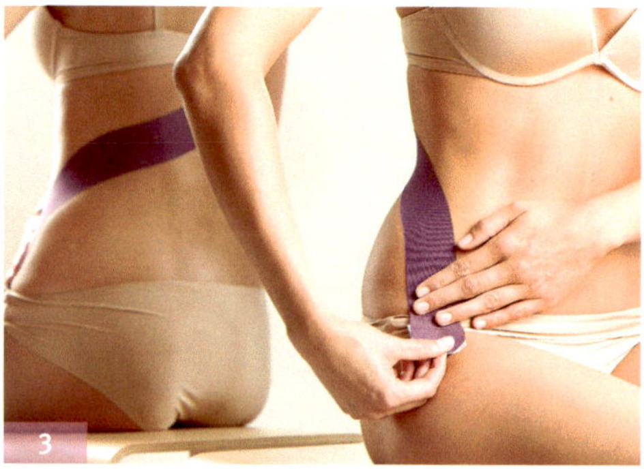
3

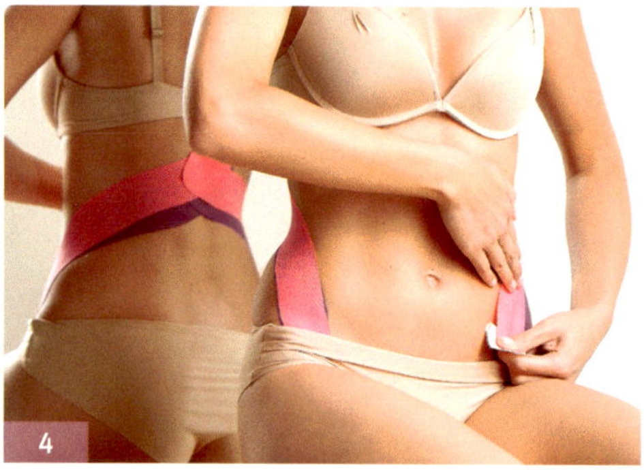
4

Application M19 : Muscles obliques de l'abdomen

Quand des muscles abdominaux affaiblis provoquent des maux de dos

Sous les muscles droits de l'abdomen se trouvent les muscles obliques internes et externes. Chez les passionnés de fitness, ceux-ci sont souvent très (trop) développés, mais chez certains d'entre nous, ils sont si affaiblis qu'ils provoquent des maux de dos, notamment lors des mouvements d'extension et de rotation du tronc. Cela arrive souvent aux joueurs de tennis lors de mouvements rapides ou encore lorsqu'on repeint un plafond. Les déchirures des muscles obliques sont rares. Cette application fait cependant partie des incontournables.

▸ Bande

Nombre : **2**

Forme : **I**

Largeur : **5 cm**

Tension : **modérée**

Durée : **jusqu'à 7 jours**

Conseil

Vous pouvez combiner efficacement cette application avec R3 et R5.

Description

Asseyez-vous sur un tabouret. Étirez et tournez le tronc en vous arrêtant à la limite du seuil douloureux. Pour mesurer la longueur de la bande, démarrez sur le côté du bassin et rejoignez en diagonale le côté de la cage thoracique opposé. Découpez la bande en la réduisant de $^1/_8$ par rapport à la longueur prévue. Chez les droitiers, on fait généralement démarrer la bande en bas à gauche pour remonter ensuite vers la droite.

1. Base : Collez une extrémité de la bande sur la face externe du bassin, juste au-dessus de l'os de la hanche.
2. Parcours : Tirez la bande, en imprimant une tension modérée, vers le ventre, puis remontez vers les côtes opposées. Expirez en rentrant le ventre.
3. Fin : Collez l'extrémité de la bande sur les côtes, à la hauteur de la pointe inférieure du sternum.
4. Appliquez une seconde bande de manière à ce qu'elle chevauche la première d'environ 2 cm sur toute sa longueur. Si la bande croise le nombril, découpez une ouverture au préalable pour le laisser respirer.

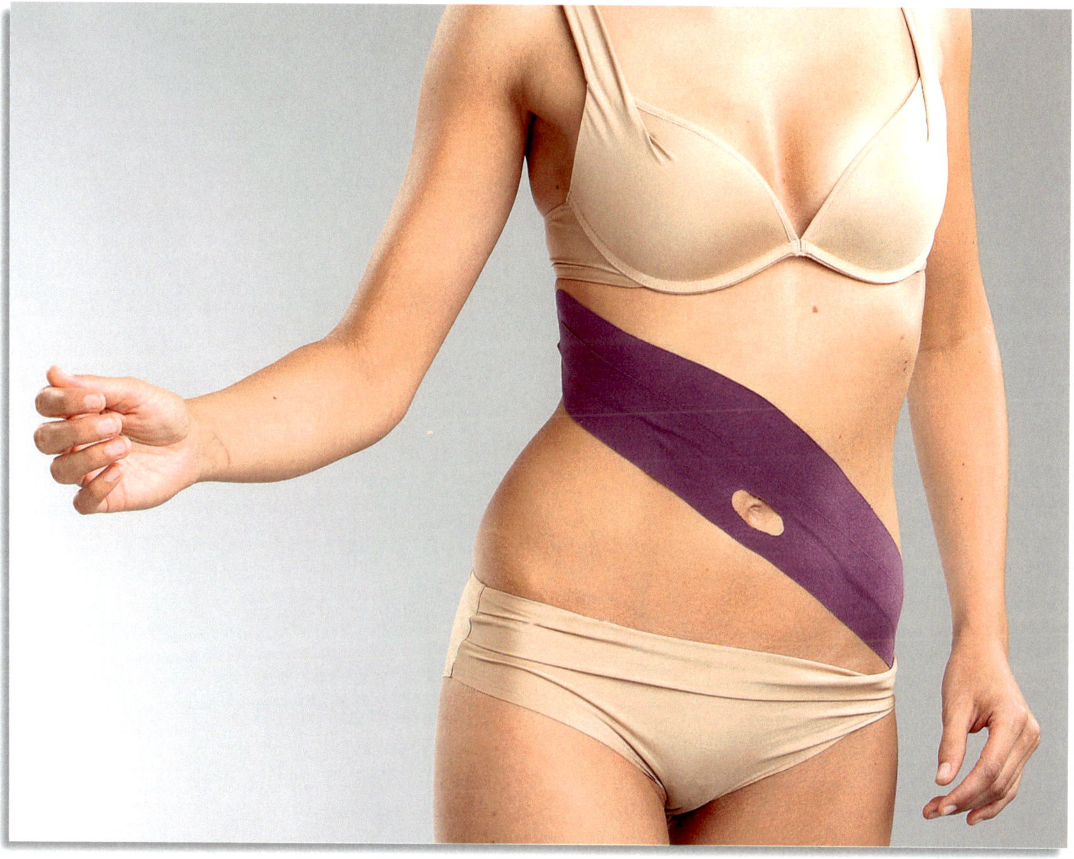

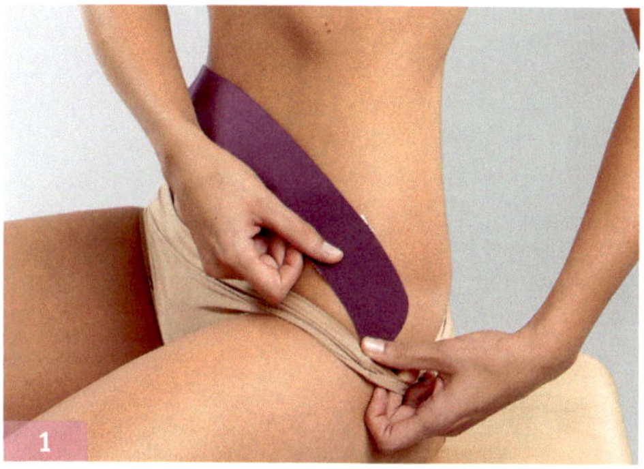
1

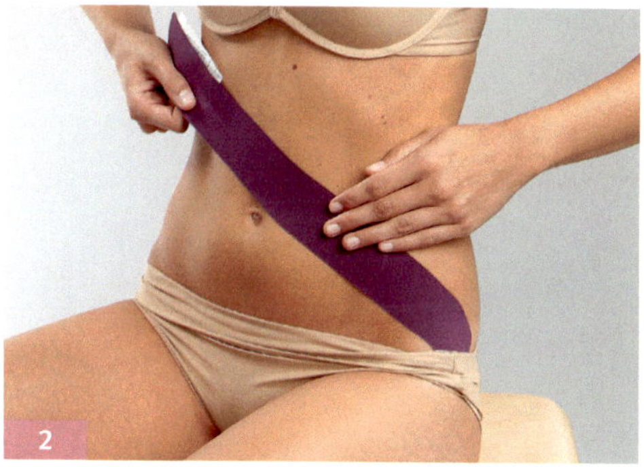
2

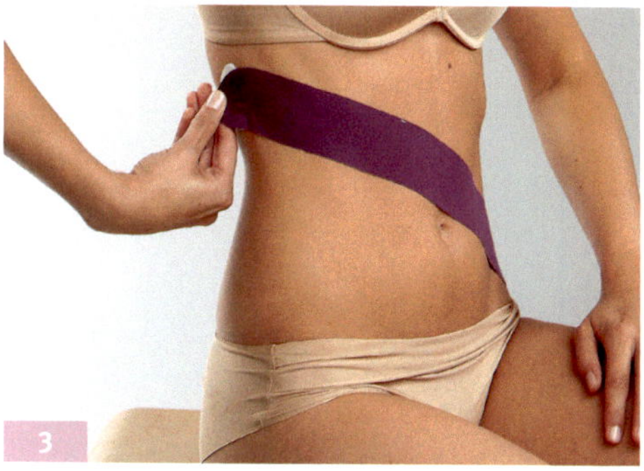
3

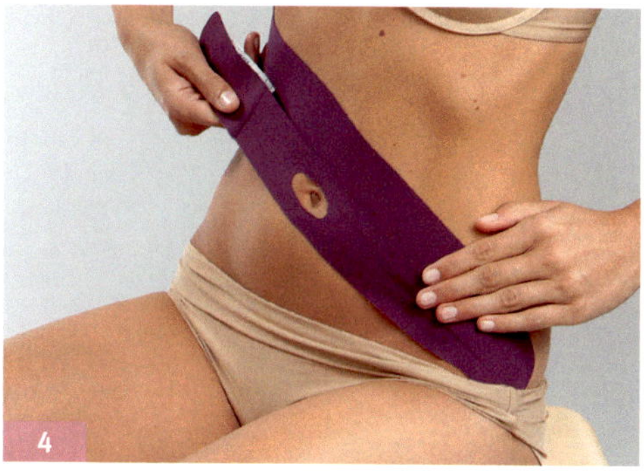
4

Application M10 : Muscles droits de l'abdomen

En cas de déchirure des muscles droits de l'abdomen

Les muscles droits sont les muscles les plus superficiels de l'abdomen. Ils s'étendent de la cage thoracique au pubis. Quand ils sont bien développés, on parle de « tablette de chocolat ». En physiothérapie, ils ne sont pas primordiaux pour traiter les maux de dos. En revanche, le fait de les entraîner excessivement peut accentuer les douleurs. Les déchirures des muscles droits sont rares. Elles peuvent toutefois survenir lors d'entraînements saccadés. Cette application est alors très efficace.

▸ Bande

Nombre : **2**
Forme : **I**
Largeur : **5 cm**
Tension : **modérée**
Durée : **jusqu'à 7 jours**

Conseil

Si vous avez une lordose prononcée, posez cette application en combinaison avec R5.

Description

Asseyez-vous sur un tabouret en redressant le bassin. Mesurez la longueur des deux bandes de l'extrémité inférieure du sternum au pubis (ou début des poils pubiens). Découpez les bandes en les réduisant de $^1/_5$ par rapport à la longueur prévue.

1. Base : Collez l'extrémité de l'une des bandes à gauche, sur la cage thoracique, juste à côté de l'extrémité inférieure du sternum.
2. Parcours : Tirez la bande en imprimant une tension modérée en ligne droite vers le bas, afin de rejoindre le côté gauche du nombril. Expirez en rentrant le ventre.
3. Fin : Collez l'extrémité de la bande juste au-dessus du pubis à la limite des poils pubiens.
4. Appliquez la seconde bande de manière identique à droite de la ligne médiane du corps.

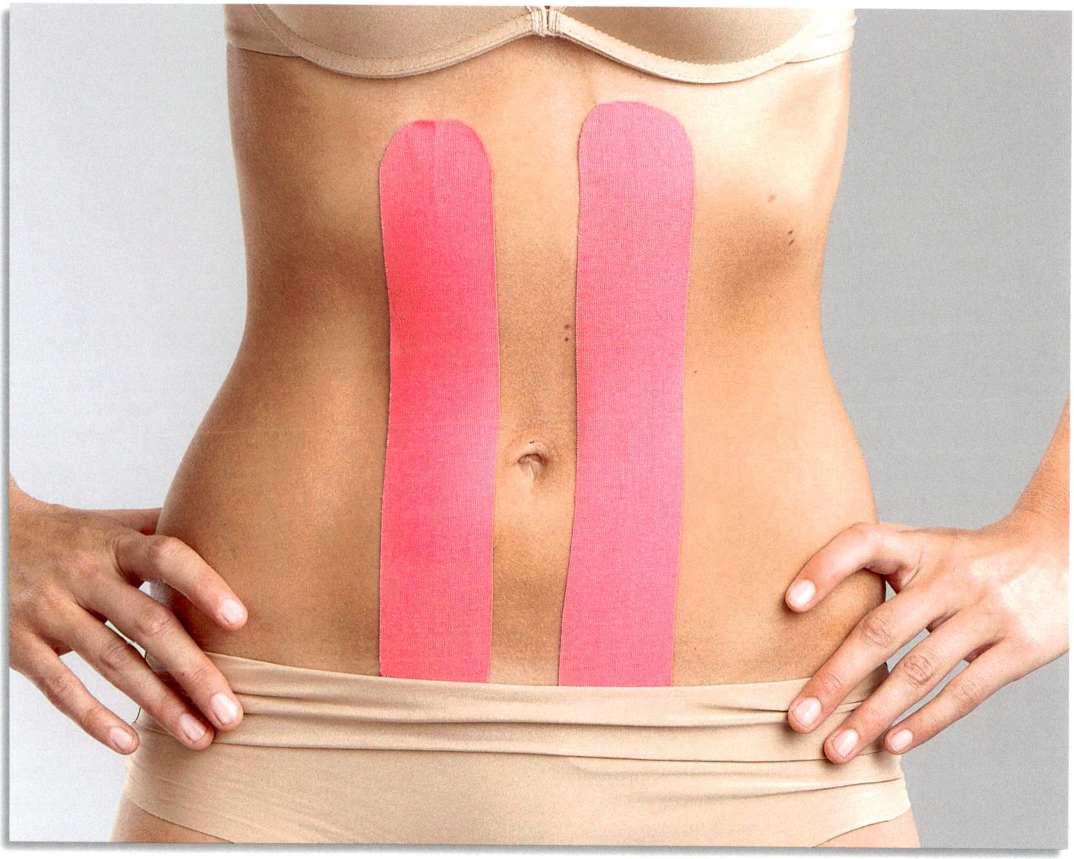

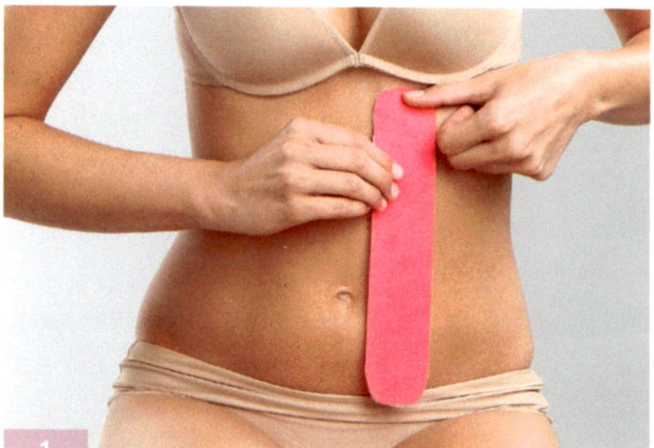
1

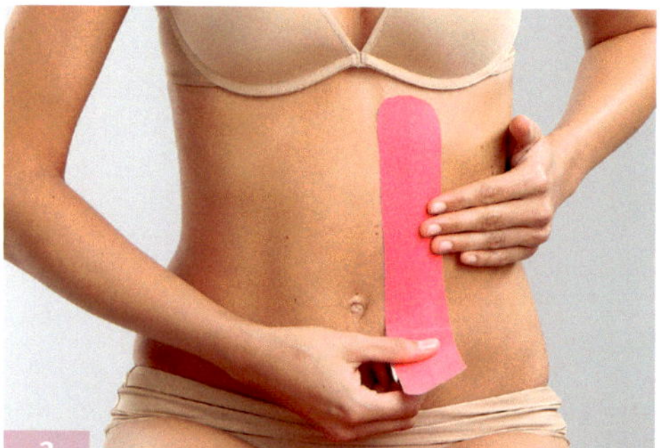
2

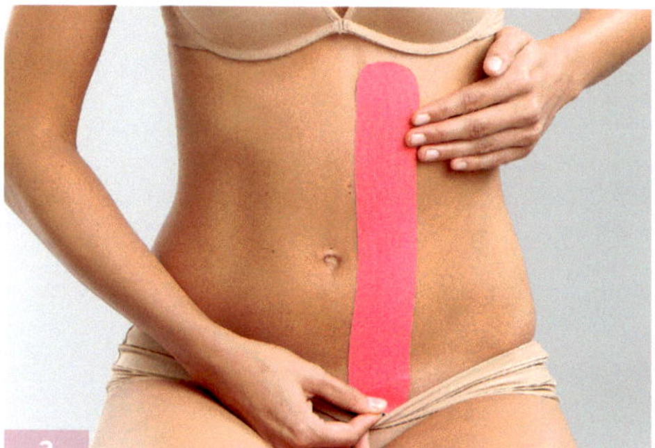
3

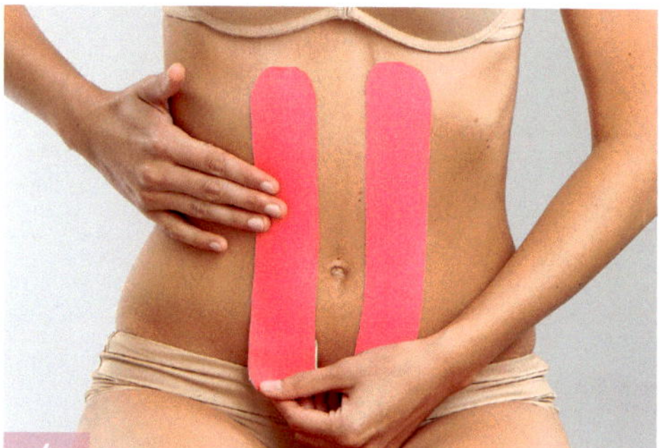
4

Application R4 : Rachis thoracique

Pour parvenir à redresser le dos

Les raisons qui expliquent que le dos s'arrondisse, s'enraidisse et fasse souffrir au niveau des vertèbres dorsales sont multiples. Cela peut être dû au stress, à une cyphose dorsale pathologique, à un manque de confiance en soi, à des seins lourds, etc. On recommande alors la pratique de la relaxation physique et mentale. Cette application fait travailler presque automatiquement les muscles extenseurs du dos.

▸ Bande

Nombre : **3**

Forme : **I**

Largeur : **5 cm**

Tension : **nette**

Durée : **jusqu'à 7 jours**

Combinaisons possibles

Avec R1, M5, D1, R2, R3, R5 (R4 sert à consolider).

Description

Asseyez-vous sur un tabouret en redressant le bassin et la cage thoracique. Vous sentez nettement les vertèbres qui sont douloureuses. Vous pouvez aussi vous mettre à quatre pattes (prenez appui sur les mains ou les avant-bras et sur les genoux en rapprochant les fesses des talons) en étirant le rachis thoracique au maximum par rapport au sol. Découpez trois bandes de 10 à 15 cm de long, en fonction de votre taille et de la longueur de la cyphose. Déchirez le support au milieu des bandes. Ce point servira de base. Faites évidemment appel à votre partenaire.

1. Base : Collez la base des deux premières bandes de chaque côté de la colonne vertébrale, dans la longueur, sans couvrir les apophyses épineuses (pointes des vertèbres).
2. Parcours et fin : Pendant que vous expirez profondément, tirez les bandes, en imprimant une tension nette, à la verticale, vers le haut et le bas.
   Collez la troisième bande exactement entre les deux premières bandes le long de la colonne vertébrale. Elle doit les consolider (grande photo).

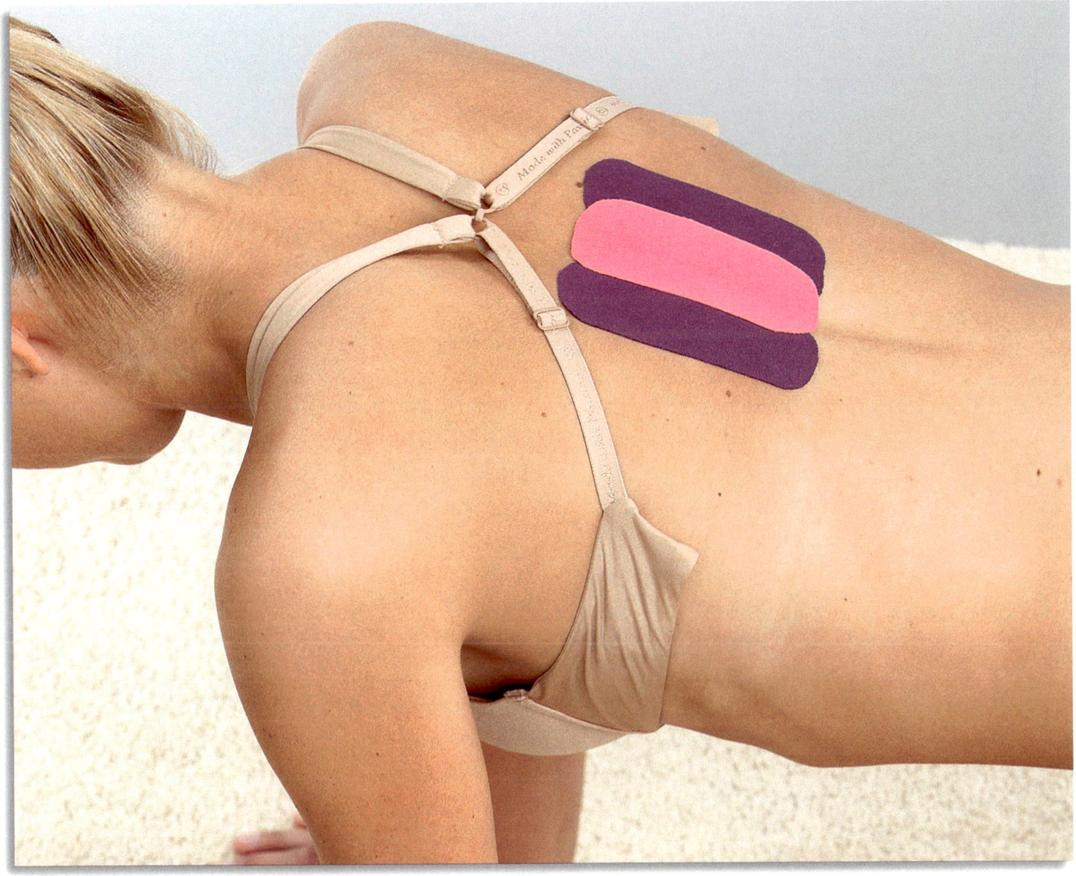

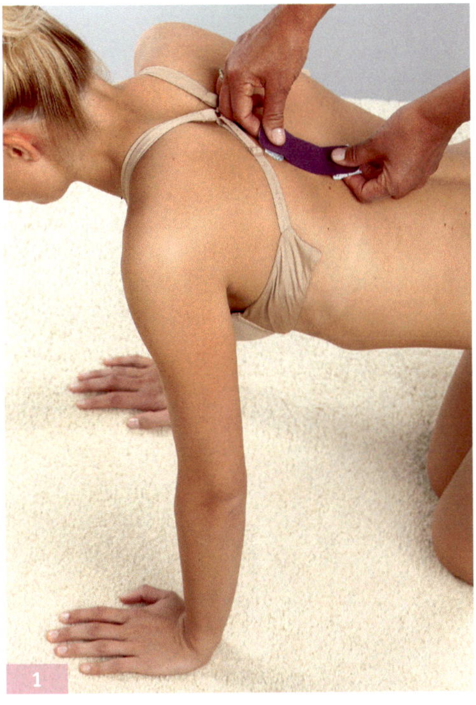

1

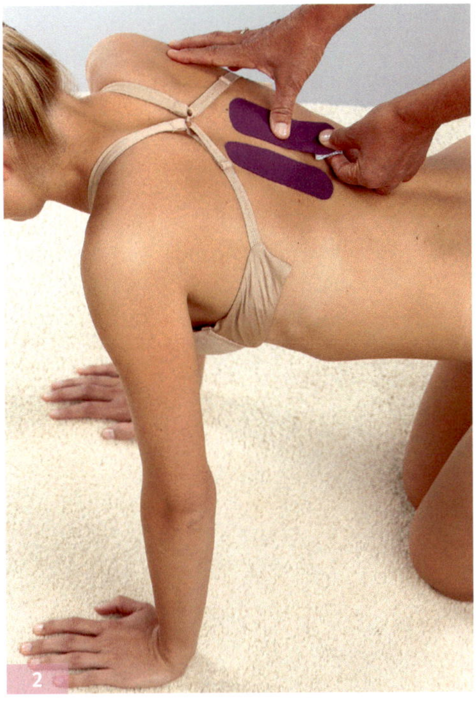

2

Application D1 : Diaphragme

Favorise une respiration profonde et détendue

Le diaphragme est un muscle qui sépare la cage thoracique de la cavité abdominale. Quand on inspire, il se contracte et le ventre se gonfle. Quand on expire, il se relâche. Cette dynamique de la respiration agit notamment sur la lymphe, le rachis lombaire, le plancher pelvien et, bien évidemment, sur les poumons et notre bien-être. Cette application employée couramment favorise la respiration profonde. Elle nous aide à améliorer nos performances et à nous régénérer.

▸ Bande

Nombre : **2**

Forme : **I**

Largeur : **5 cm**

Tension : **modérée à nette**

Durée : **jusqu'à 7 jours**

Combinaisons possibles

Avec I1, P2, R5, R4, R2, R3 ou LY.

Description

Asseyez-vous bien droit et placez les mains (pouces vers l'arrière) au niveau de l'aine. Les coudes sont tournés vers l'extérieur. Demandez à votre partenaire de vous aider pour la suite. Mesurez la longueur de deux bandes, des vertèbres dorsales inférieures à la pointe du sternum en passant sur les côtes inférieures. Découpez les bandes en les réduisant de $^1/_4$ par rapport à la longueur mesurée.

1. Base : Redressez bien la poitrine. Collez l'extrémité d'une bande sur les vertèbres dorsales inférieures. La bande est orientée en diagonale vers le bas.
2. Parcours : Pendant que vous expirez profondément, tirez la bande en imprimant une tension nette vers la côte inférieure et le flanc.
3. Parcours et fin : En imprimant une tension plus modérée, tirez la bande vers le haut jusqu'à la pointe du sternum. Seul le bord supérieur de la bande est collé sur les côtes, tandis que plus de la moitié de la largeur de la bande est appliquée sur le haut du ventre. Si vous portez un soutien-gorge, soulevez-le au milieu.
4. Procédez de la même façon en appliquant la seconde bande sur l'autre côté du corps.
   Vous pouvez coller une troisième bande de 10 cm de long environ sur les bases des deux premières bandes, au niveau du rachis dorsal, afin de les fixer. Là encore, restez bien droit et expirez profondément (grande photo).

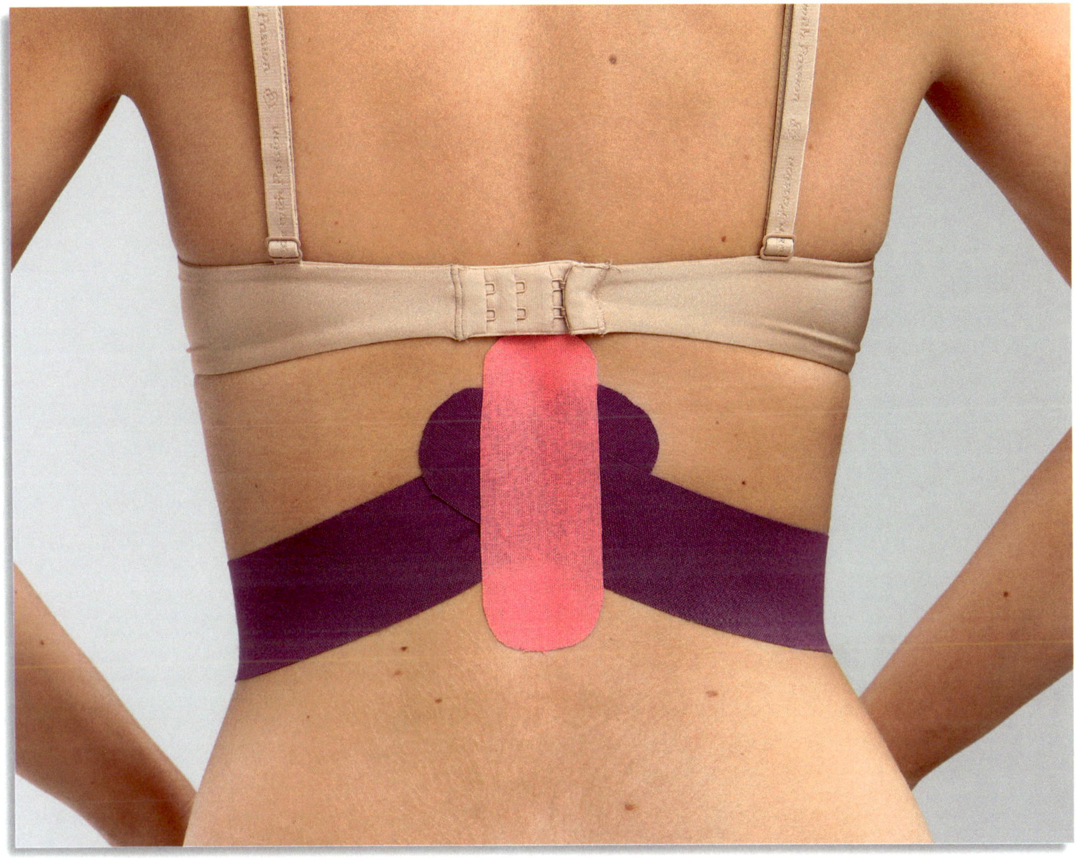

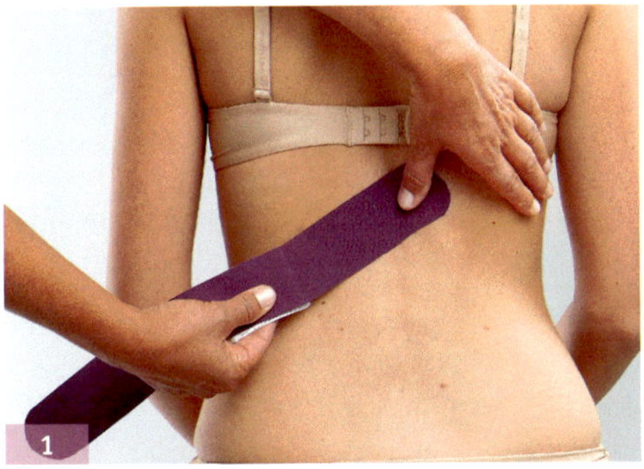
1

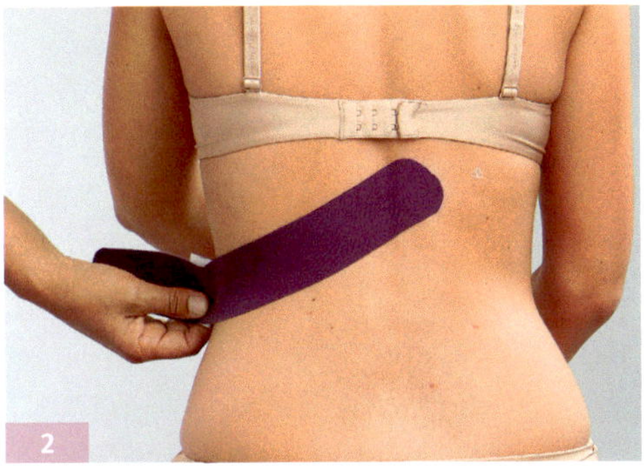
2

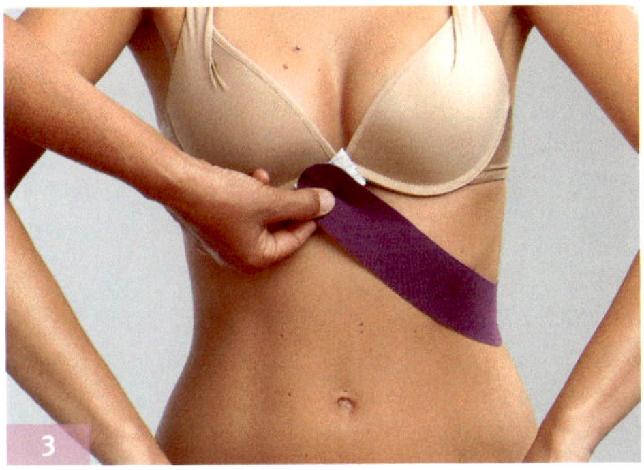
3

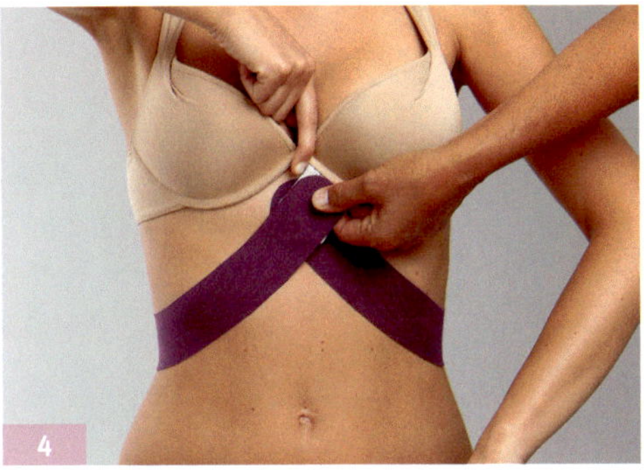
4

Application I1 : Insuffisance respiratoire

Pour vous permettre de reprendre votre respiration

En cas d'asthme bronchique ou d'autres maladies pulmonaires qui donnent l'impression de ne plus pouvoir respirer, cette application peut accompagner le travail du diaphragme et favoriser la respiration. Toutefois, elle ne remplace en aucun cas un traitement médicamenteux. Demandez à un partenaire de vous la poser quand vous pressentez une crise.

▸ Bande

Nombre : **4**
Forme : **I**
Largeur : **5 cm**
Tension : **modérée**
Durée : **autant que nécessaire**

Combinaisons possibles

Avec LY, M7, M20 ou D1.

Description

Asseyez-vous bien droit sur un tabouret et placez les mains en haut des cuisses. Les coudes sont tournés vers l'extérieur.

- La première bande démarre de la vertèbre cervicale inférieure (7e vertèbre cervicale), descend en dessous de l'omoplate par l'intérieur, passe sous les côtes avant de rejoindre la pointe inférieure du sternum.
- La seconde bande s'étend de la vertèbre cervicale inférieure à la face postérieure de l'épaule.

Il vous faudra deux fois deux bandes (pour les deux moitiés du corps), ce qui fait quatre bandes au total. Découpez-les en les réduisant de $^1/_8$ par rapport à la longueur mesurée.

1. Base : Posez une extrémité de chacune des quatre bandes sur la vertèbre cervicale inférieure.
2. Parcours et fin des premières bandes : Pendant l'expiration, tirez la bande en imprimant une tension modérée le long des vertèbres jusqu'à la pointe inférieure de l'omoplate. Poursuivez en arrondissant légèrement la bande pour la guider vers les côtes et la cage thoracique jusqu'à la pointe du sternum.
3. Procédez de la même façon sur l'autre moitié du corps.
4. Parcours et fin des deux autres bandes : Depuis la partie supérieure de l'omoplate, tirez la bande vers l'extérieur. L'extrémité de la bande vient s'appliquer juste en dessous de l'angle formé par l'épaule.
   Procédez de la même façon sur l'autre moitié du corps.

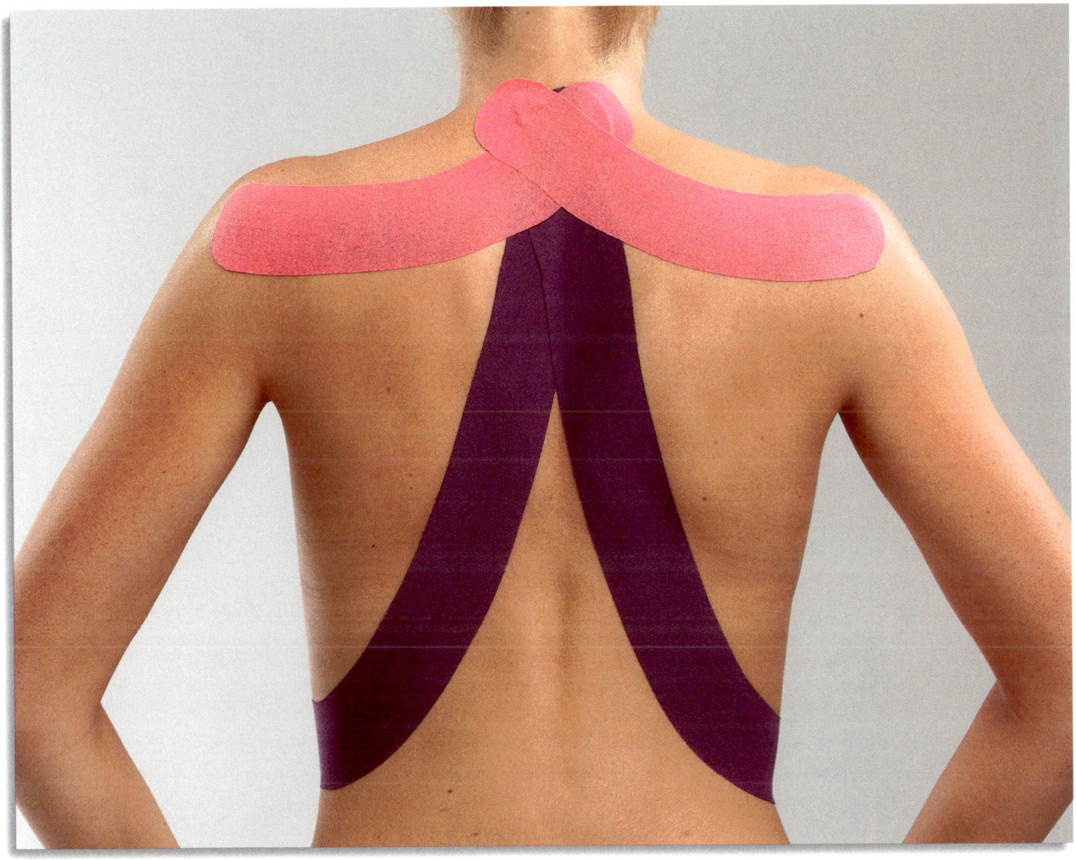

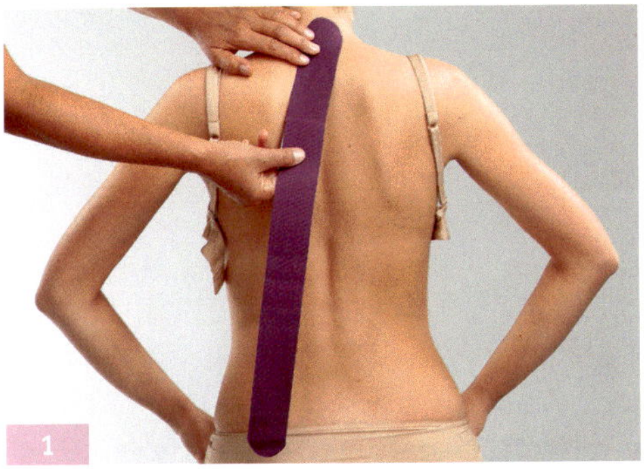

1

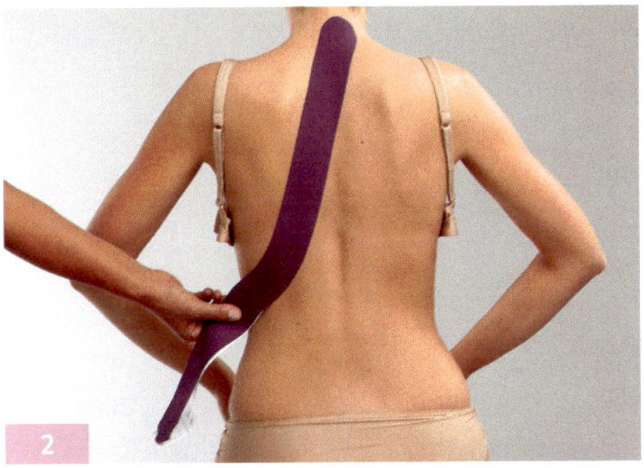

2

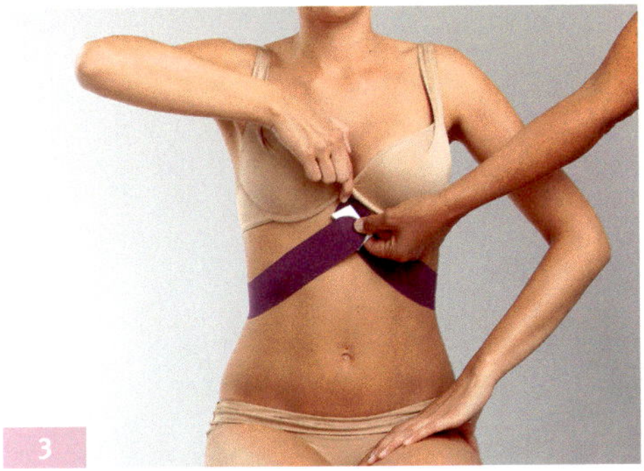

3

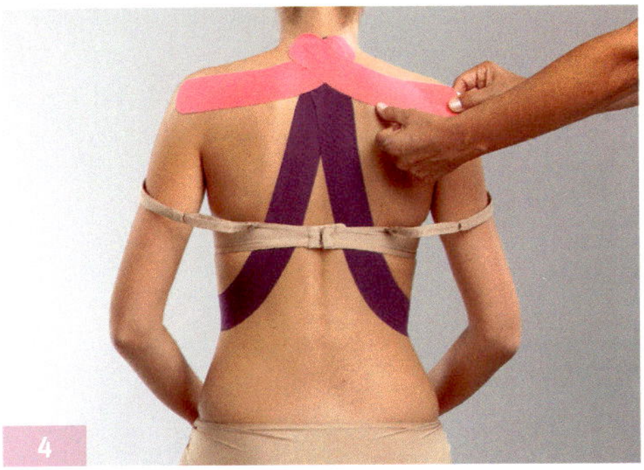

4

Application C8 : Côtes

Pour soigner rapidement une contusion au niveau des côtes

Après une chute à vélo ou un coup contre une rampe d'escalier ou encore à la suite d'un traumatisme lié à la pratique d'un sport, la moindre respiration fait souffrir, surtout l'inspiration profonde. Une fois que vous aurez collé toutes les bandes de cette application, vous constaterez par vous-même que vous parvenez de nouveau à respirer plus facilement. Faites d'abord un test.

▸ Bande

Nombre : **3**
Forme : **I**
Largeur : **5 cm**
Tension : **nette**
Durée : **jusqu'à 5 jours**

Conseil

Au fil de la convalescence, cette application peut être posée de plusieurs façons. Votre thérapeute vous conseillera.

Description

Asseyez-vous de manière à pouvoir atteindre les côtes blessées et faites appel à votre partenaire. Posez d'abord une ou deux applications lymphatiques, de l'épaule à la côte concernée. Pour finir, découpez trois bandes de 10 cm de long. Déchirez le support papier au milieu des bandes. Ce point servira de base.

1. Base de la première bande : Collez la base de la première bande avec les deux mains sur la côte douloureuse, sans appuyer dessus.
2. Parcours et fin de la première bande : Tirez les deux extrémités de la bande, en imprimant une tension nette, le long de la côte.
3. Base, parcours et fin des deuxième et troisième bandes : Collez la base des deux bandes avec les deux mains en travers de la côte douloureuse, sans appuyer dessus. Les deux bandes se chevauchent partiellement.
4. Tirez les deux extrémités des bandes en travers de la côte, vers le haut et le bas, en passant sur les côtes voisines.

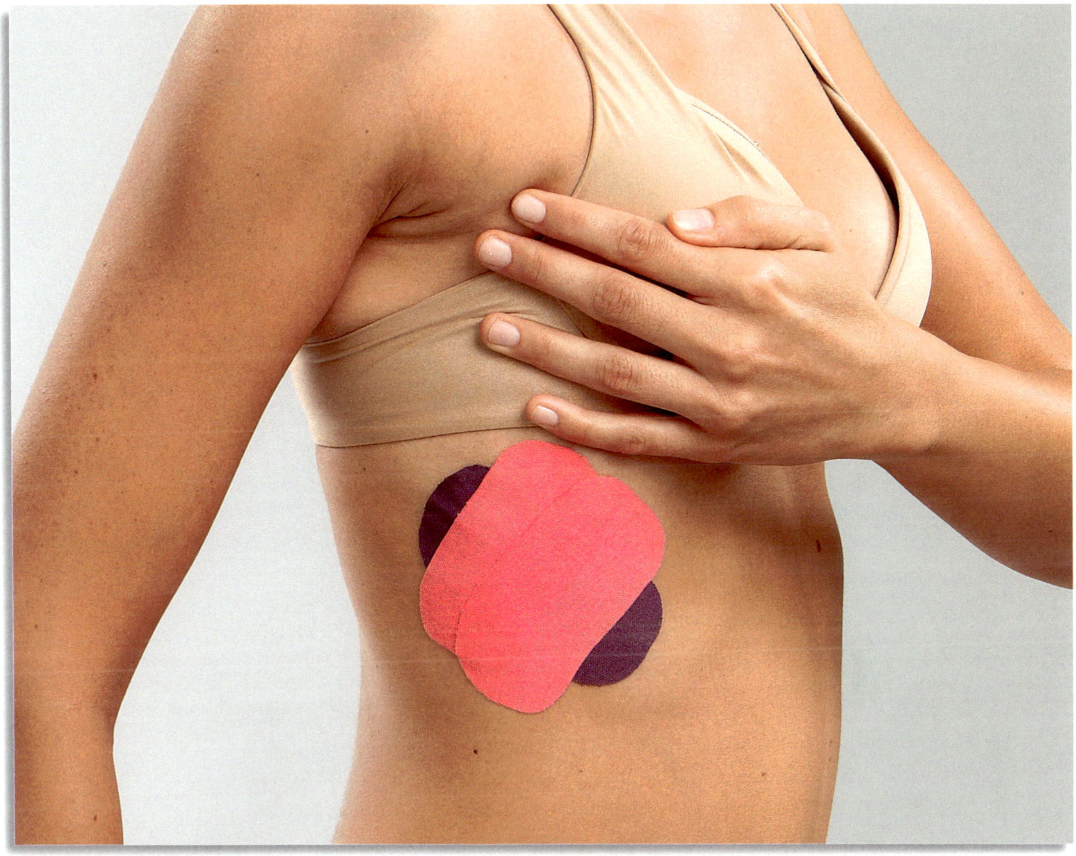

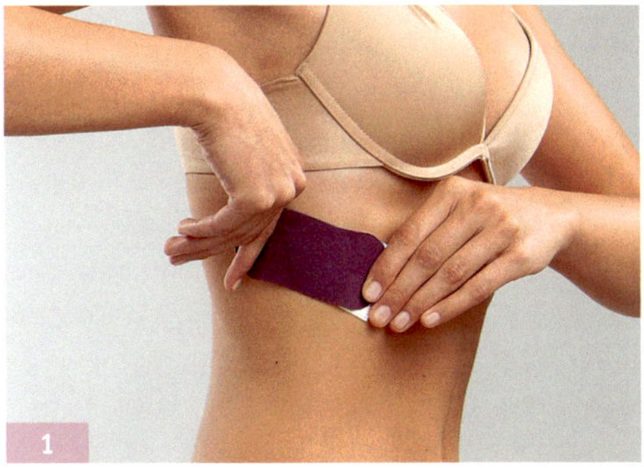
1

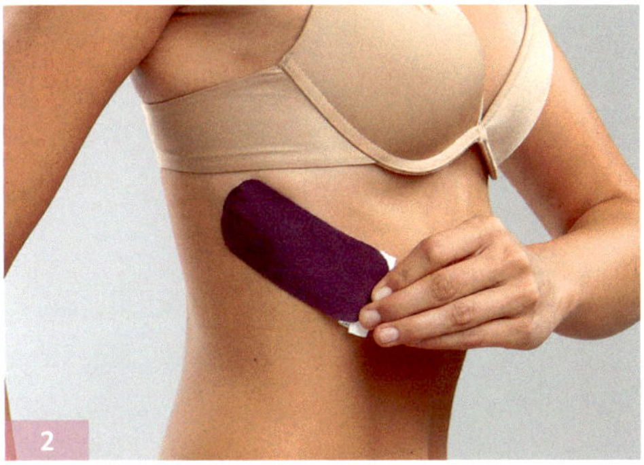
2

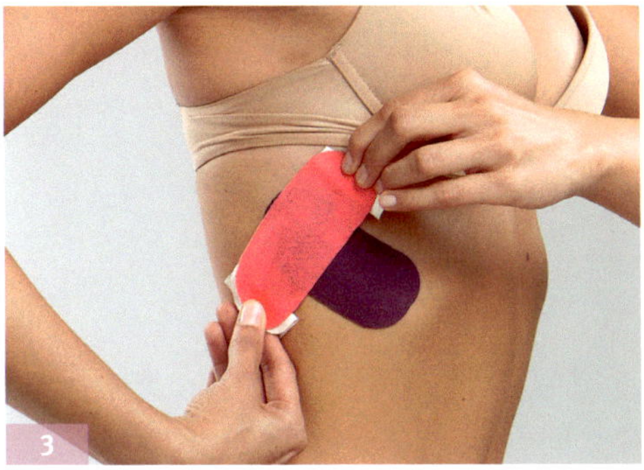
3

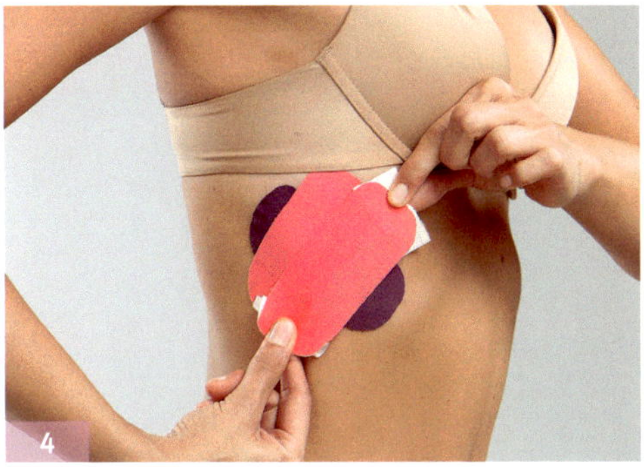
4

Application A5 : Articulation métacarpo-phalangienne

En cas d'entorse du pouce

Après une entorse du pouce, c'est surtout l'articulation métacarpo-phalangienne qui fait souffrir. Tout comme l'articulation en selle du pouce, elle peut être trop sollicitée. C'est le cas par exemple chez ceux qui tapent avec leur pouce de nombreux SMS sur leur téléphone portable. On parle alors de la « maladie du SMS ». Remplacez donc votre pouce par l'index pour taper les SMS. Cette application sert à maintenir l'articulation.

▸ Bande

Nombre : **2**
Forme : **I**
Largeur : **2,5 cm**
Tension : **nette**
Durée : **jusqu'à 7 jours**

Conseil

Pour protéger l'application, vous pouvez porter un gant fin.

Description

Asseyez-vous devant une table et posez dessus la face externe de la main concernée. Pour mesurer la longueur de la bande, démarrez de la face externe de l'avant-bras, remontez par la face interne du poignet vers l'éminence du pouce, puis enroulez la bande autour du pouce. Découpez la bande en la réduisant de $^1/_4$ par rapport à la longueur mesurée. Coupez ensuite la bande dans la longueur pour en réduire la largeur.

1. Base : Écartez légèrement le pouce jusqu'à la limite du seuil douloureux. Collez l'une des extrémités de la bande sur la partie inférieure de la face interne du pouce.
2. Parcours : Enroulez la bande deux fois autour du pouce.
3. Parcours : Tirez la bande vers l'éminence du pouce et la face interne du poignet.
4. Fin : À partir du poignet, tirez la bande en diagonale jusqu'au cubitus (sur l'avant-bras), puis collez l'extrémité de la bande sur la face postérieure du cubitus.
   Appliquez une seconde bande à l'identique. Celle-ci doit chevaucher partiellement la première.

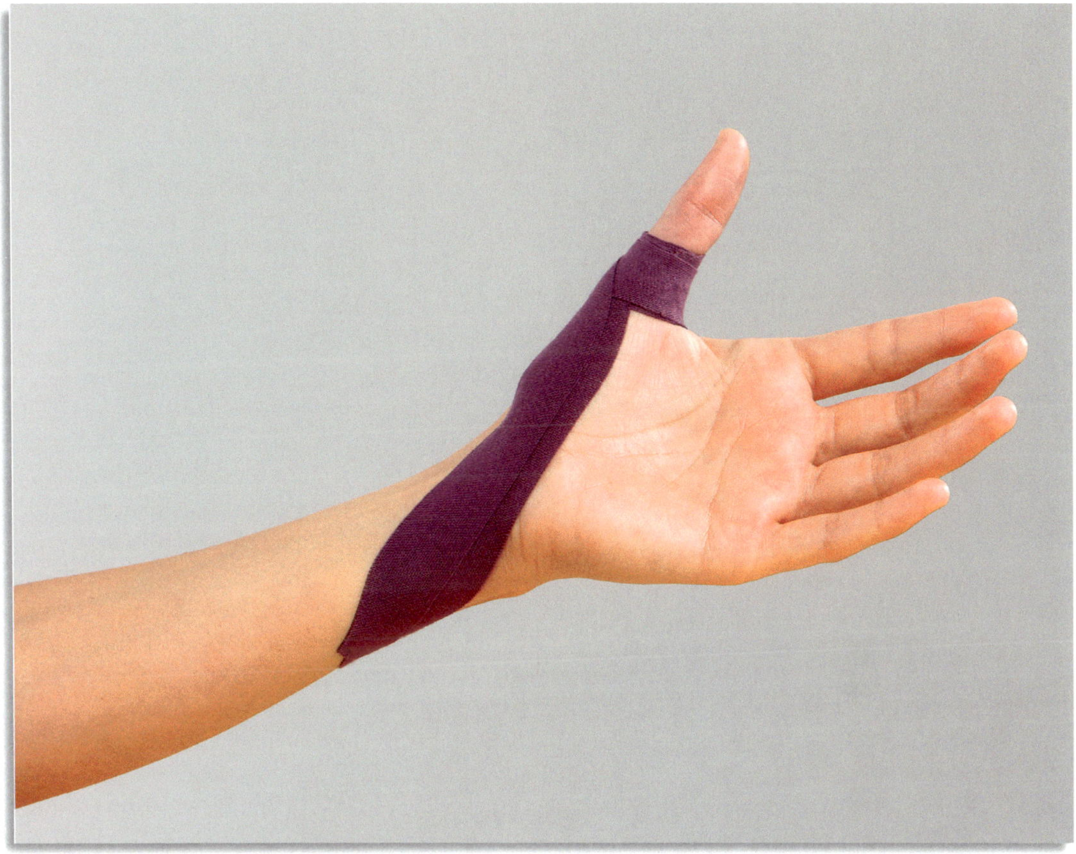

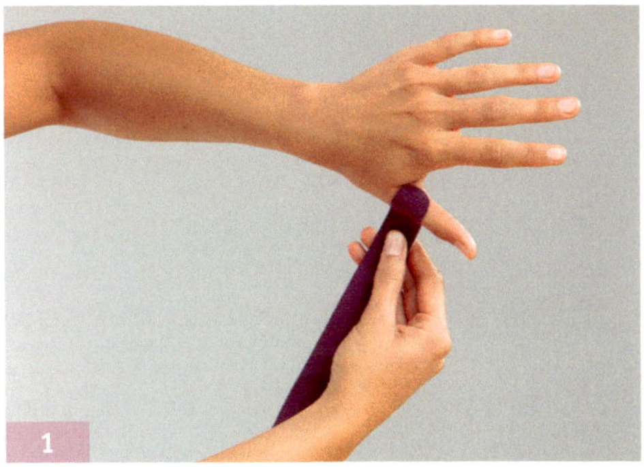
1

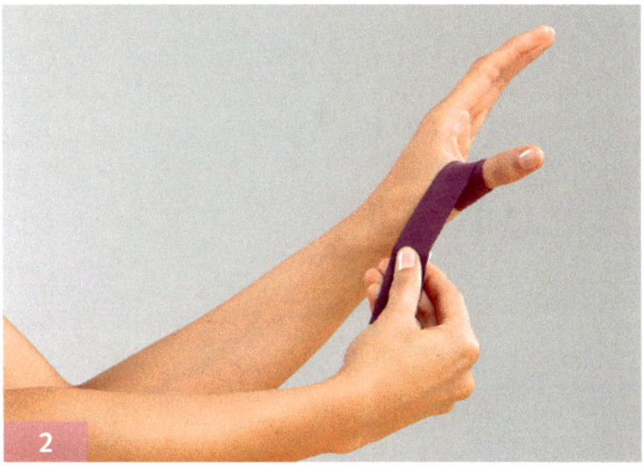
2

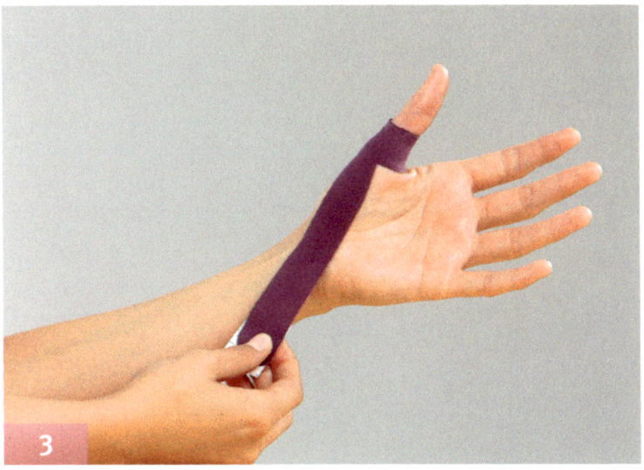
3

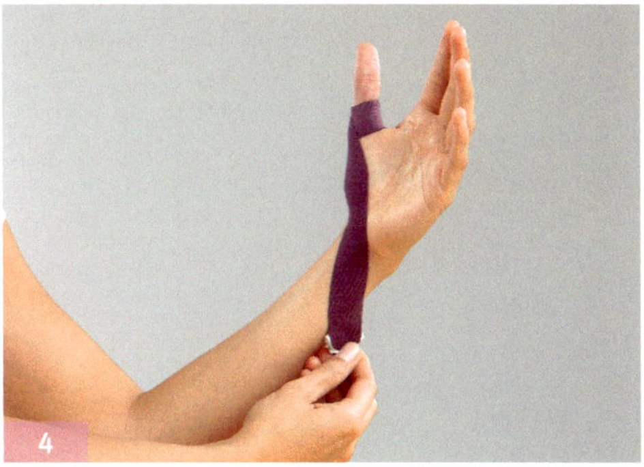
4

Application A4 : Articulation en selle du pouce

Quand le pouce est atteint par l'arthrose

Les articulations du pouce peuvent occasionner de fortes douleurs qui rendent impossibles certains gestes du quotidien, comme écrire, taper sur un clavier ou tenir une tasse de café. La rhizarthrose au niveau de l'articulation en selle du pouce (articulation trapézo-métacarpienne) peut expliquer ces douleurs. Demandez à votre thérapeute de vous montrer comment mobiliser l'articulation pour les apaiser.

▸ Bande
Nombre : **1**
Forme : **I**
Largeur : **5 cm**
Tension : **nette**
Durée : **jusqu'à 7 jours**

Description

Asseyez-vous devant une table et posez dessus le bras concerné. Mesurez la longueur de la bande de la face externe de l'avant-bras jusqu'à l'espace situé entre le pouce et l'index, puis multipliez cette longueur par deux. Coupez la bande en la réduisant de $^{1}/_{4}$ par rapport à cette longueur. Affinez légèrement la bande au milieu, en la découpant en arrondi, de chaque côté, sur une longueur de 3 ou 4 cm.

1. Base : Écartez légèrement le pouce jusqu'à la limite du seuil douloureux. Collez le milieu de la bande que vous aurez affiné entre le pouce et l'index.
2. Parcours et fin de la bande depuis le dos de la main : À partir du dos de la main, tirez la bande vers le radius, puis vers la face interne de l'avant-bras avant de rejoindre en biais la face externe du cubitus.
3. Parcours et fin de la bande depuis la paume : Depuis la partie inférieure du pouce, tirez la bande en diagonale vers le poignet avant de rejoindre le cubitus et l'autre extrémité de la bande.

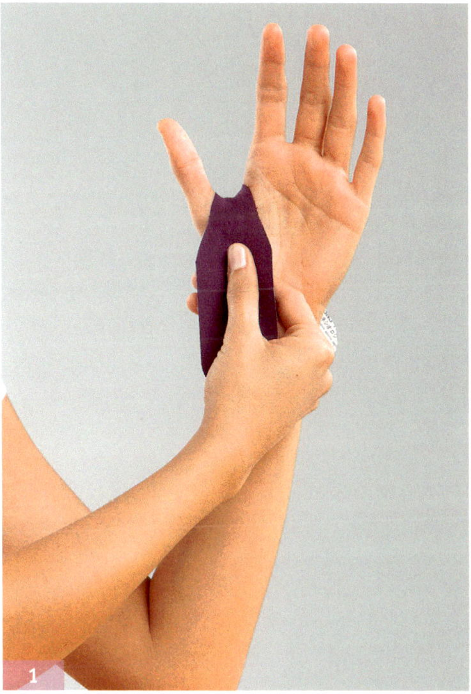

1

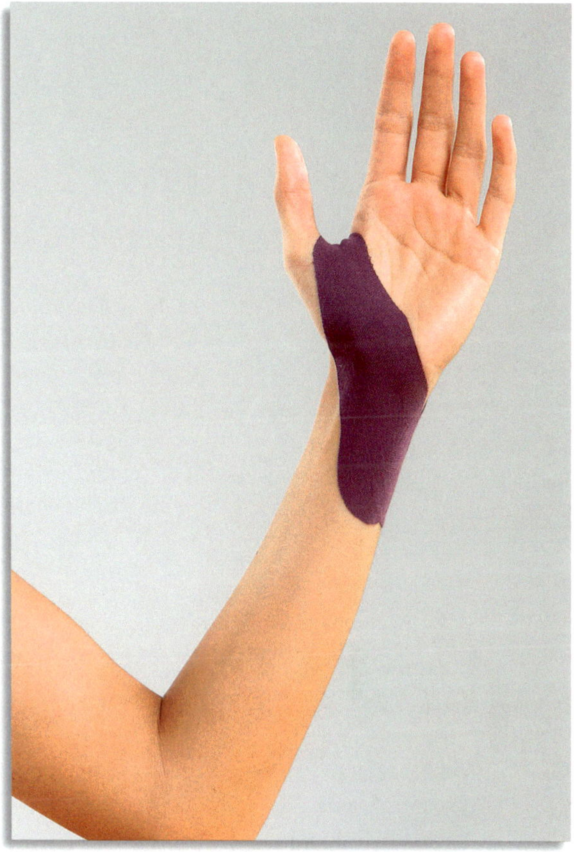

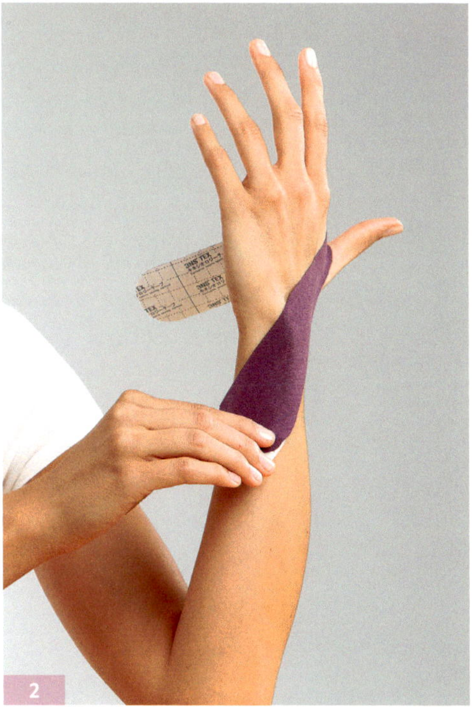

2

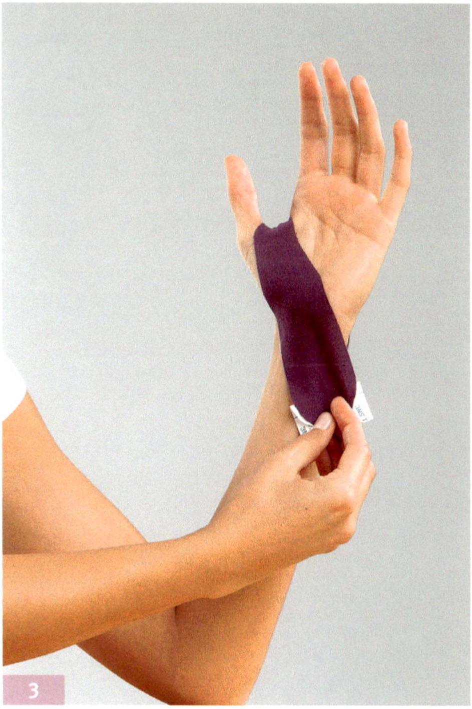

3

Application T2 : Tendons du pouce

En cas de tendinite du pouce

Les techniciens de surface et les personnes qui s'activent beaucoup dans la maison, mais aussi celles qui tricotent, de même que les artisans ou les sportifs qui tiennent une raquette, une batte ou une rame (tennis, squash, baseball, aviron, canoë), peuvent ressentir des douleurs dans le prolongement du pouce. Cette tendinite est connue sous le nom de tendinite de De Quervain. Parfois, l'irritation de fibres nerveuses est à l'origine de ces douleurs.

▸ Bande

Nombre : **1**
Forme : **I**
Largeur : **5 cm**
Tension : **nette**
Durée : **jusqu'à 7 jours**

Conseil

Si vous ne constatez aucun apaisement des douleurs au bout de 5 jours, consultez un spécialiste.

Description

Asseyez-vous devant une table. Mesurez la longueur de la bande de la face externe du cubitus à l'ongle du pouce, puis découpez la bande en la réduisant de $^1/_4$ par rapport à la longueur mesurée, ce qui correspond à la longueur lorsque vous ramenez le pouce vers l'index et penchez un peu la main du côté de l'auriculaire jusqu'à la limite du seuil douloureux.

1. Base : Collez l'une des extrémités de la bande sur la face externe du cubitus.
2. Parcours : Tirez la bande en imprimant une tension nette, en diagonale, vers la face postérieure de l'avant-bras en direction du radius.
3. Fin : Tirez la bande sur les tendons du pouce, puis le long de la face postérieure du pouce, et fixez-en l'extrémité juste avant la base de l'ongle.
4. Appliquez une bande coupée en deux dans la longueur autour du pouce afin de fixer l'extrémité de la première bande.

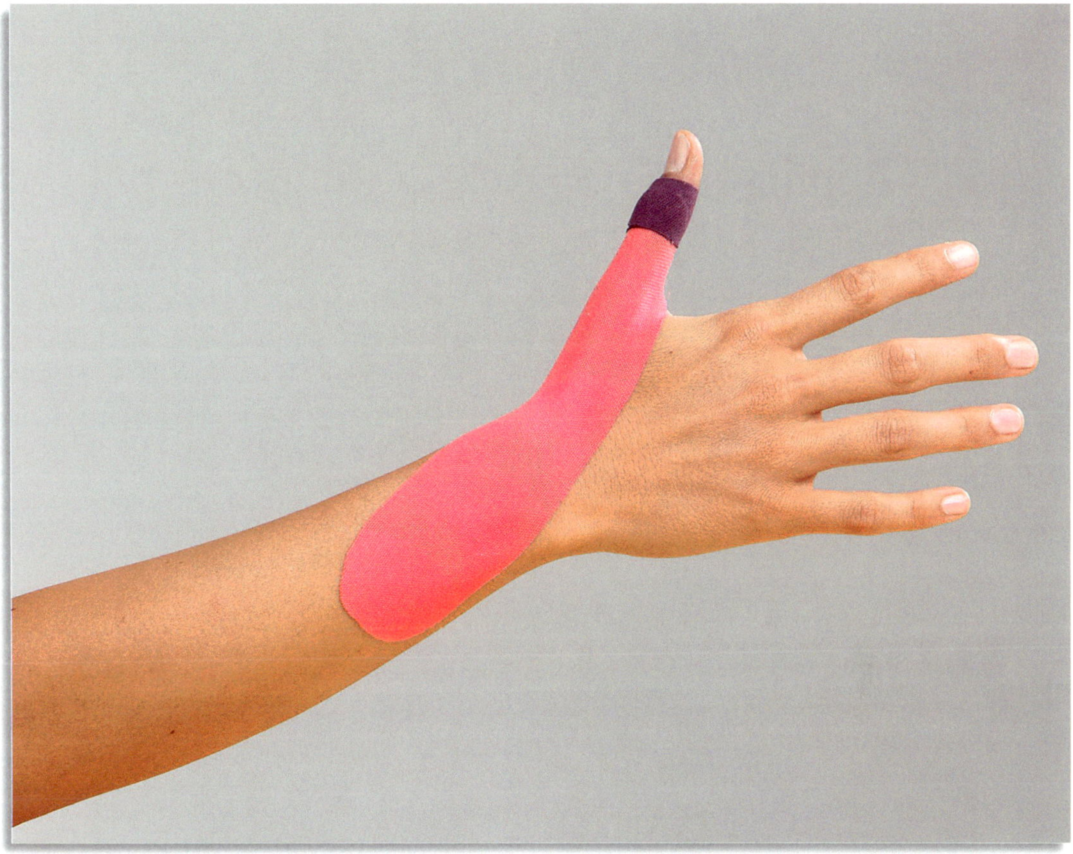

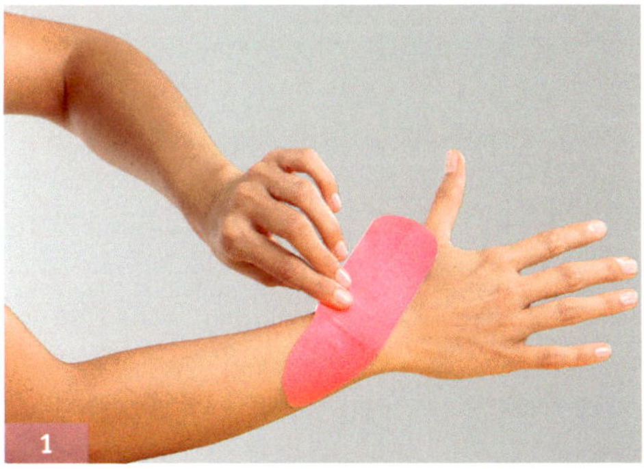

1

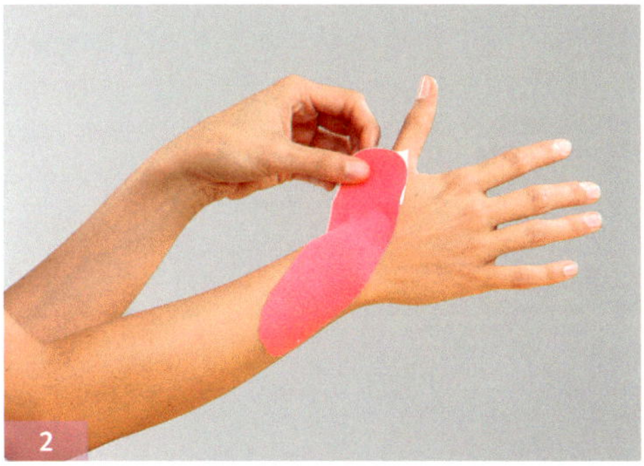

2

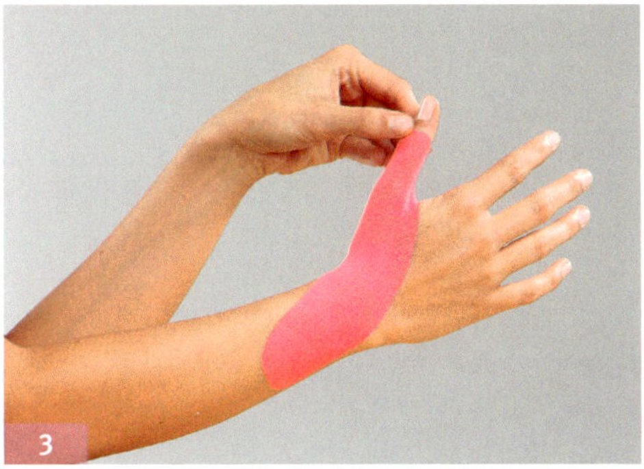

3

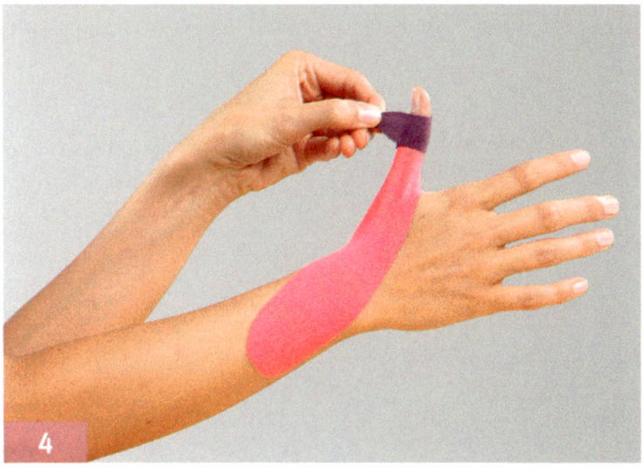

4

Application A6 : Articulations des doigts

Pour apaiser la douleur en cas d'entorse d'un doigt

Dans les cas aigus, il faut d'abord immobiliser l'articulation. Pour cela, enveloppez le doigt concerné dans une bande de 2,5 cm de large de manière à ce qu'il ne puisse pas faire de mouvements douloureux. Pour mieux le maintenir, enveloppez-le avec le doigt voisin. Un à trois jours plus tard, quand la douleur aura diminué, mobilisez de nouveau le doigt et posez l'application présentée ici.

▸ Bande
Nombre : **3**
Forme : **I**
Largeur : **environ 1,6 cm**
Tension : **nette**
Durée : **jusqu'à 7 jours**

Description

Asseyez-vous devant une table et posez la main blessée dessus. Coupez une bande de 8 à 10 cm de long, que vous découperez deux fois dans la longueur. Vous obtiendrez ainsi trois bandes fines de 1,6 cm de large. Il vous faudra d'abord deux bandes. Coupez l'une d'entre elles en deux.

1. Base et parcours de la première bande : Appliquez une petite bande devant l'articulation douloureuse, sur la face antérieure du doigt, puis tirez-la, en imprimant une tension nette, vers la face postérieure du doigt, de l'autre côté de l'articulation.
2. Base et parcours de la deuxième bande : Procédez de la même façon avec la deuxième petite bande, de l'autre côté du doigt. L'extrémité de la deuxième bande rejoint l'extrémité de la première.
3. Base de la troisième bande : Appliquez l'une des extrémités de la bande la plus longue devant l'articulation douloureuse, sur la face postérieure du doigt. Tirez la bande, en imprimant une tension nette, par-dessus l'articulation, jusqu'à la face antérieure du doigt, de l'autre côté de l'articulation douloureuse.

4. + 5. Parcours et fin de la troisième bande : À partir de la face antérieure du doigt, tirez la bande vers la face postérieure du doigt, tout en imprimant de nouveau une tension nette. Passez par-dessus l'articulation pour rejoindre la base de la bande.
Vous pouvez appliquer des bandes circulaires sur les extrémités des bandes pour les maintenir. (Sur la grande photo, on a appliqué une bande circulaire.)

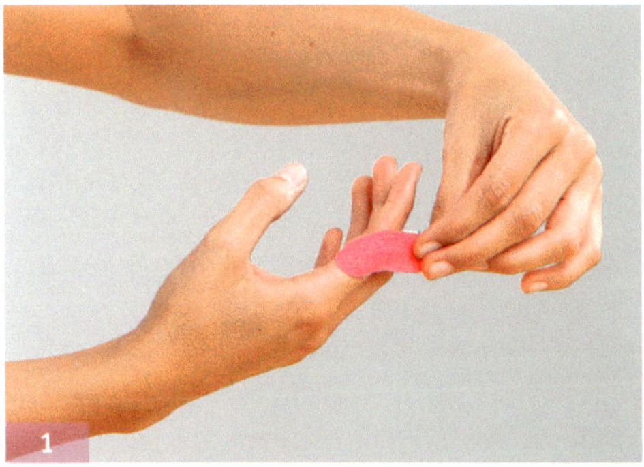
1

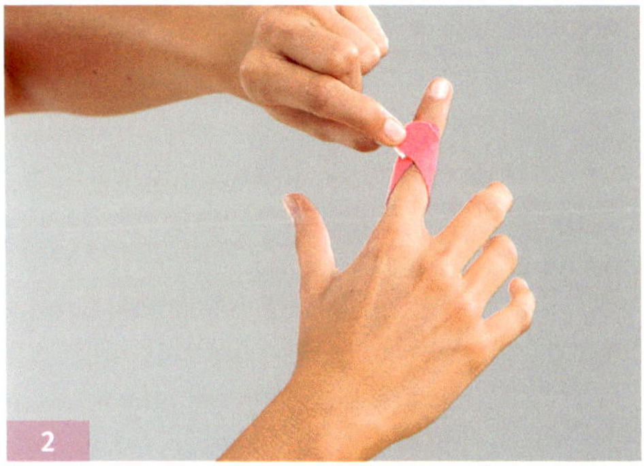
2

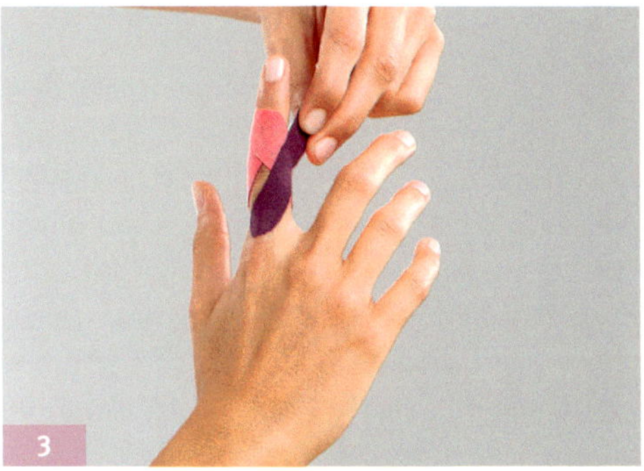
3

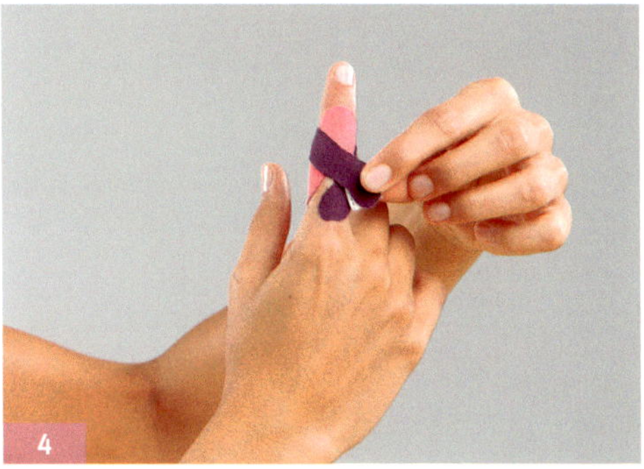
4

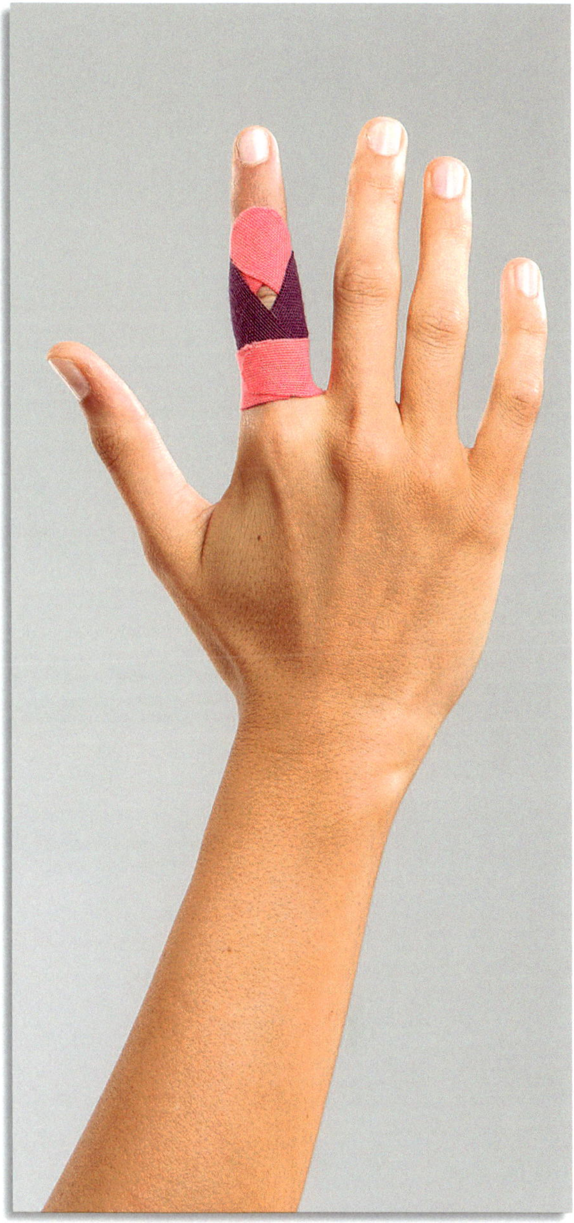

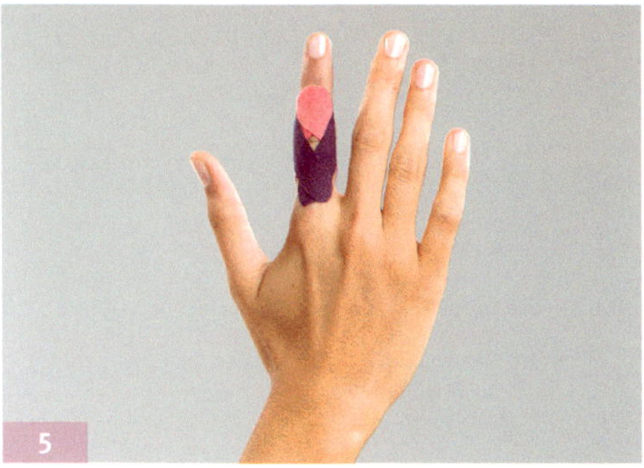
5

Application M16 : Muscles fléchisseurs des doigts

Pour entraîner les fléchisseurs des doigts

Si vous avez été opéré d'un tendon fléchisseur du doigt, vous aurez besoin d'être suivi par un physiothérapeute spécialisé dans la rééducation de la main. L'application présentée ici vous permettra de rééduquer plus facilement le tendon concerné.

▸ Bande

Nombre : **1**
Forme : **Y**
Largeur : **5 cm**
Tension : **modérée à nette**

Description

Asseyez-vous devant une table, bras fléchi en angle droit, poignet légèrement tendu et dos de la main orienté vers le plafond. Mesurez la longueur de la bande, du milieu de la face postérieure de l'avant-bras à l'ongle du doigt concerné, en passant par le poignet. Coupez la bande en la réduisant de $^{1}/_{4}$ par rapport à la longueur mesurée, puis découpez-la dans la longueur sur 10 cm environ. Déchirez le support papier au niveau de la section.

1. Collez l'extrémité non découpée de la bande au milieu de la face postérieure de l'avant-bras, puis tirez la bande, en imprimant une tension nette, vers le poignet.

2. + 3. Tirez les branches du Y, en imprimant une tension modérée à nette, le long du doigt concerné jusqu'à l'ongle. Le degré de la tension varie en fonction de la force du muscle. Fixez les extrémités de la bande en appliquant une bande fine et circulaire, sans imprimer de tension, au niveau du doigt. Vous pouvez également coller une bande circulaire autour du poignet (grande photo).

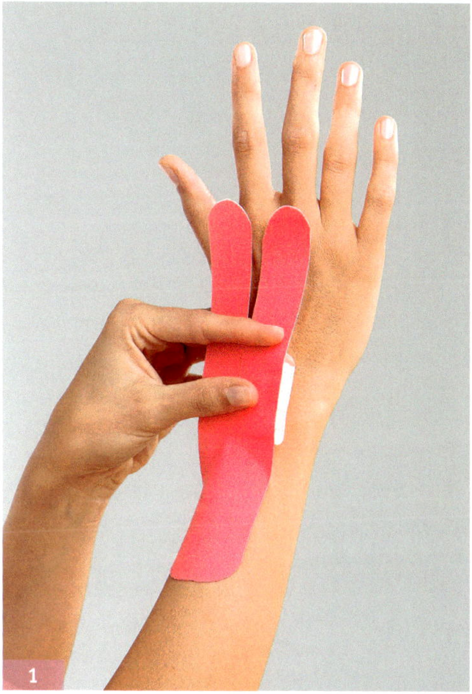
1

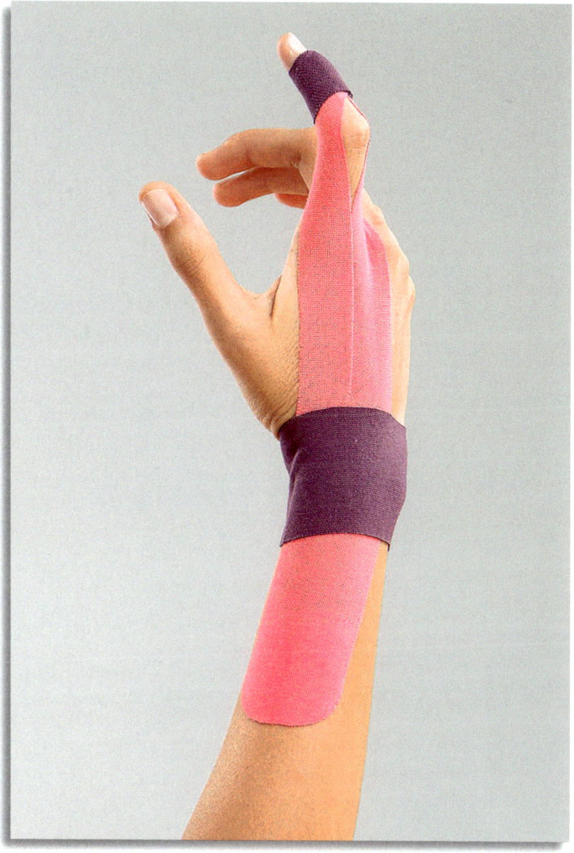

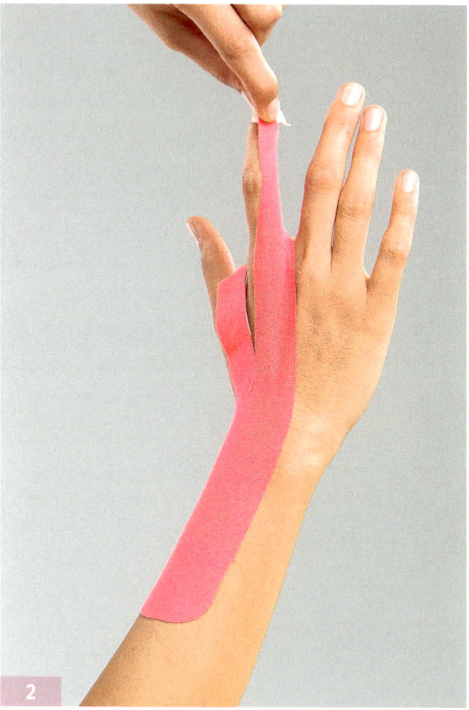
2

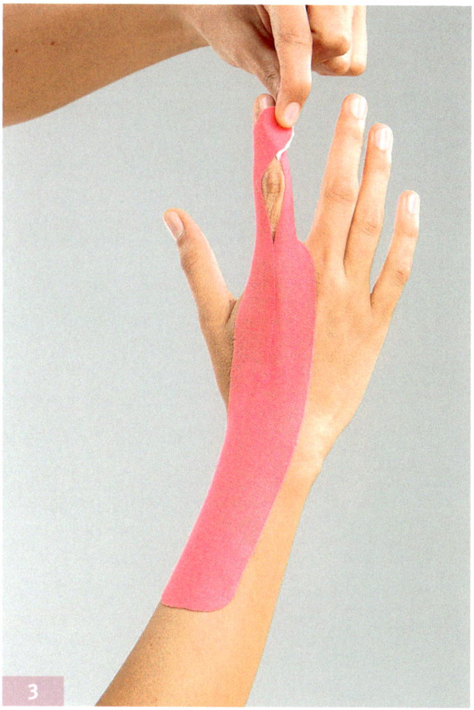
3

Application M12 : Muscles extenseurs des doigts

Pour rééduquer un doigt blessé

Si vous avez été opéré d'un tendon extenseur du doigt, vous aurez besoin d'être suivi par un physiothérapeute spécialisé dans la rééducation de la main. L'application présentée ici est une variante de l'application précédente. Elle vous permettra de rééduquer plus facilement le tendon concerné.

▸ Bande

Nombre : **1**
Forme : **Y**
Largeur : **5 cm**
Tension : **modérée à nette**

Description

Asseyez-vous devant une table. Posez dessus le bras légèrement fléchi. La paume de la main est orientée vers le plafond. Mesurez la longueur de la bande du milieu de la face antérieure de l'avant-bras à l'extrémité du doigt concerné. Coupez la bande en la réduisant de $^1/_4$ par rapport à la longueur mesurée, puis découpez-la dans la longueur sur 10 cm environ. Déchirez le support papier au niveau de la section.

1. Base : Collez l'extrémité non découpée de la bande au milieu de la face antérieure de l'avant-bras. La bande est orientée vers le poignet.
2. Parcours et fin : Tirez la bande, en imprimant une tension nette, vers le poignet. Tirez les deux branches du Y, en imprimant une tension modérée à nette, au niveau de la paume jusqu'à la deuxième ou troisième phalange du doigt concerné. Comme la paume transpire pendant l'exercice, ne collez pas la bande dessus.
   Fixez les extrémités de la bande avec une bande fine et circulaire.
3. Enroulez ensemble les deux branches du Y au niveau de la paume. Enveloppez-les ensuite dans une bande de longueur correspondante. Cette petite partie extensible exercera ainsi une résistance lorsque vous ferez travailler le doigt.

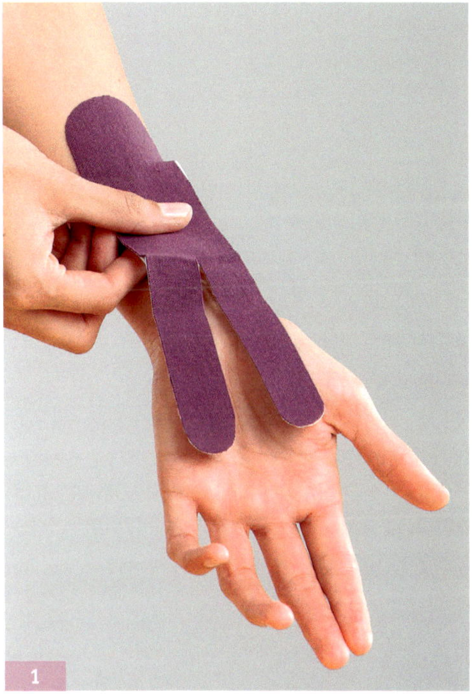

1

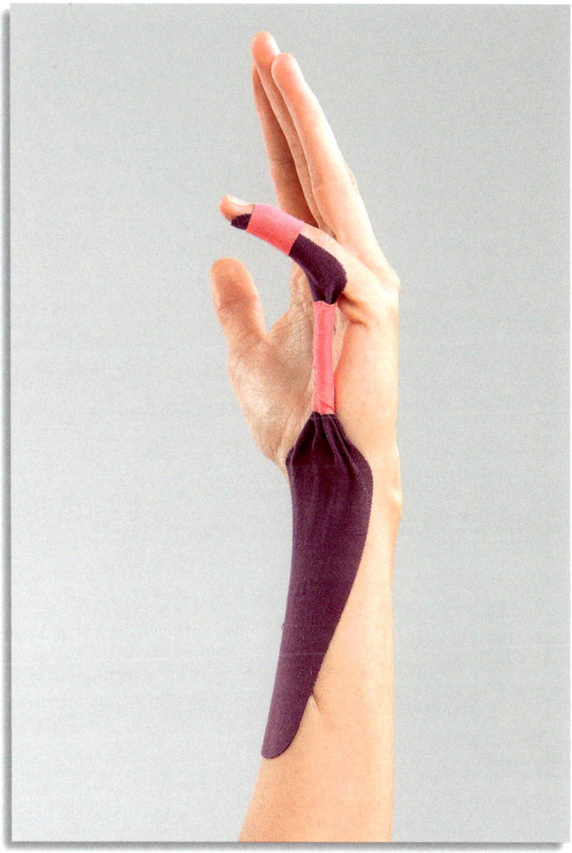

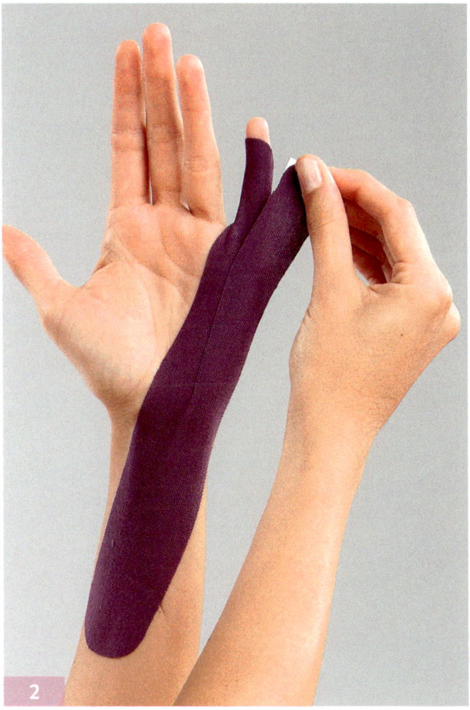

2

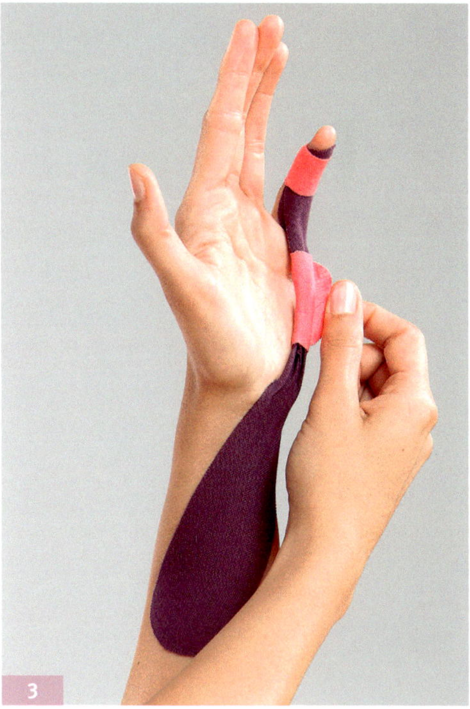

3

Application P5 : Poignet

Pour maintenir le poignet

Quand le poignet est trop et mal sollicité, ou après un traumatisme, il peut être douloureux. Faites impérativement diagnostiquer la cause des douleurs, car celles-ci peuvent également être dues à des rhumatismes. Cette application simple peut contribuer à vous soulager, mais vous pouvez aussi la poser en prévention.

▸ Bande

Nombre : **1**
Forme : **I**
Largeur : **5 cm**
Tension : **nette**
Durée : **jusqu'à 7 jours**

Description

Asseyez-vous devant une table. Enroulez la bande deux fois autour de votre poignet pour en mesurer la longueur. Découpez-la en la réduisant de $^1/_4$ par rapport à la longueur mesurée. Déchirez le support papier à environ 5 cm de l'une des extrémités.

1. Base : Collez l'une des extrémités de la bande sur le dos du poignet, du côté du cubitus. La bande est orientée vers le radius. Une moitié de la largeur de bande est collée sur l'avant-bras et l'autre moitié sur le carpe. Appuyez le pouce contre l'auriculaire. La main doit être légèrement redressée.
2. Parcours et fin : Enroulez la bande deux fois autour du poignet en imprimant une tension nette. Lors du second tour, la seconde moitié de la bande doit couvrir très exactement la première. Les sportifs apprécient que l'application soit bien serrée. Cependant, elle ne doit pas l'être trop sous peine d'entraver le flux sanguin. Si la main gonfle, cela signifie que l'application est trop serrée.

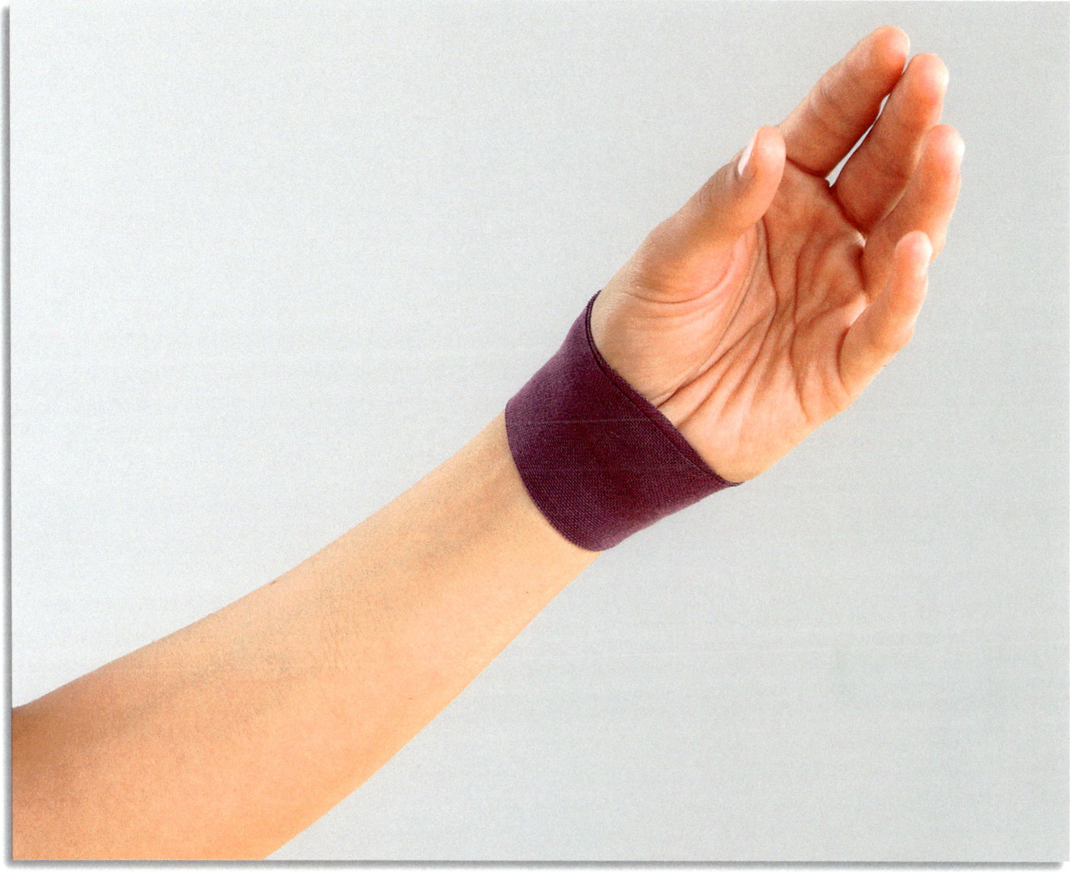

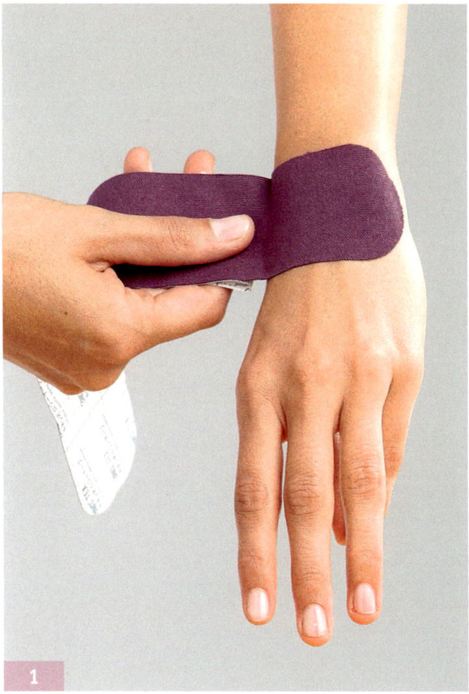

1

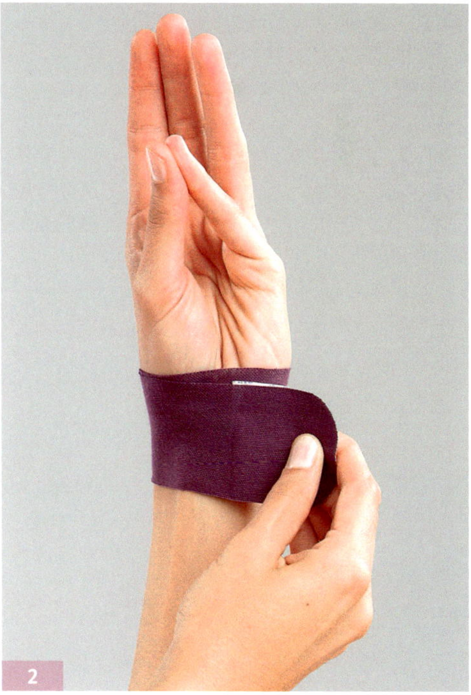

2

Application C10 : Coude, flexion

Quand vous avez du mal à fléchir le bras

La flexion est la fonction la plus importante du coude, mais il arrive que celle-ci soit considérablement perturbée, sans être douloureuse pour autant. Les applications posées sur la face postérieure du bras servent à détendre les muscles extenseurs pour mieux stimuler les muscles fléchisseurs. Celle-ci vous permettra de fléchir le bras plus facilement.

▸ Bande

Nombre : **1**
Forme : **Y**
Largeur : **5 cm**
Tension : **nette**
Durée : **jusqu'à 7 jours**

Conseil

Il est parfois préférable que les deux bandelettes se croisent à 5 cm au-dessus du coude ou bien qu'elles passent toutes les deux d'un côté du coude.

Description

Asseyez-vous devant une table et posez la main dessus de manière à ce que le bras soit fléchi sans être douloureux au niveau du coude. La paume de la main est orientée vers le plafond. Mesurez la longueur de la bande, de la face postérieure de l'épaule à la face postérieure de l'avant-bras (à 10 cm du coude), en passant par la face postérieure du bras et du coude. Coupez la bande en la réduisant de $^1/_4$ par rapport à la longueur mesurée. Puis découpez-la dans la longueur en préservant les 3 à 5 derniers centimètres.

1. Base : Collez (ou plutôt votre partenaire) l'extrémité non découpée de la bande en haut de la face postérieure du bras, juste en dessous de l'épaule.
2. Parcours et fin : Appuyez bien la paume de la main sur la table de manière à percevoir une tension au niveau du muscle postérieur du bras. Collez maintenant l'une des bandelettes en bordure du muscle tendu jusqu'au coude, tout en imprimant une tension nette. Rejoignez ensuite le haut de l'avant-bras.
3. Parcours et fin : Appliquez la seconde bandelette le long de l'autre bordure du muscle avant de rejoindre l'avant-bras et l'extrémité de la première bandelette.
   Pour finir, appliquez une petite bande transversale sur les deux extrémités de l'application situées au niveau de l'avant-bras pour les maintenir.

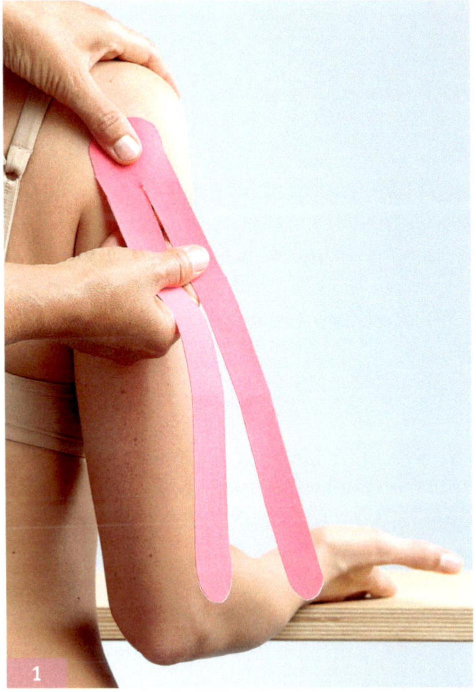
1

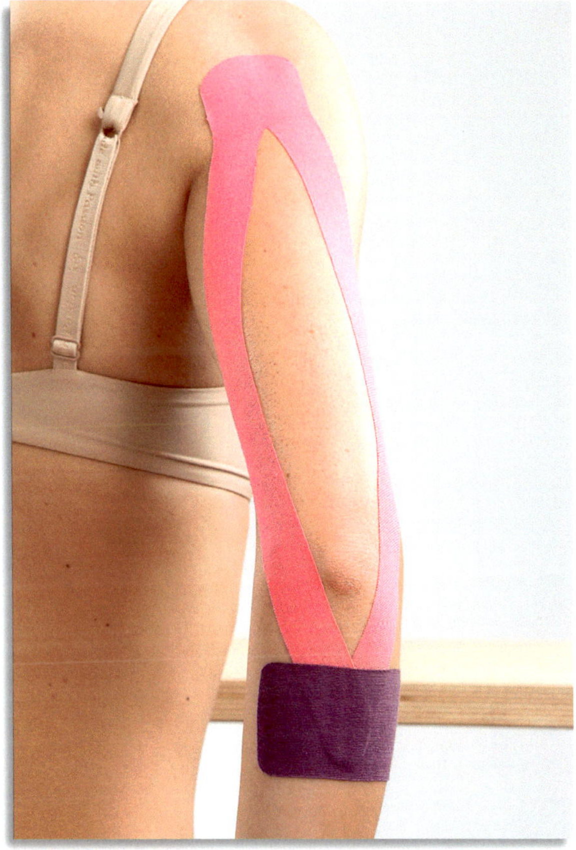

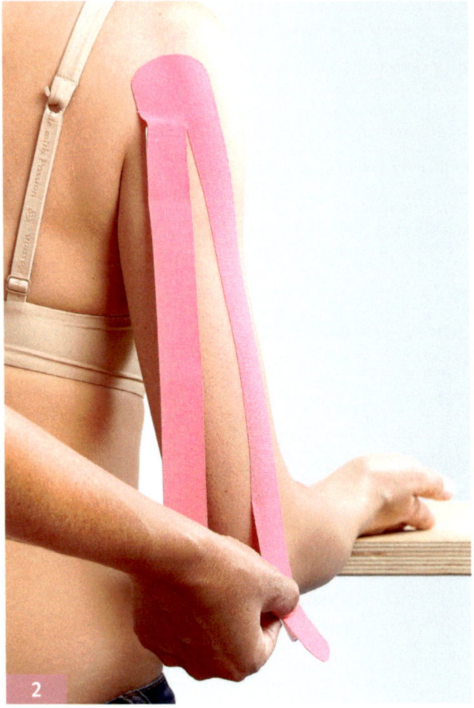
2

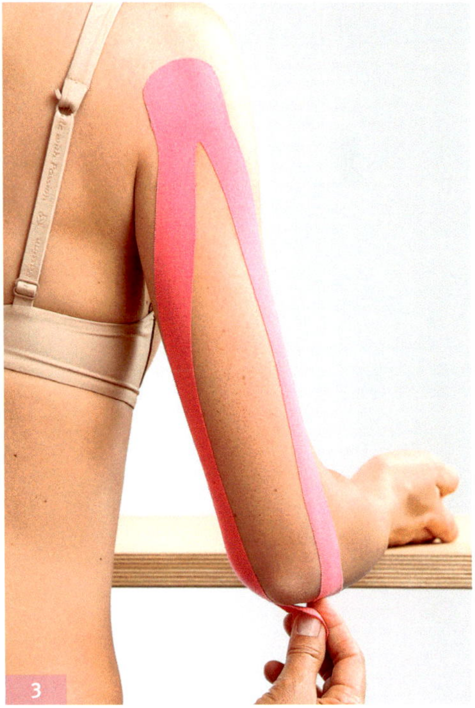
3

Application C9 : Coude, extension

Pour mobiliser une articulation raide au niveau du coude

Un traumatisme ou une fracture osseuse perturbent souvent les mouvements au niveau du coude. Quand le plâtre est retiré, l'articulation reste raide. Il faut donc s'entraîner régulièrement à tendre le bras. Comme les muscles fléchisseurs peuvent être très contractés, le coude a parfois du mal à retrouver une certaine mobilité. L'application présentée ici contribue à faciliter les exercices d'extension en limitant les contractures.

▸ Bande

Nombre : **1**
Forme : **Y**
Largeur : **5 cm**
Tension : **modérée à nette**
Durée : **jusqu'à 7 jours**

Description

Asseyez-vous devant une table et placez la main sous la table de manière à ce que ce mouvement d'extension du coude ne vous fasse pas souffrir. La paume de votre main est orientée vers le plafond et fait pression sous le plateau de la table. Mesurez (ou plutôt votre partenaire) la longueur de la bande de la face antérieure de l'épaule à la face antérieure de l'avant-bras (10 cm en dessous du coude), en passant par le pli du coude. Coupez la bande en la réduisant de $^1/_4$ par rapport à la longueur mesurée, puis découpez-la dans la longueur en préservant les 3 à 5 derniers centimètres.

1. Base : Collez l'extrémité non découpée de la bande sur la face antérieure de l'épaule.
2. Parcours et fin : Appuyez légèrement la paume de votre main sous le plateau de la table de manière à sentir une tension au niveau du biceps. Tirez maintenant l'une des bandelettes le long du bord interne du biceps jusqu'au coude, en imprimant une tension modérée. Collez-la ensuite sur le pli du coude avant de rejoindre la face antérieure de l'avant-bras.
3. Parcours et fin : Appliquez maintenant la seconde bandelette le long du bord externe du biceps avant de rejoindre l'extrémité de l'autre bandelette. Les deux bandelettes se chevauchent partiellement au niveau du pli du coude.
   Pour finir, appliquez une petite bande transversale sur les deux extrémités de l'application situées au niveau de l'avant-bras pour les maintenir.

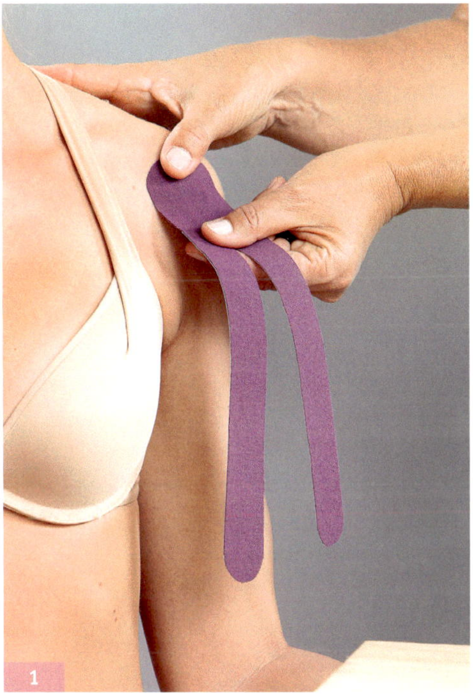
1

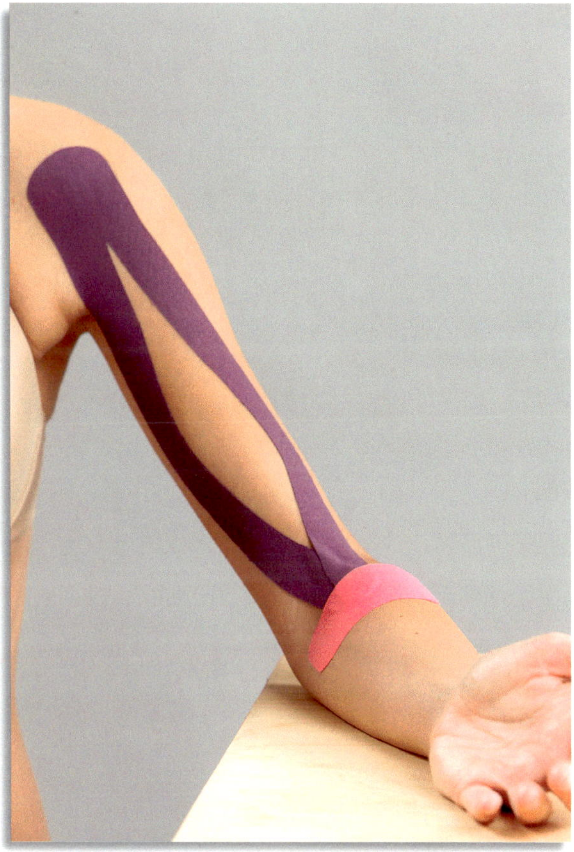

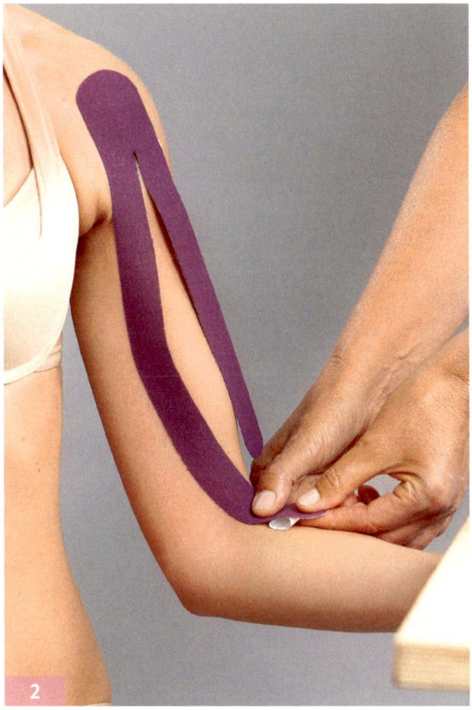
2

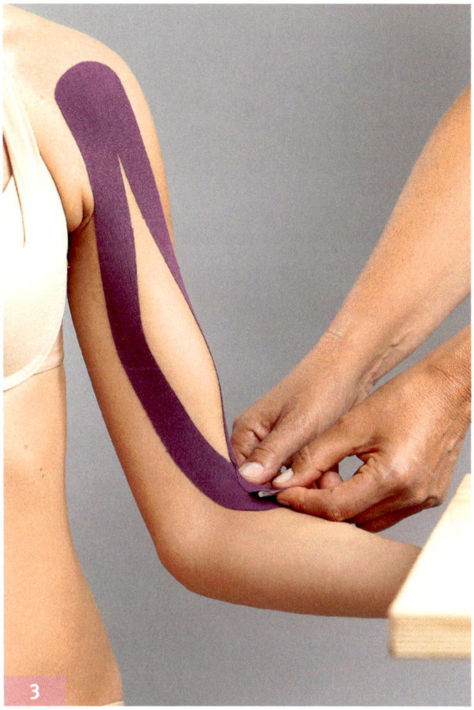
3

Application M14 : Muscles fléchisseurs de l'avant-bras

Pour apaiser les douleurs en cas d'épitrochléite

Sur les os de la face interne du coude s'insèrent de nombreux muscles qui permettent de fléchir la main et les doigts. Quand les mouvements sont douloureux sur cette zone-là, on parle d'épitrochléite. Le fait de contracter les muscles fléchisseurs des doigts lors de la préhension, par exemple, déclenche des douleurs. Les joueurs de golf, les artisans, les techniciens de surface et les masseurs sont souvent concernés.

▸ Bande

Nombre : **1**
Forme : **Y**
Largeur : **5 cm**
Tension : **nette**
Durée : **jusqu'à 7 jours**

Description

Asseyez-vous devant une table. Posez dessus le bras concerné en le fléchissant légèrement. La paume de la main est orientée vers le plafond. Mesurez la longueur de la bande, de la face interne du bras, juste au-dessus du coude, à l'extrémité du doigt douloureux, en passant par la face interne du coude. Coupez la bande en la réduisant de $^{1}/_{4}$ par rapport à la longueur mesurée, puis découpez-la dans la longueur sur environ 10 cm. Déchirez le support papier au niveau de la section.

1. Base : Collez l'extrémité non découpée de la bande sur la face interne du bras, juste au-dessus du coude.
2. Parcours et fin : Tirez la bande, en imprimant une tension nette, en ligne droite jusqu'à la face antérieure du poignet, en passant par la face interne du coude.
3. Tirez les deux branches du Y, en imprimant une tension modérée, jusqu'à l'extrémité du ou des doigts concernés, en passant par la paume.
   Fixez l'extrémité ou les extrémités de la bande en appliquant par-dessus une bande fine et circulaire. Il est préférable de porter un gant pour protéger l'application au niveau de la paume.

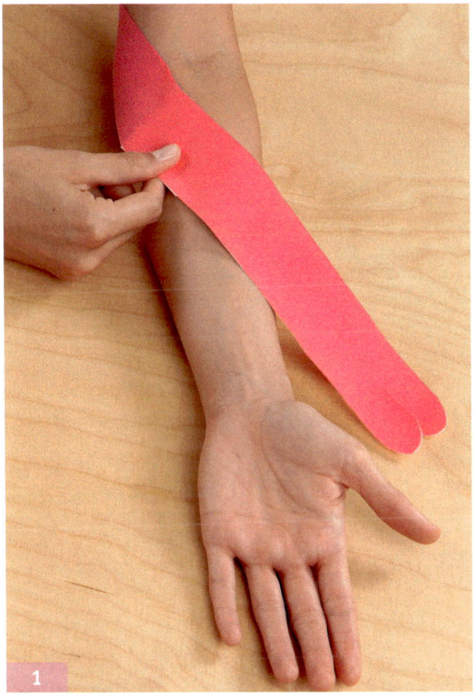

1

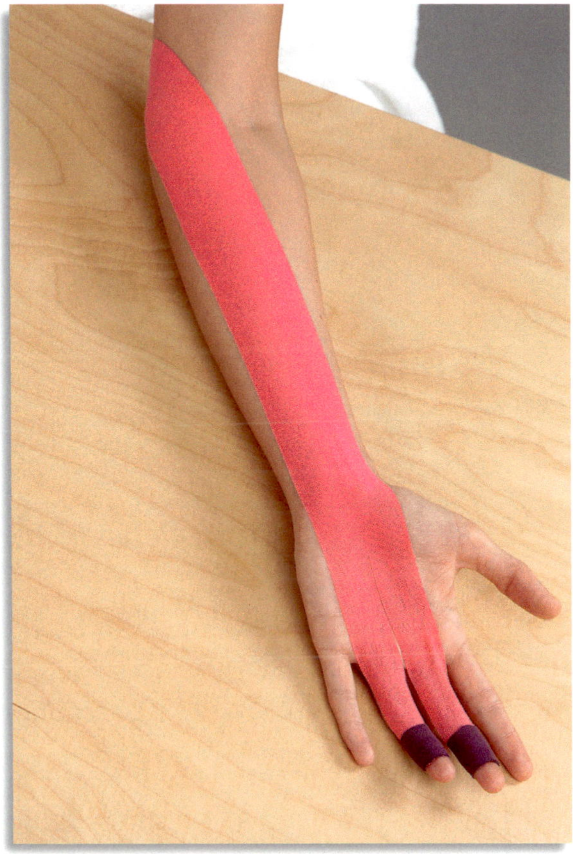

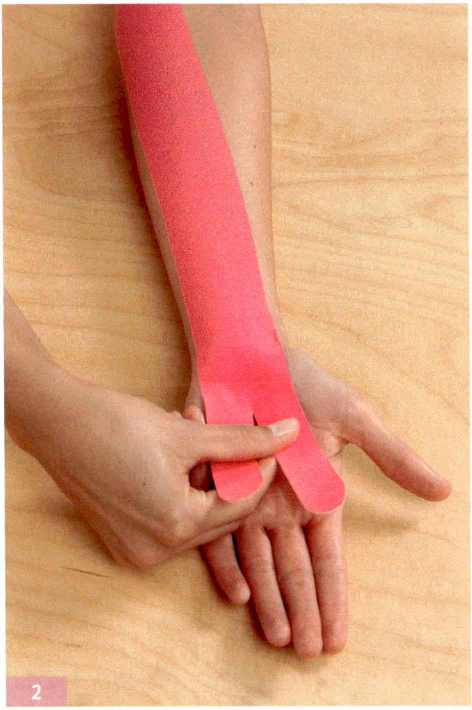

2

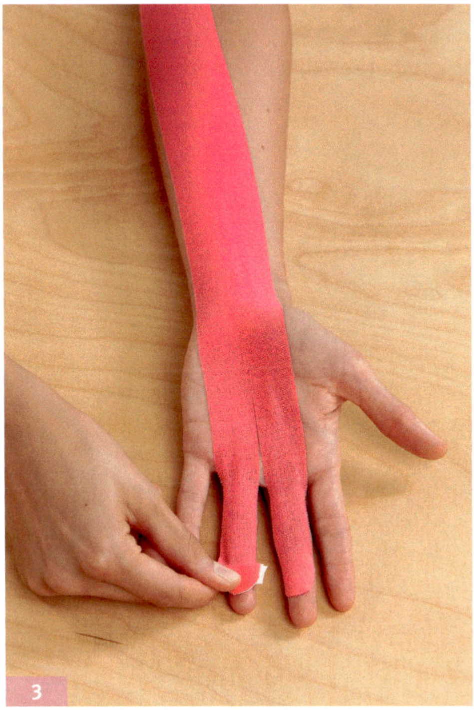

3

Application M11 : Muscles extenseurs de l'avant-bras

Vient compléter le traitement d'un tennis-elbow ou épicondylite

Le tennis-elbow ou épicondylite est le diagnostic le plus courant en cas de douleurs au niveau de la face postérieure de l'avant-bras. Celles-ci peuvent apparaître chez les joueurs de tennis quand ils effectuent un revers. Mais les gestes du quotidien peuvent également être perturbés : il devient difficile de tenir une bouteille, une tasse, un stylo, de tourner une clé dans une porte ou de serrer une vis. Cette application vise à accélérer les effets de la rééducation et à les prolonger entre les séances.

▸ Bande

Nombre : **1**
Forme : **Y, asymétrique**
Largeur : **5 cm**
Tension : **nette**
Durée : **jusqu'à 7 jours**

Description

Asseyez-vous devant une table. Posez dessus le bras, coude fléchi à angle droit. Le dos de la main est orienté vers le plafond. Mesurez la longueur de la bande de la face externe du bras, juste au-dessus du coude, à l'ongle du majeur, en passant par le coude et le poignet. Coupez la bande en la réduisant de $^{1}/_{4}$ par rapport à la longueur mesurée, puis découpez-la dans la longueur sur 10 cm environ. Déchirez le support papier au niveau de la section. Raccourcissez un peu la bandelette destinée à l'index. (La bande ne doit pas être appliquée au-delà de la base de l'ongle.)

1. Base : Collez l'extrémité non découpée de la bande sur la face externe du bras, juste au-dessus du coude.
2. Parcours et fin : Tirez la bande, en imprimant une tension nette, du coude au poignet, en passant par l'avant-bras.
3. Collez l'extrémité des branches du Y juste avant l'ongle de l'index et du majeur.
   Appliquez une bande fine et circulaire sur les extrémités de l'application (pour la maintenir sur les doigts).

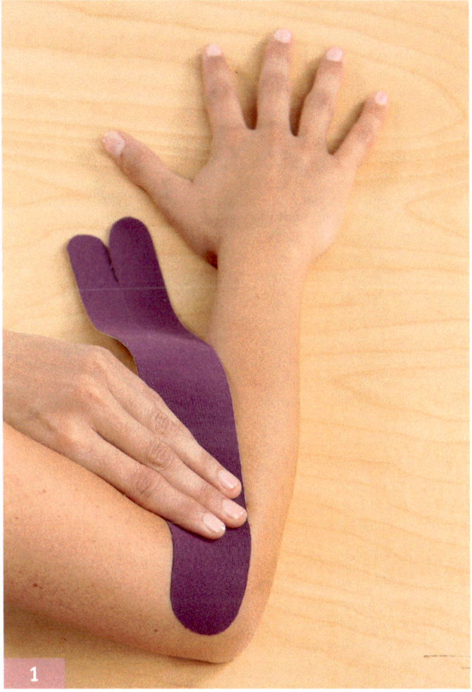

1

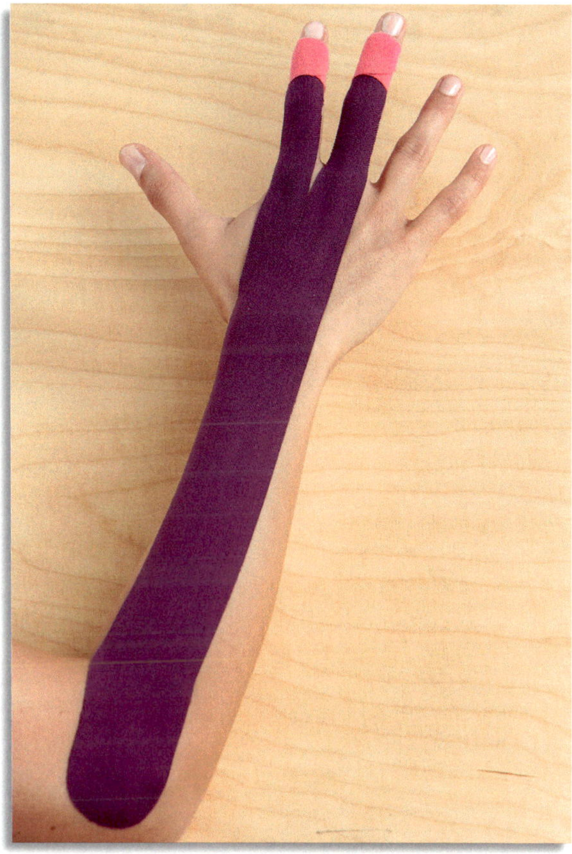

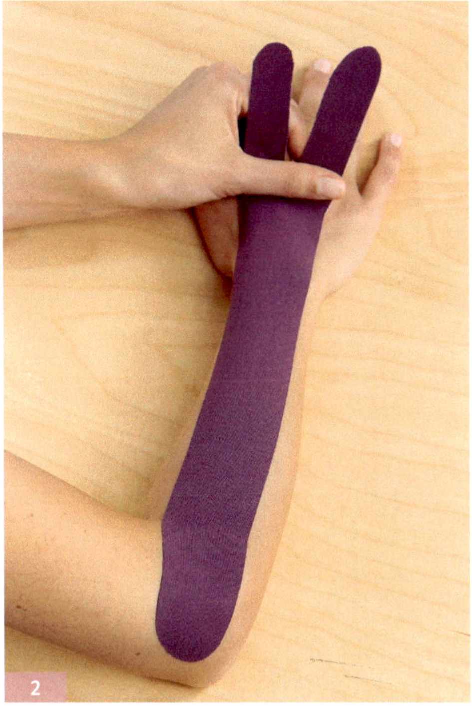

2

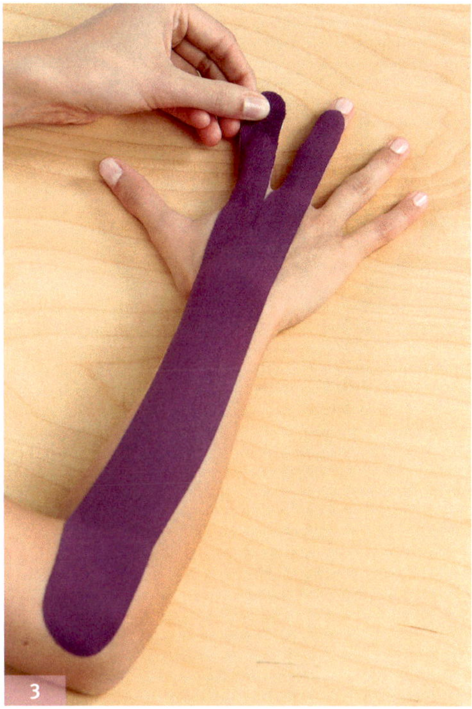

3

Application R6 : Rotation de l'avant-bras (1)

Quand la rotation externe de l'avant-bras est douloureuse

Après une blessure au poignet, la rotation externe de l'avant-bras peut être difficile et douloureuse. Les travailleurs manuels, les artisans ou les mécaniciens peinent alors à effectuer les gestes quotidiens. En cas de syndrome du canal carpien se manifestant par un engourdissement du pouce et de l'index, une limitation de la rotation externe de l'avant-bras peut être soupçonnée.

▸ Bande
Nombre : **2**
Forme : **I**
Largeur : **5 cm**
Tension : **nette**
Durée : **jusqu'à 7 jours**

Combinaisons possibles
Avec P5, M14 ou N1.

Description

Asseyez-vous devant une table en posant dessus le bras fléchi à angle droit. La paume de la main est orientée vers le plafond. Pour mesurer la longueur de la bande, démarrez de la face interne du bras, juste au-dessus du coude, et rejoignez en spirale la face postérieure du radius (à mi-hauteur), en passant par le coude. Découpez la bande en la réduisant de $^1/_4$ par rapport à la longueur mesurée. Découpez une seconde bande moitié moins longue que la première.

1. Base de la première bande : Collez l'une des extrémités de la bande sur la face interne du bras, juste au-dessus du coude.
2. Parcours de la première bande : Tirez la bande, en imprimant une tension modérée, par-dessus l'os interne du coude puis, en imprimant une tension nette, en spirale jusqu'à la face postérieure du radius, à mi-hauteur de l'avant-bras. Collez l'extrémité de la bande sur la face postérieure du radius.
3. Base de la seconde bande : Collez la bande sur l'os externe du coude, juste sous le pli du coude.
4. Parcours et fin de la seconde bande : Tirez la bande, en imprimant une tension maximale, en spirale autour du bras avant de rejoindre la face antérieure du cubitus, sur la partie inférieure de l'avant-bras, en passant par-dessus la première bande.

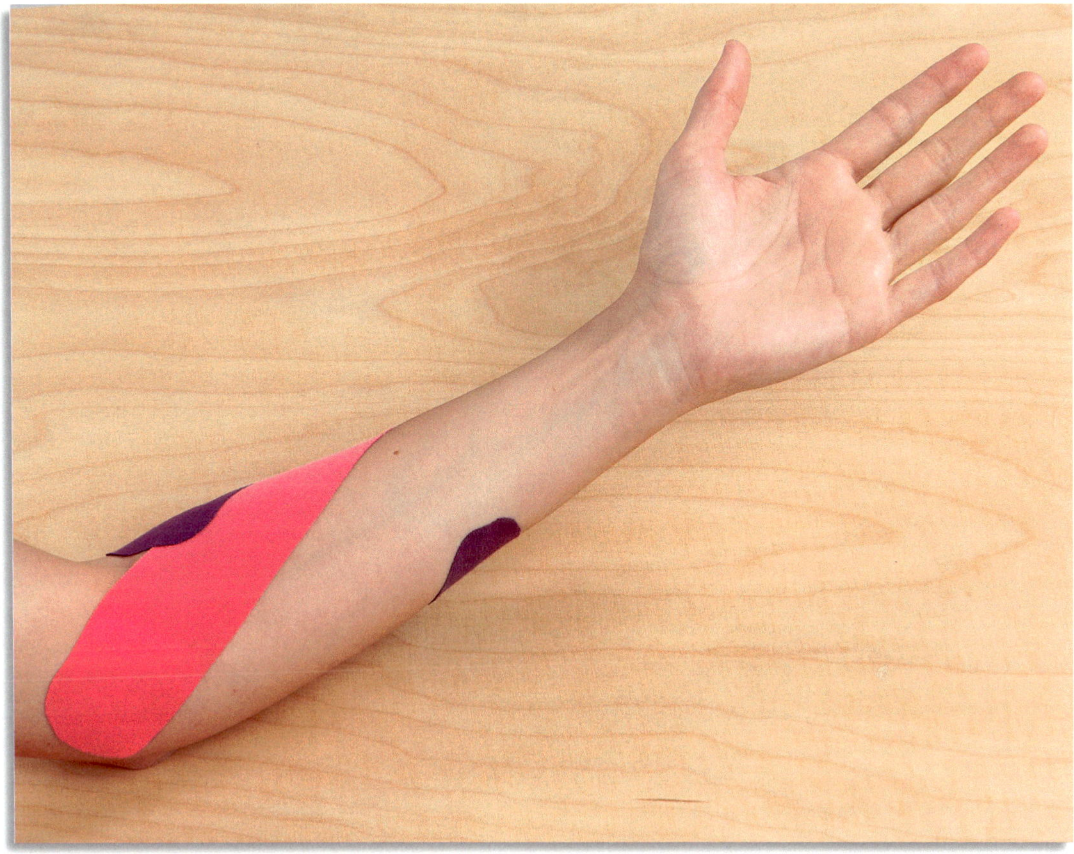

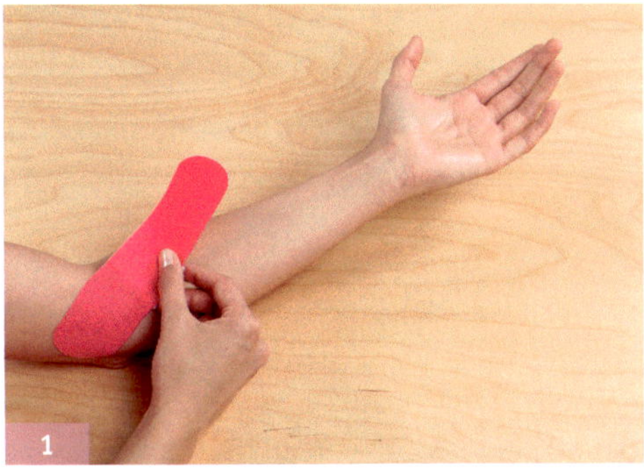
1

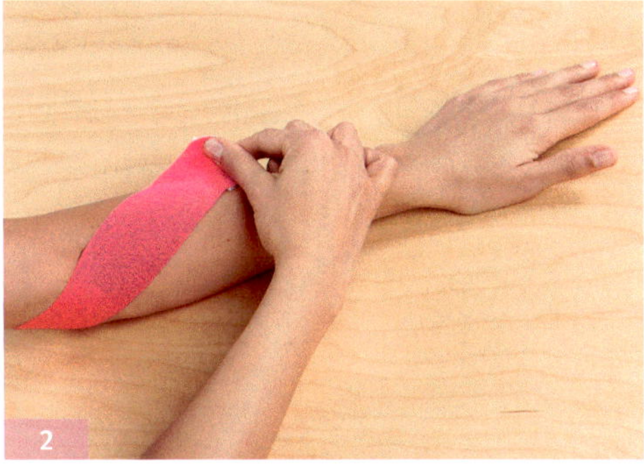
2

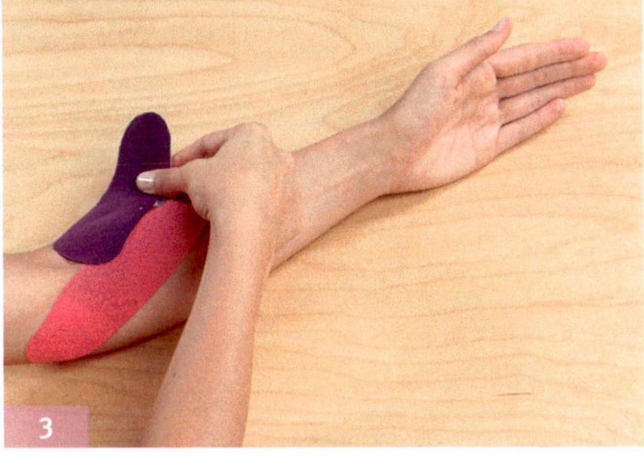
3

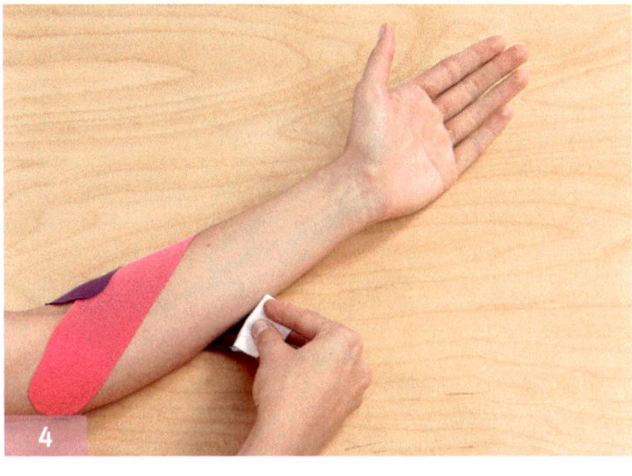
4

Application R7 : Rotation de l'avant-bras (2)

Quand la rotation interne de l'avant-bras est douloureuse

De nombreux gestes quotidiens nécessitent une rotation de l'avant-bras : faire démarrer la voiture, manger, changer une ampoule, serrer une vis, boire et se brosser les dents, par exemple. Les douleurs doivent être traitées de manière spécifique. Le taping améliore les résultats thérapeutiques et maintient les bénéfices entre les séances.

▸ Bande
Nombre : **2**
Forme : **I**
Largeur : **5 cm**
Tension : **nette**
Durée : **jusqu'à 7 jours**

Combinaison possible
Avec M11.

Description

Asseyez-vous devant une table en posant dessus le bras, coude fléchi à angle droit. La paume de la main est orientée vers la table. Pour mesurer la longueur de la bande, démarrez de la face externe du bras, passez par le coude, puis rejoignez en spirale la face postérieure du cubitus (à mi-hauteur). Découpez la bande en la réduisant de $^1/_4$ par rapport à la longueur mesurée. Découpez une seconde bande, moitié moins longue que la première.

1. Base de la première bande : Collez l'une des extrémités de la bande sur la face externe du bras, juste au-dessus du coude.
2. Parcours de la première bande : Tirez la bande, en imprimant une tension modérée, jusqu'à l'os externe du coude puis, en imprimant une tension nette, en spirale vers la face interne de l'avant-bras jusqu'au milieu du cubitus, à mi-hauteur de l'avant-bras. Collez l'extrémité de la bande sur la face postérieure du cubitus.
3. Base de la seconde bande : Collez la bande sur l'os externe du coude.
4. Parcours et fin de la seconde bande : Tirez la bande, en imprimant une tension maximale, en spirale, jusqu'à l'extrémité de la première bande.

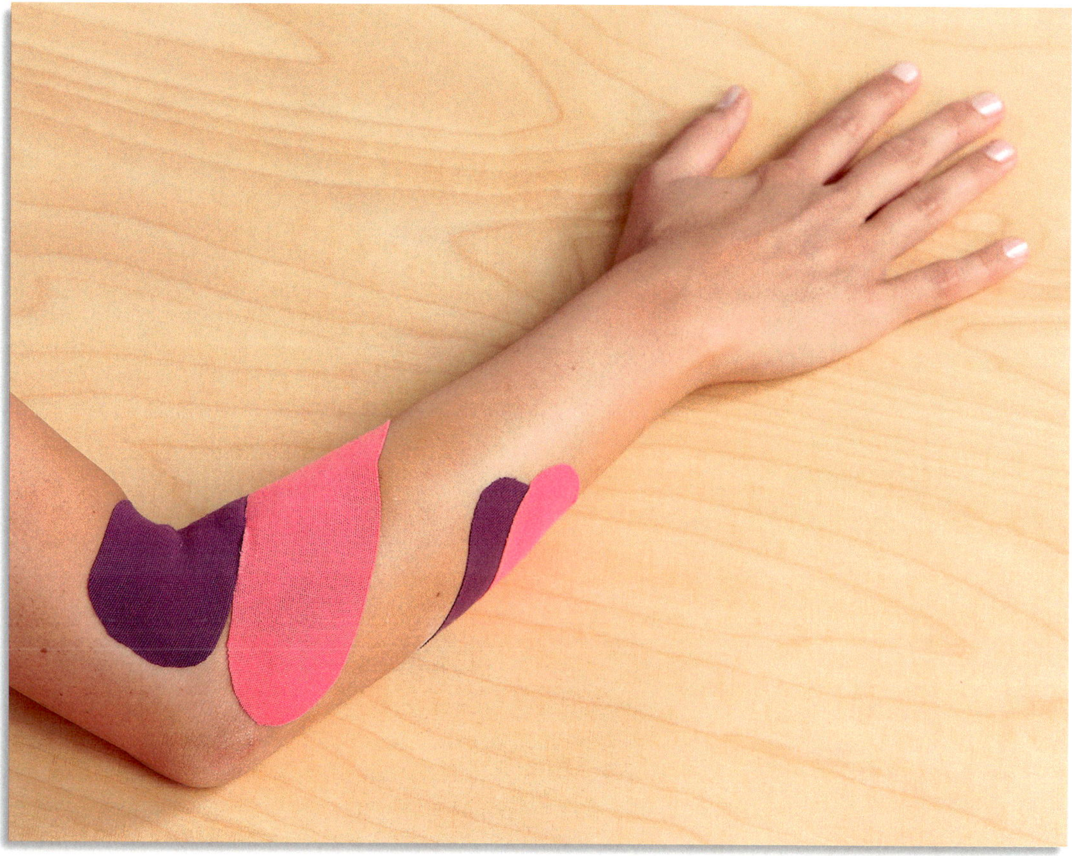

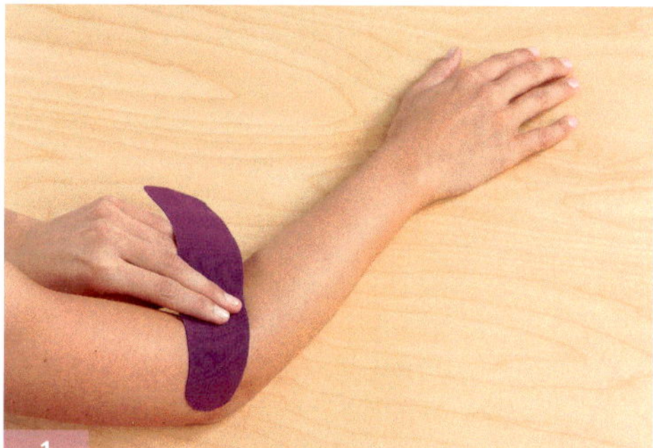

1

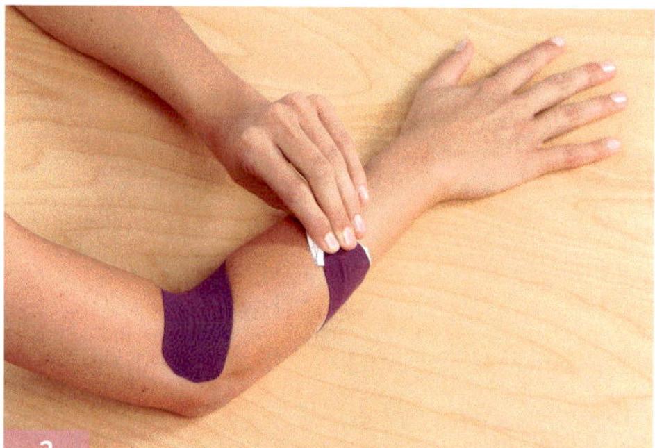

2

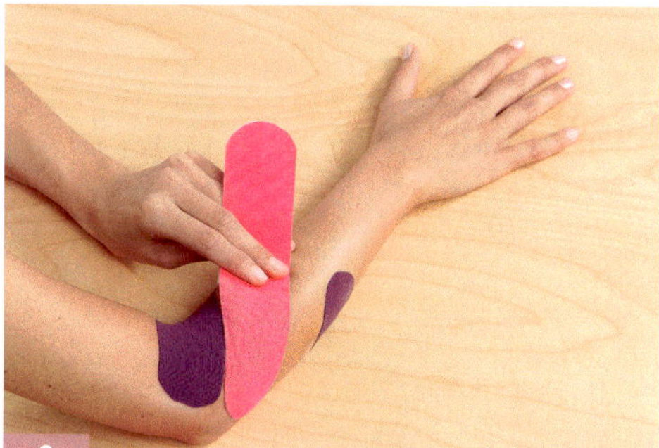

3

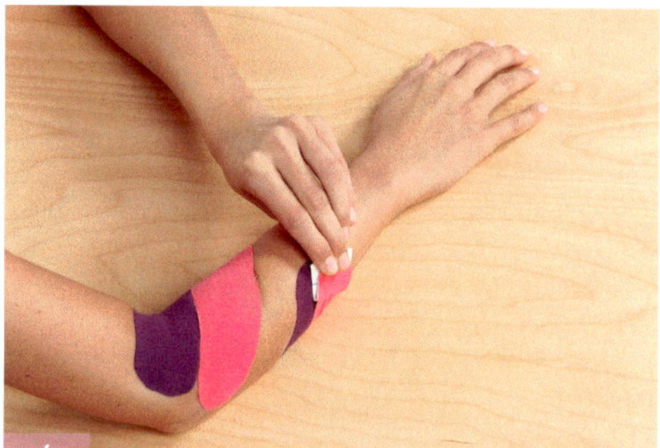

4

Application N1 : Nerf médian

En cas de syndrome du canal carpien

Le nerf médian s'étend depuis l'épaule le long de la face antérieure du bras et de l'avant-bras. Il rejoint le poignet, traverse le canal carpien et innerve de nombreux muscles fléchisseurs de l'avant-bras et de la main. Sur son trajet, il peut être compressé à plusieurs endroits, ce qui déclenche des douleurs, des fourmillements dans les doigts et même une perte de force du membre concerné. De tels troubles doivent être rapidement diagnostiqués et traités. Cette application peut contribuer à l'amélioration des résultats apportés par le traitement, même après une opération.

▸ Bande

Nombre : **1**
Forme : **Y, asymétrique**
Largeur : **5 cm**
Tension : **nette**
Durée : **jusqu'à 7 jours**

Conseil

Vous pouvez combiner cette application avec P5. Collez d'abord N1 avant d'appliquer P5 en travers. Cela est exceptionnel car, en principe, les applications ne se croisent pas quand elles agissent toutes les deux dans la même direction de mouvement.

Description

Asseyez-vous devant une table en posant dessus le bras légèrement fléchi de manière à ne ressentir aucune douleur ni aucun fourmillement dans les doigts. Pour mesurer la longueur de la bande, démarrez au milieu de la face interne du bras, passez par la face antérieure du coude, de l'avant-bras et du poignet avant de rejoindre la pulpe de l'index. Coupez la bande en la réduisant de $^{1}/_{4}$ par rapport à la longueur mesurée, puis découpez-la dans la longueur sur environ 15 cm. Raccourcissez de 5 cm la bandelette destinée au pouce.

1. Base : Collez l'extrémité non découpée de la bande sur la face interne du biceps.
2. Parcours : Tirez la bande, en imprimant une tension modérée, vers la face interne du coude, puis en ligne droite, en imprimant une tension nette, jusqu'au milieu du poignet.
3. Fin : Appliquez le point où la bande se divise en deux juste au-dessus du poignet. Tirez les deux bandelettes, en imprimant une tension plus modérée, l'une jusqu'à la pulpe du pouce et l'autre jusqu'à la pulpe de l'index.
4. Fixez ces deux extrémités en appliquant par-dessus des petites bandes fines et circulaires, sans imprimer de tension. Ne couvrez pas les ongles.

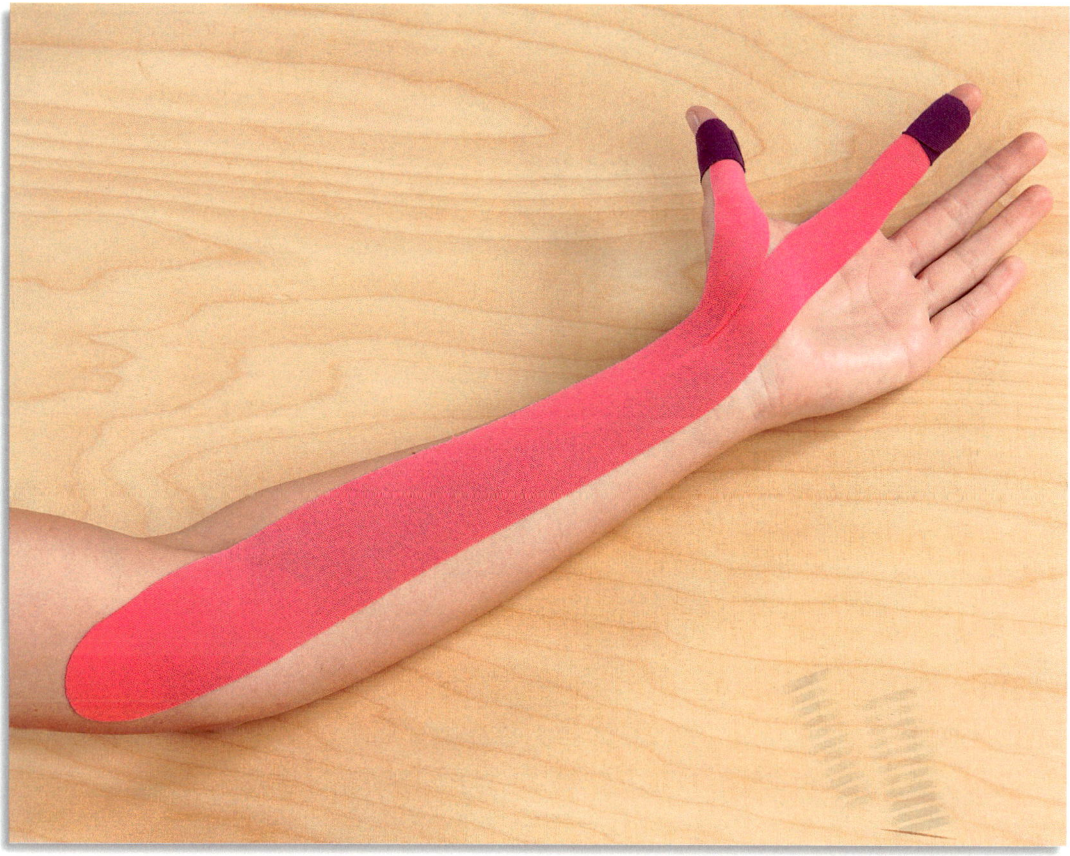

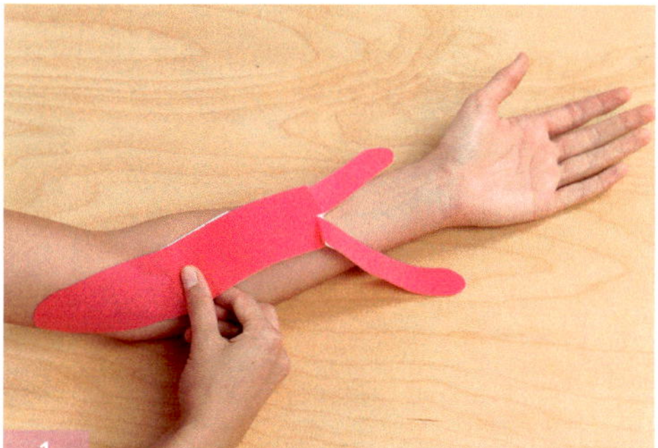
1

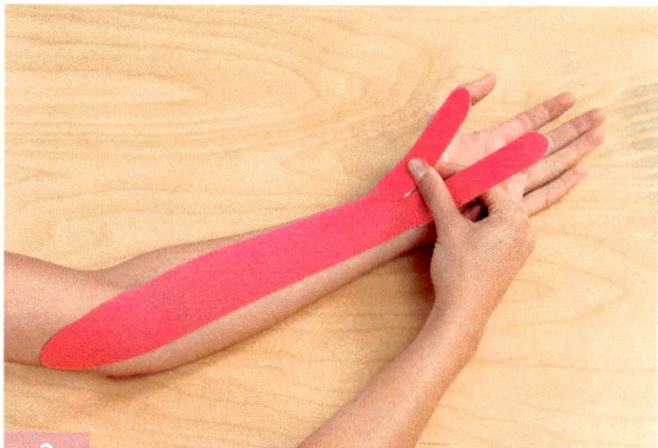
2

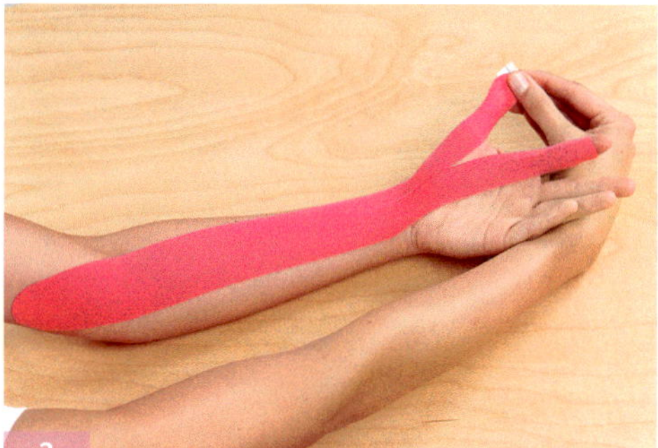
3

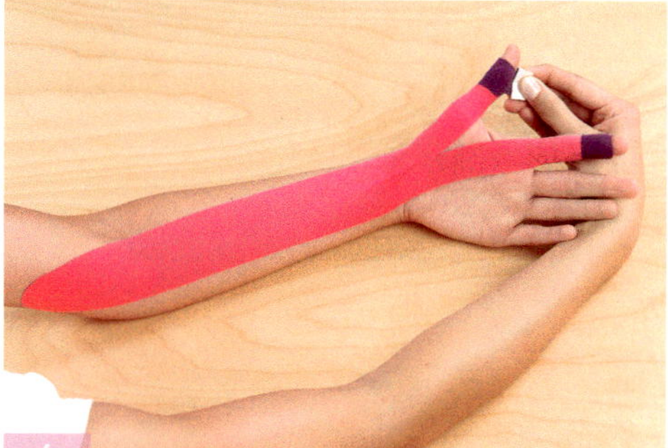
4

Application E1 : Épaule

Lorsque l'épaule est douloureuse quand on lève le bras

Vous ressentez des douleurs au niveau de l'épaule quand vous levez le bras et que vous le faites pivoter ? Votre épaule ne craque pas ? Appliquez alors cette application et combinez-la avec celle qui est destinée au muscle trapèze (M7). Si la douleur ne s'apaise pas en moins d'une semaine, consultez un médecin.

▸ Bande

Nombre : **2**
Forme : **I**
Largeur : **5 cm**
Tension : **nette**
Durée : **jusqu'à 7 jours**

Combinaisons possibles

Avec M7, C6 ou C7.

Description

Asseyez-vous devant une table en écartant le bras à la limite du seuil douloureux. Le coude est fléchi à angle droit. Pour mesurer la longueur de la bande, démarrez du milieu des vertèbres dorsales, passez par la face postérieure de l'épaule et rejoignez la face antérieure du bras. La seconde bande démarre du sternum et rejoint la face postérieure du bras en passant par la face antérieure de l'épaule. Découpez les deux bandes en les réduisant de $^1/_4$ par rapport à la longueur mesurée.

1. Base de la première bande : Levez la main de manière à ce que l'épaule pivote et cessez le mouvement à la limite du seuil douloureux. Dans cette position, posez la main sur des coussins. Collez l'une des extrémités de la bande sur les vertèbres dorsales au niveau de l'angle inférieur de l'omoplate. La bande est orientée en biais vers l'épaule.
2. Parcours et fin de la première bande : Tirez la bande, en imprimant une tension nette, vers l'angle formé par l'épaule avant de rejoindre la partie supérieure de la face antérieure du bras.
3. Base de la seconde bande : Changez d'abord la position du bras. Retirez les coussins, posez la main sur la table et levez le coude jusqu'à la limite du seuil douloureux. Placez maintenant les coussins sous le coude. Collez la seconde bande sur la partie inférieure du sternum (chez les femmes, sur la partie supérieure). La bande est orientée vers l'épaule.
4. Parcours et fin de la seconde bande : Appliquez la bande sur la face antérieure de l'épaule avant de rejoindre la face postérieure du bras.

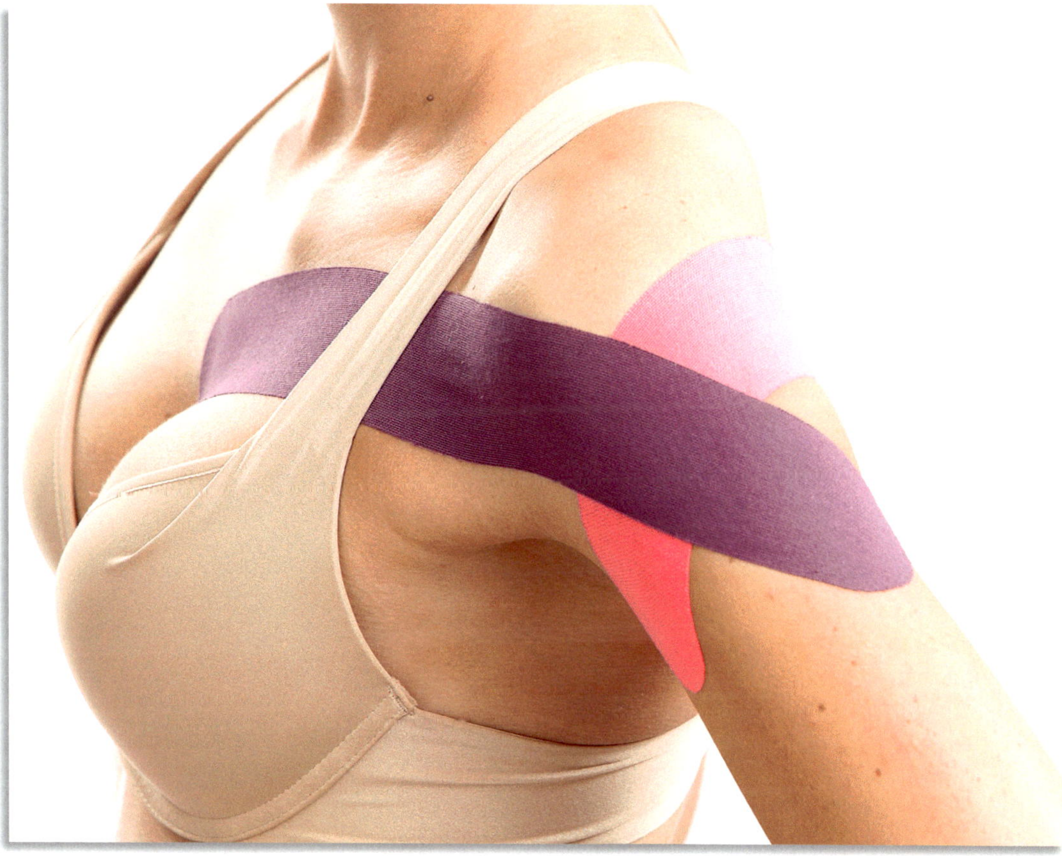

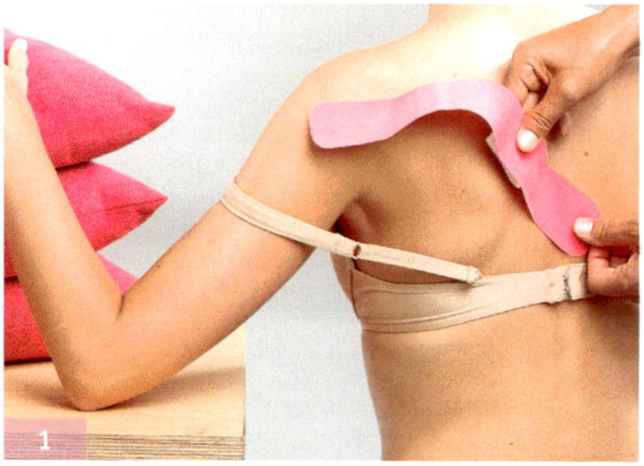

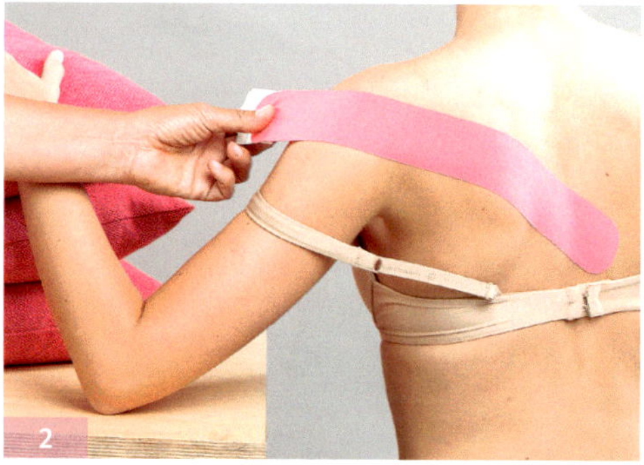

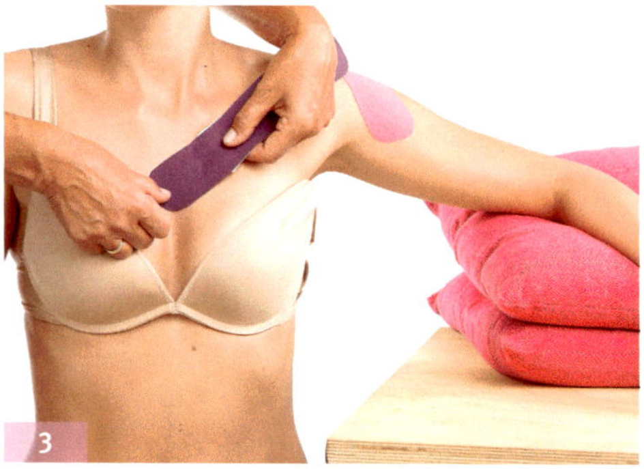

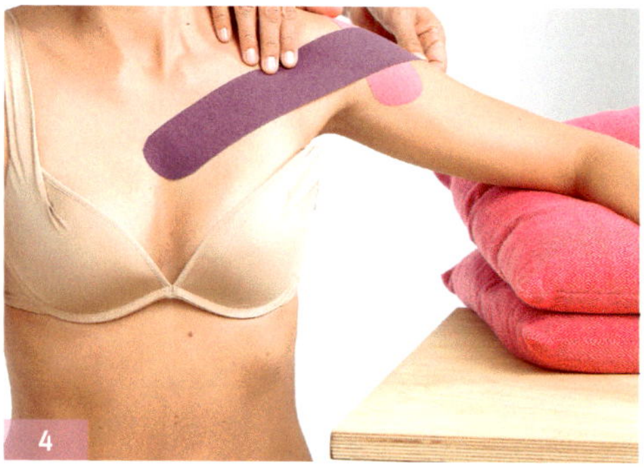

Application C6 : Coiffe des rotateurs (1)

Quand la rotation externe de l'épaule est douloureuse

Les douleurs qui surviennent au niveau de l'épaule en faisant pivoter le bras ne signalent rien de bon. Il s'agit rarement d'une crampe musculaire ordinaire. L'épaule frotte-t-elle ou craque-t-elle ? Ou peut-être se bloque-t-elle parfois ? Dans ce cas, consultez un médecin pour en faire diagnostiquer la cause, car il y a peu de chance pour que les choses rentrent dans l'ordre par elles-mêmes. Cette application vient en complément d'un traitement, avec ou sans opération chirurgicale.

▸ Bande

Nombre : **2**
Forme : **I**
Largeur : **5 cm**
Tension : **nette**
Durée : **jusqu'à 7 jours**

Combinaisons possibles

Cette application est toujours combinée avec M7 et M6 (grande photo).

Description

Asseyez-vous devant une table en écartant le bras. Le coude est fléchi à 90°. Levez la main vers le haut de manière à faire pivoter l'épaule (coude fixe) jusqu'à la limite du seuil douloureux. Dans cette position, placez plusieurs coussins sous la main. Mesurez la longueur des deux bandes et découpez-les en les réduisant de $^{1}/_{4}$ par rapport à la longueur mesurée :

- Première bande : démarrez de la vertèbre située à la jonction entre les cervicales et les dorsales, passez par l'omoplate et la face postérieure de l'épaule avant de rejoindre la face antérieure du bras.
- La seconde bande démarre de l'angle inférieur de l'omoplate et rejoint également la face antérieure du bras en passant par l'épaule.

1. Base de la première bande : Collez l'une des extrémités de la bande de l'autre côté de la vertèbre décrite précédemment tout en tournant la tête vers l'épaule non douloureuse. La bande est orientée vers l'épaule douloureuse.
2. Parcours et fin de la première bande : En imprimant une tension nette, tirez la bande vers l'angle supérieur de l'omoplate, puis le long du bord horizontal de l'omoplate jusqu'à son angle externe. Tirez la bande en l'arrondissant légèrement jusqu'à la face antérieure du bras.
3. Base de la seconde bande : Collez la bande sur l'angle inférieur de l'omoplate. La bande est orientée vers l'épaule.
4. Parcours et fin de la seconde bande : Tirez la bande jusqu'à la face postérieure de l'épaule avant de rejoindre le bras.

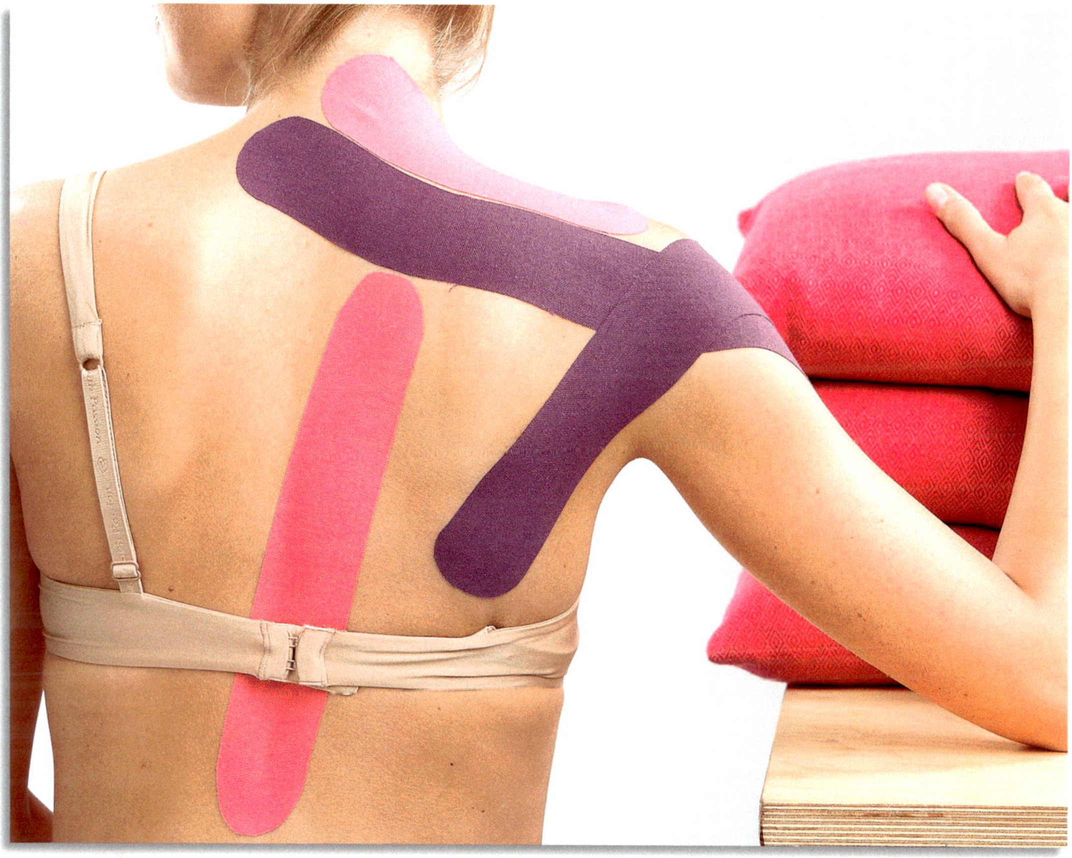

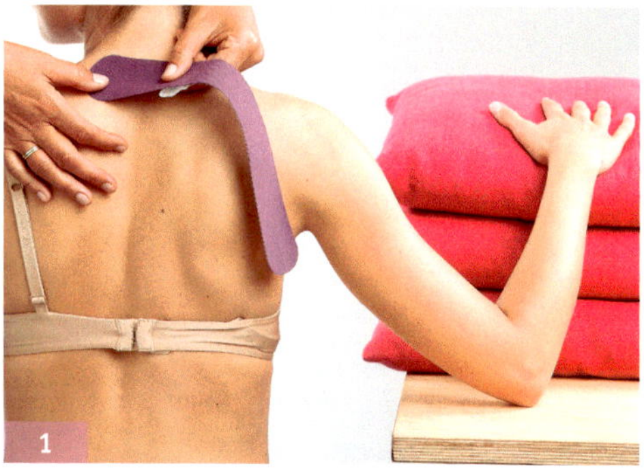
1

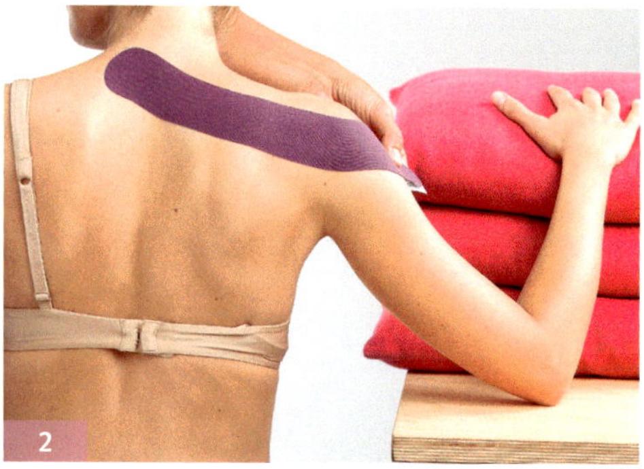
2

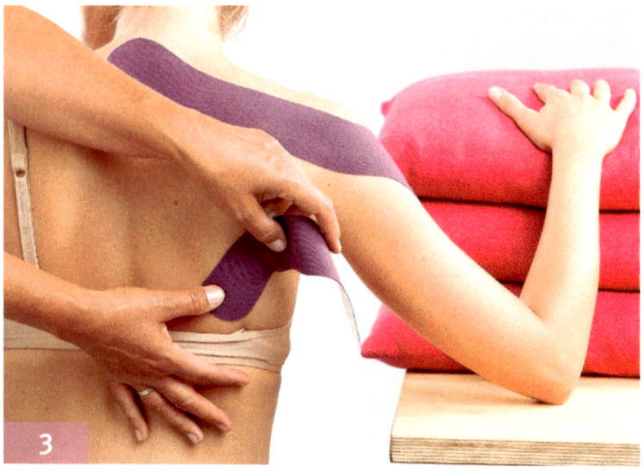
3

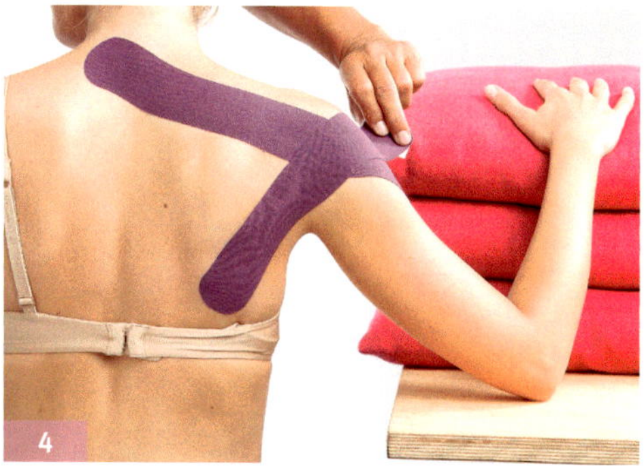
4

Application C7 : Coiffe des rotateurs (2)

Quand la rotation interne de l'épaule est douloureuse

Au niveau de l'épaule, les douleurs liées à la rotation interne du bras sont assez fréquentes et nécessitent un traitement. Les choses s'arrangent rarement d'elles-mêmes, bien au contraire. Elles ont même tendance à empirer. Vous aurez alors du mal à mettre la main dans le dos et il deviendra difficile d'attacher votre soutien-gorge, de rentrer votre chemise dans le pantalon ou d'enfiler un manteau.
Cette application est idéale en complément d'un traitement.

▸ Bande
Nombre : **3**
Forme : **I**
Largeur : **5 cm**
Tension : **nette**
Durée : **jusqu'à 7 jours**

Combinaison possible
Avec M7.

Description

Asseyez-vous devant une table en écartant le bras. Fléchissez le coude à 90°. Baissez la main de manière à faire pivoter l'épaule jusqu'à la limite du seuil douloureux. Le coude est plus haut que la main. Stabilisez la position. Mesurez la longueur des bandes :

- Une première bande démarre de l'angle inférieur de l'omoplate, remonte sous l'aisselle, puis fait le tour du bras jusqu'à sa face postérieure.
- Deux autres bandes démarrent de l'os coxal et des vertèbres lombaires, puis remontent sous l'aisselle avant de rejoindre le bras.

Découpez ces trois bandes en les réduisant de $^1/_4$ par rapport à la longueur mesurée.

1. Base de la première bande : Collez l'une des extrémités de la bande sur l'angle inférieur de l'omoplate, puis tirez la bande, en imprimant une tension nette, en biais, jusqu'à l'aisselle.
2. Parcours de la première bande : Ne collez pas la bande sous l'aisselle, mais appliquez un autre morceau de bande (5 à 7 cm) sur sa partie collante.
3. Fin de la première bande : Tirez la bande sous l'aisselle avant de remonter jusqu'à la face postérieure du bras.
4. Deuxième et troisième bandes : Appliquez la deuxième bande sur l'os coxal et éventuellement une troisième sur l'une des vertèbres lombaires, puis tirez-les jusqu'à l'aisselle de manière à ce qu'elles rejoignent le parcours de la première bande jusqu'au bras.

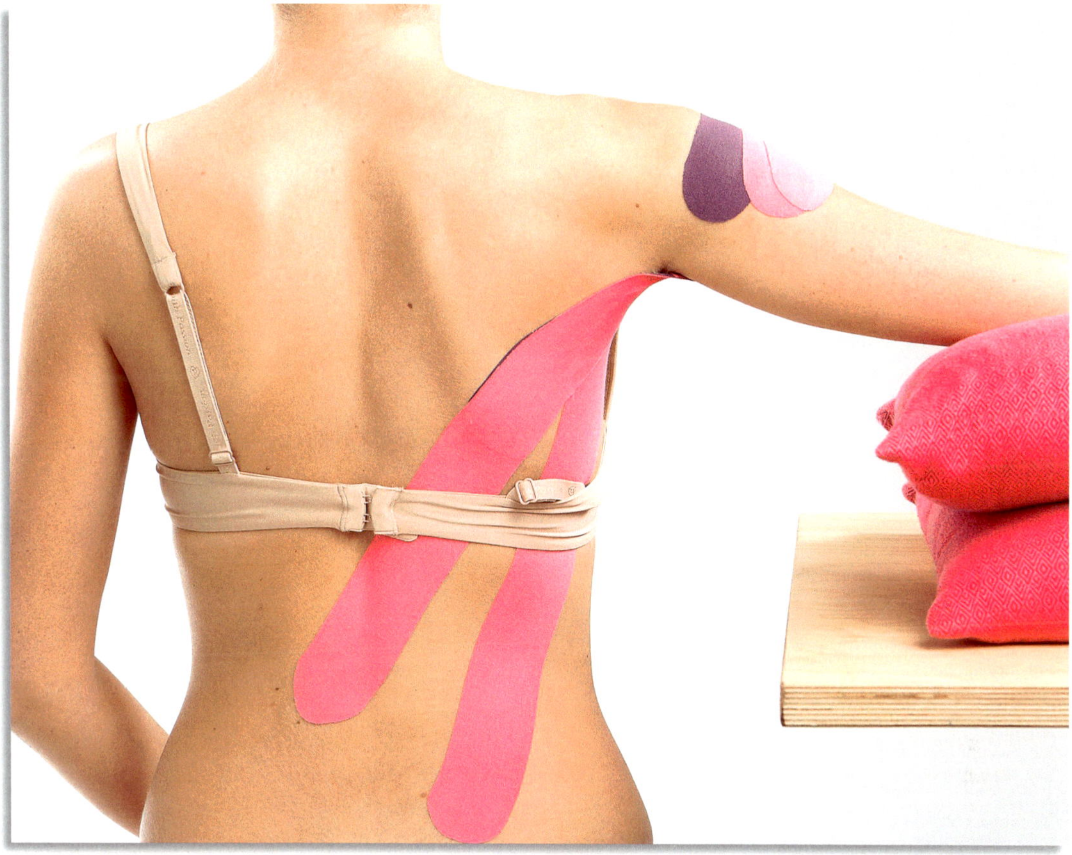

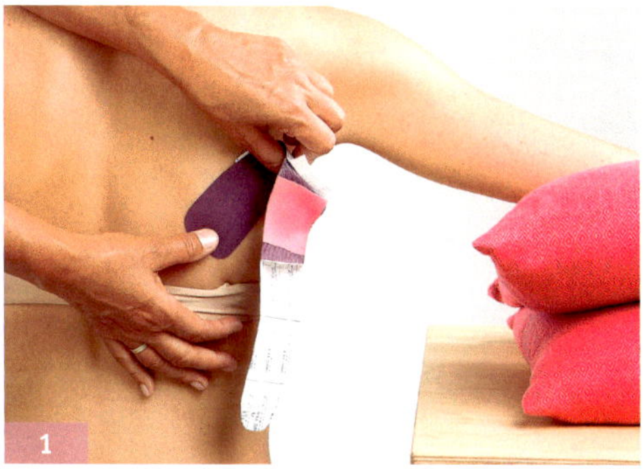
1

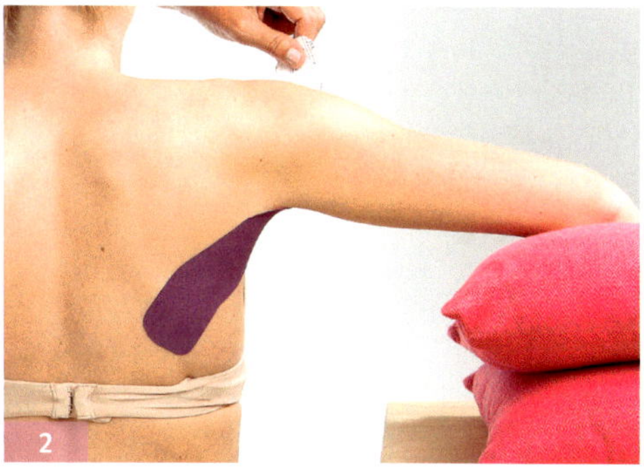
2

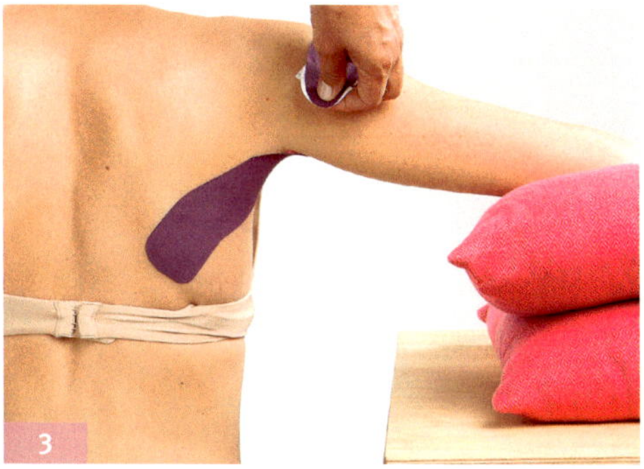
3

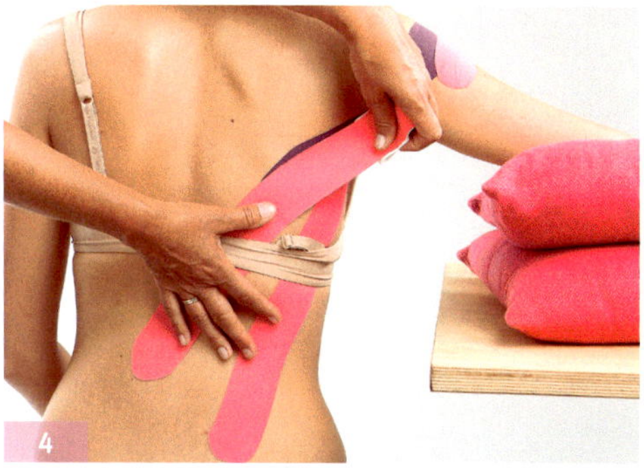
4

Application O1 : Omoplate

En complément des applications destinées à l'épaule

L'omoplate sert de point de jonction entre le tronc et le bras. Elle doit pouvoir accompagner facilement tous les mouvements du bras. Les traitements de la zone épaule-bras intègrent souvent les vertèbres cervicales et dorsales. Vous pouvez poser cette application d'un seul côté, mais aussi des deux côtés en cas de troubles liés à une mauvaise posture.

▸ Bande

Nombre : **généralement 2**
Forme : **I**
Largeur : **5 cm**
Tension : **nette**
Durée : **jusqu'à 7 jours**

Combinaisons possibles

Avec R4, M7, R1 ou M6.

Description

Asseyez-vous bien droit. Mesurez (ou plutôt votre partenaire) la longueur de la bande depuis les vertèbres dorsales supérieures jusqu'à la face externe de l'omoplate. Découpez la bande en la réduisant de $^1/_4$ par rapport à la longueur mesurée.

1. Base : Collez l'une des extrémités de la bande de l'autre côté de la colonne vertébrale tout en ayant la tête tournée dans ce sens. La bande est orientée vers l'omoplate. La base est appliquée sur les deux vertèbres cervicales inférieures ou dorsales supérieures les plus sensibles au toucher.
2. Parcours et fin : Tirez la bande vers le bord externe de l'omoplate pendant que vous les serrez.
3. Collez une seconde bande afin qu'elle chevauche partiellement la première.
   Si vous ressentez des douleurs au niveau des deux omoplates, posez une application similaire sur l'autre moitié du dos.

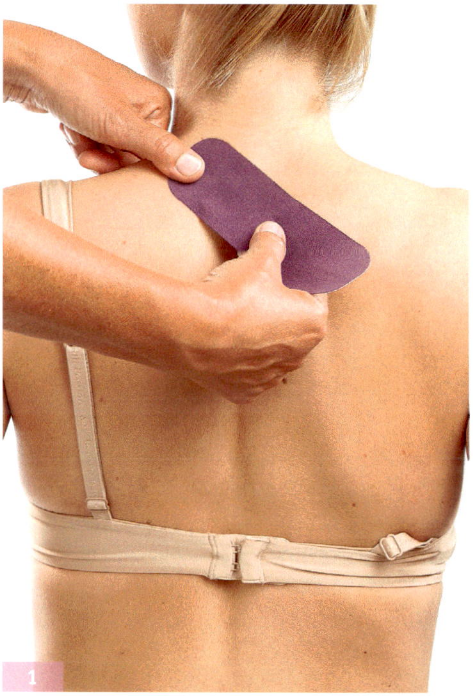

1

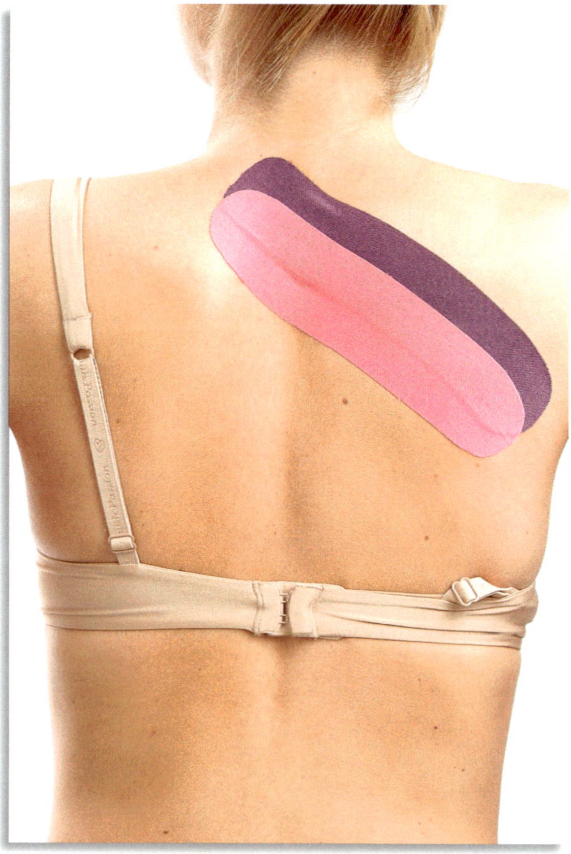

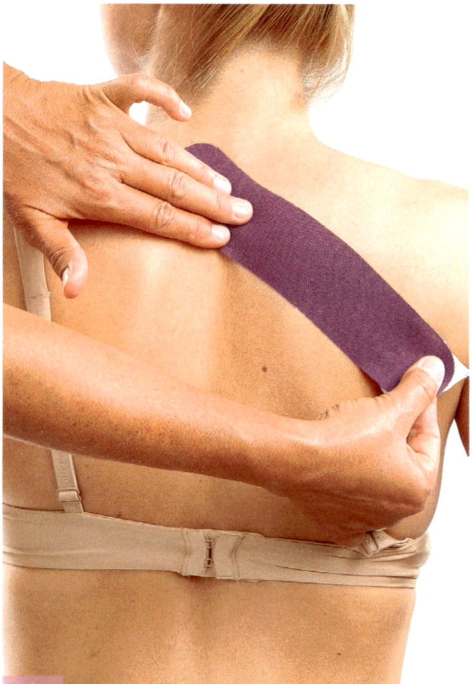

2

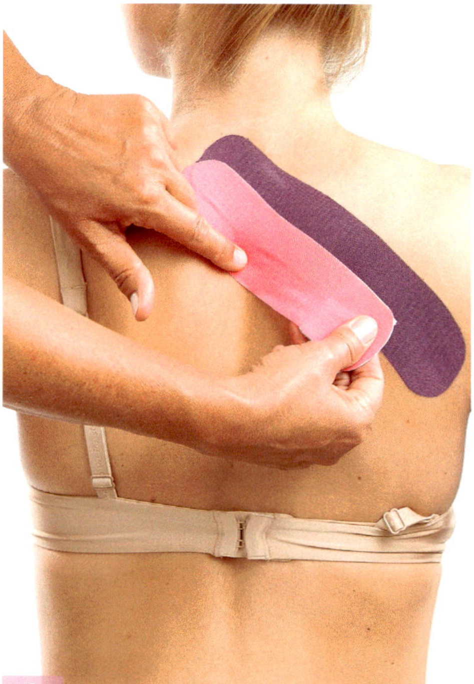

3

Application M5 : Muscle trapèze (1)

Pour redresser le buste

Poitrine en avant et épaules en arrière ! Nous devrions tous nous efforcer de nous tenir ainsi de temps en temps pour éviter de rester constamment voûté devant l'ordinateur. Il est important de redresser régulièrement le buste ; cette application vous y aidera. Elle active le muscle trapèze de manière à ce qu'il se manifeste, parfois jusqu'à la crampe, si vous vous laissez aller.

▸ Bande
Nombre : **3**
Forme : **I**
Largeur : **5 cm**
Tension : **nette**
Durée : **jusqu'à 7 jours**

Combinaisons possibles
Avec M7, M6, R1, P6 ou d'autres applications réservées aux épaules.

Description

Asseyez-vous bien droit. Redressez la poitrine et serrez les omoplates vers l'arrière. Mesurez la longueur de la bande de l'angle de l'épaule au bord interne de l'omoplate située de l'autre côté de la colonne vertébrale. Découpez la bande en la réduisant de $^1/_4$ par rapport à la longueur mesurée. Vous aurez besoin de deux bandes identiques et d'une troisième, plus petite, que vous appliquerez à la verticale.

1. Base : Collez l'une des extrémités de la bande entre le bord interne de l'omoplate et les vertèbres dorsales. La bande est orientée en diagonale vers l'épaule opposée.
2. Parcours et fin : Tout en expirant, tirez la bande sur l'omoplate en direction du bord supérieur de l'épaule. Collez son extrémité, sans imprimer de tension, sur l'os de l'épaule et non sur le bras.
3. Procédez de la même façon de l'autre côté du dos, toujours pendant l'expiration.
4. Vous pouvez appliquer une petite bande à la verticale au milieu de l'application, le long de la colonne vertébrale. Restez bien droit et expirez pendant l'application.

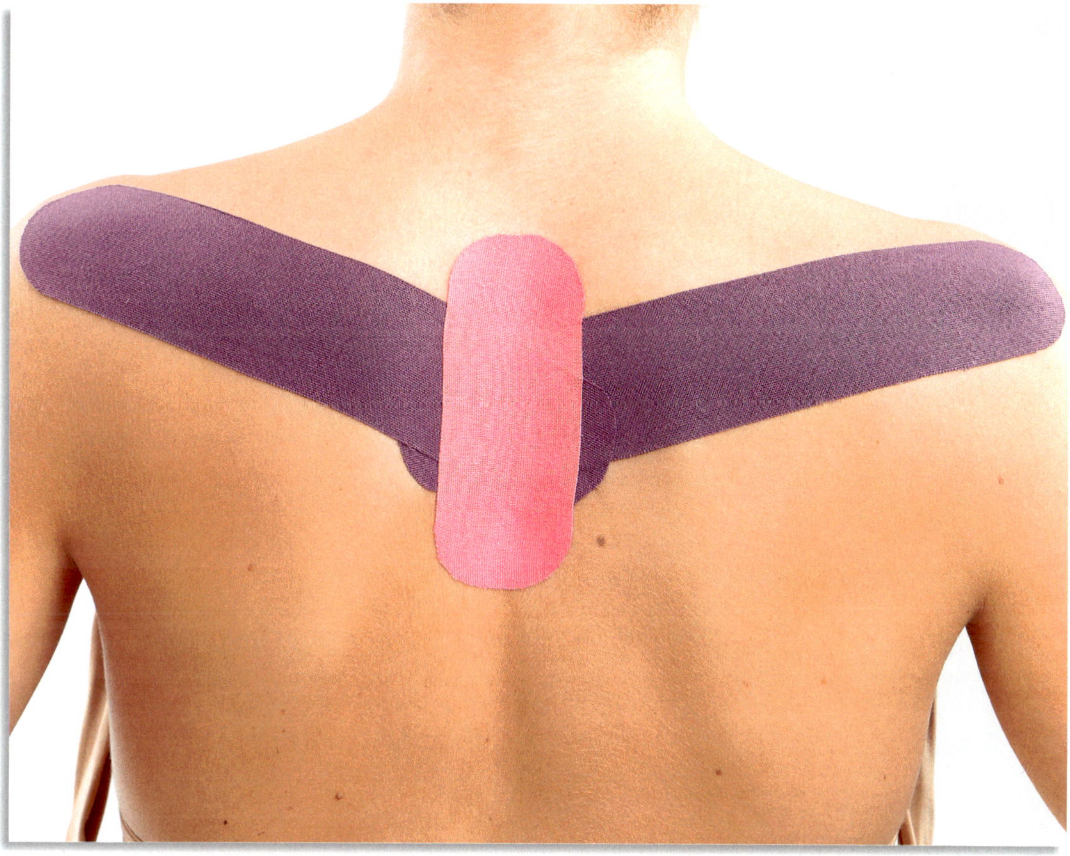

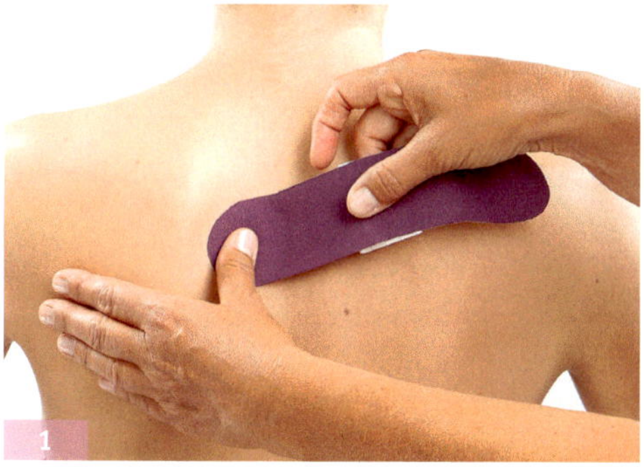
1

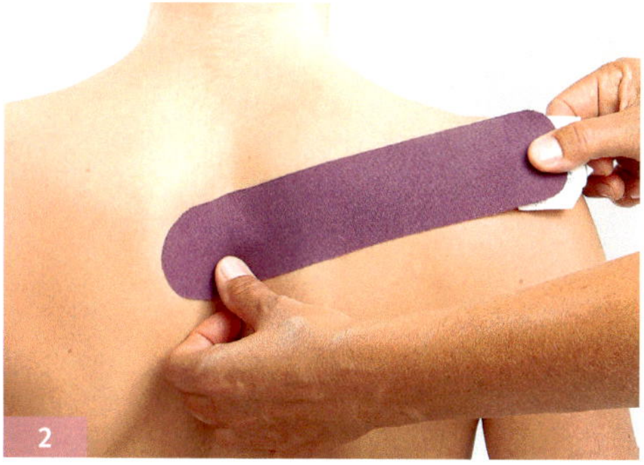
2

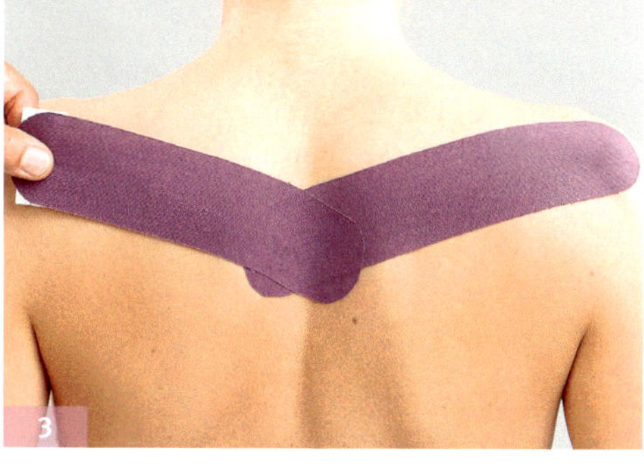
3

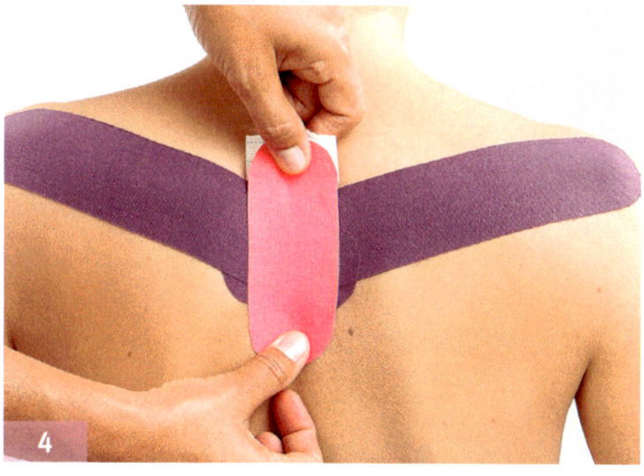
4

Application M6 : Muscle trapèze (2)

En complément des applications réservées à l'épaule

La partie inférieure du muscle trapèze s'étend des vertèbres dorsales inférieures au bord postérieur de l'épine de l'omoplate. Cette application est recommandée quand vous avez mal à l'épaule en levant et en tournant le bras, par exemple quand vous peignez un plafond, étendez du linge ou lancez une balle. Elle favorise un meilleur mouvement de l'omoplate et on l'emploie presque toujours avec d'autres applications.

▸ Bande
Nombre : **3**
Forme : **I**
Largeur : **5 cm**
Tension : **nette**
Durée : **jusqu'à 7 jours**

Combinaisons possibles
Avec M7, R1, P6 ou d'autres applications réservées à l'épaule.

Description

Asseyez-vous en redressant le buste et en serrant les omoplates. Mesurez (ou plutôt votre partenaire) la longueur de deux bandes, de la colonne vertébrale (à la hauteur des côtes inférieures) à l'angle supérieur interne de l'omoplate. Découpez les bandes en les réduisant de $^{1}/_{4}$ par rapport à la longueur mesurée.

1. Base : Collez l'une des extrémités de la bande à côté des vertèbres dorsales inférieures. La bande est orientée vers l'omoplate située sur l'autre moitié du dos.
2. Parcours et fin : Tout en expirant, tirez la bande, en imprimant une tension nette, jusqu'à l'angle supérieur interne de l'omoplate.
3. Toujours pendant l'expiration, collez la deuxième bande à l'identique, sur l'autre moitié du dos.
4. Collez une petite bande à la verticale sur les extrémités inférieures de l'application, le long de la colonne vertébrale. Restez bien droit et expirez pendant l'application.
   Pour corriger davantage la posture du buste et prévenir les douleurs au niveau des épaules et des bras, on peut tirer la bande jusqu'à l'angle supérieur interne de l'épaule.

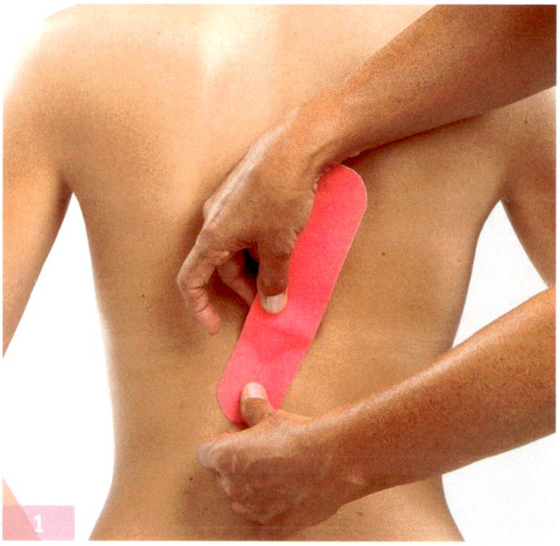

1

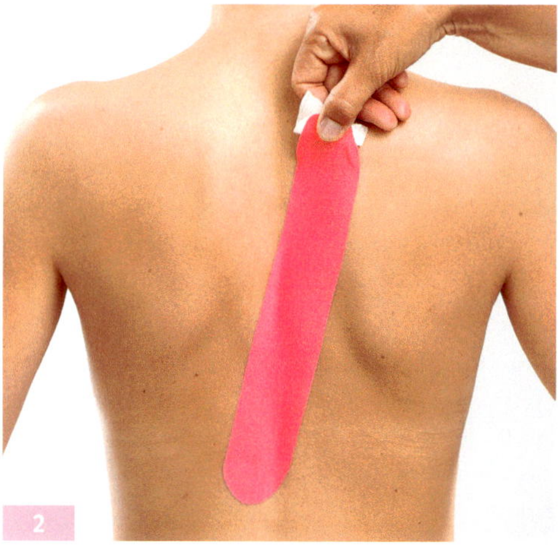

2

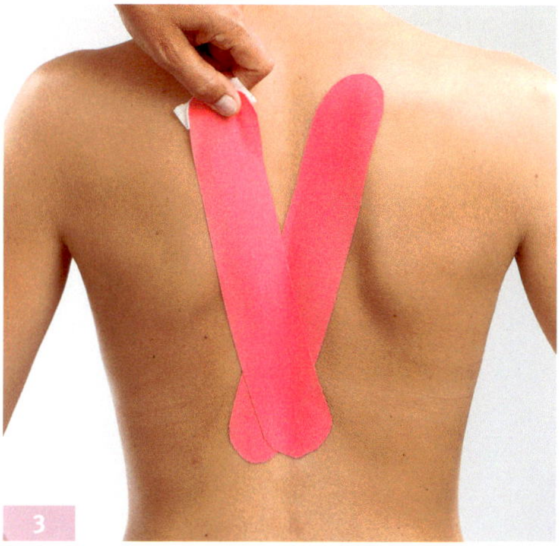

3

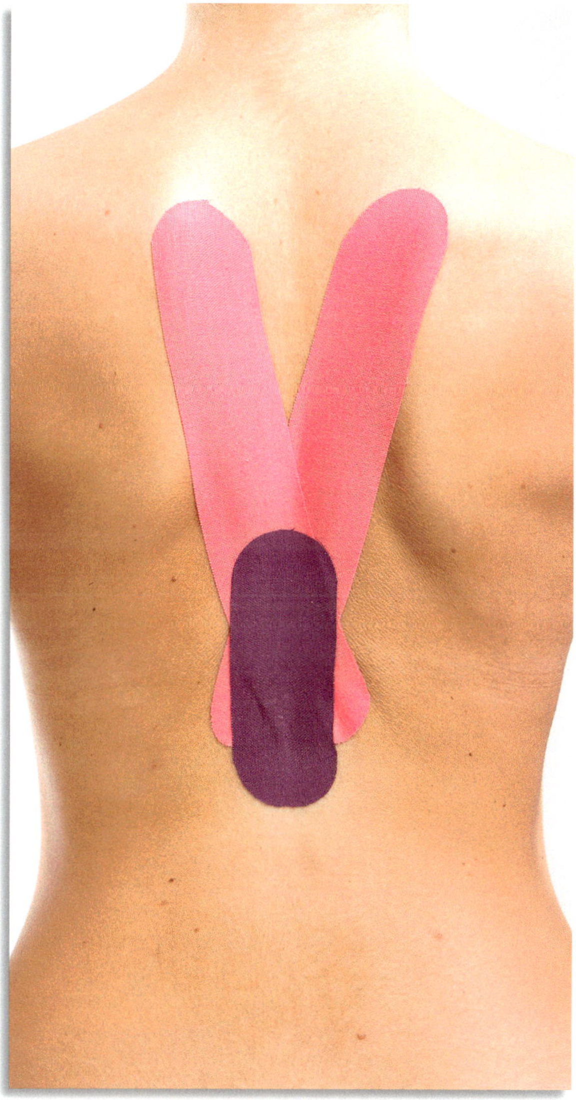

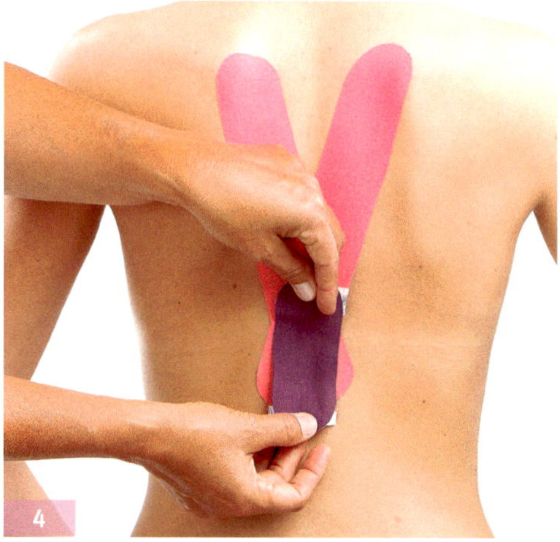

4

Application M2 : Muscle deltoïde

En accompagnement des applications réservées à l'épaule

Le muscle deltoïde forme le sommet arrondi de l'épaule. Il est quelquefois affaibli, mais rarement blessé. Cette application sert essentiellement à en compléter d'autres en cas de problèmes à l'épaule. Au départ, vous aurez besoin d'un partenaire pour son application, mais avec un peu d'expérience, vous y parviendrez seul.

▸ Bande
Nombre : **2**
Forme : **I**
Largeur : **5 cm**
Tension : **nette**
Durée : **jusqu'à 7 jours**

Combinaisons possibles
Avec M7 (grande photo), avec C6 ou E1.

Description

Asseyez-vous sur un tabouret et posez sur une table le bras concerné, très légèrement fléchi, en plaçant ou non des coussins dessous. Positionnez l'épaule et le coude vers l'avant ou l'arrière selon que vous appliquez la bande sur la face antérieure ou postérieure de l'épaule. Mesurez la longueur des deux bandes depuis la clavicule et l'omoplate jusqu'au milieu de la face externe du bras. Découpez les bandes en les réduisant de $^1/_4$ par rapport à la longueur mesurée.

1. Base de la bande antérieure : Collez l'une des extrémités de la bande sur le bord externe de la clavicule.
2. Parcours et fin de la bande antérieure : Avec l'autre main, tirez la bande vers l'extérieur autour du muscle deltoïde jusqu'au milieu de la face externe du bras. Pendant l'application, levez le coude du bras concerné d'un centimètre.
3. Base de la bande postérieure : Collez l'une des extrémités de la bande au niveau de la face postérieure de l'épaule, sur la partie externe de la bordure osseuse de l'omoplate.
4. Parcours et fin de la bande postérieure : Avec l'autre main, tirez la bande le long du muscle deltoïde jusqu'à l'extrémité de la première bande. Pendant l'application, levez le coude du bras concerné d'un centimètre.

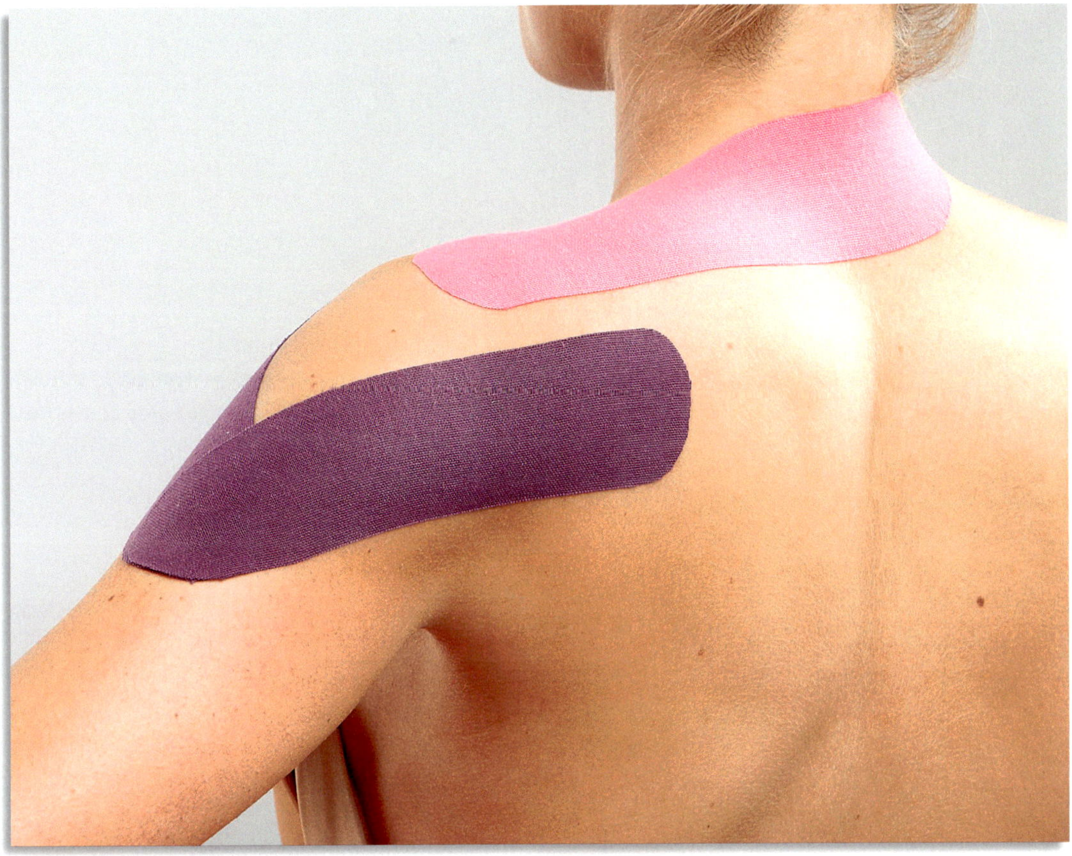

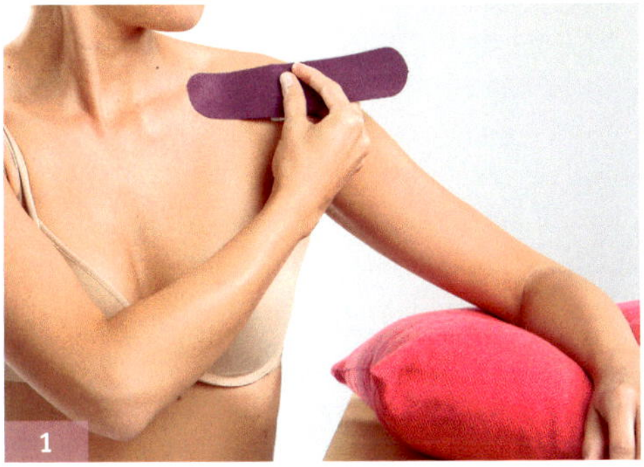
1

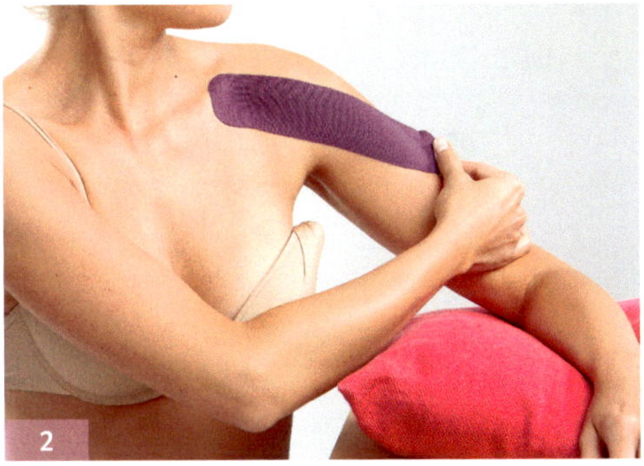
2

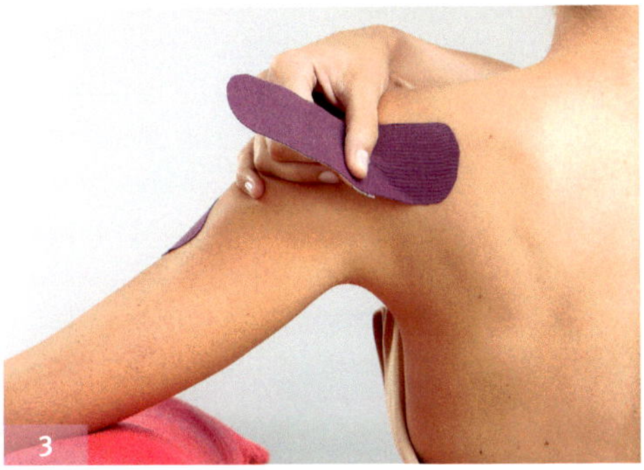
3

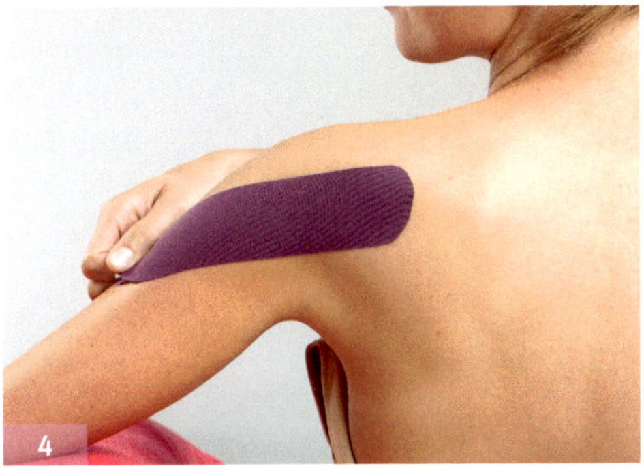
4

Application M20 : Muscles pectoraux

En cas de contractures des muscles pectoraux

Les muscles pectoraux, qui s'étendent des côtes ou du sternum à l'épaule, sont quelquefois contractés et provoquent de ce fait une posture un peu voûtée du dos. Il faut donc les détendre et les étirer tout en faisant travailler les muscles de la ceinture scapulaire de la face postérieure du corps. Posez cette application des deux côtés en cas de problème de mauvaise posture et d'un seul côté si vous souffrez du bras.

▸ Bande
Nombre : **2 ou 3**
Forme : **I**
Largeur : **5 cm**
Tension : **modérée**
Durée : **jusqu'à 7 jours**

Combinaisons possibles
Avec R4, E1, M5 ou M6.

Description

Asseyez-vous sur un tabouret et posez sur une table le bras très légèrement fléchi. Tirez l'épaule et le coude vers l'arrière jusqu'à ressentir une légère tension au niveau des pectoraux. Mesurez la longueur de la bande, du sternum à l'omoplate, et découpez deux ou trois bandes pour chaque côté du corps en les réduisant de $^1/_8$ par rapport à la longueur mesurée.

1. Base : Collez l'extrémité de l'une des bandes sur la moitié supérieure du sternum.
2. Parcours et fin : Tout en expirant profondément, tirez la bande avec l'autre main et en imprimant une tension modérée jusqu'au bord externe de la clavicule. Une tension trop forte pourrait avoir l'effet contraire ! Depuis la clavicule, tirez la bande au-dessus de l'épaule jusque sous la bordure osseuse de l'omoplate.
3. Appliquez la deuxième bande légèrement plus bas que la première de manière à ce qu'elle la chevauche partiellement. (Les hommes peuvent en appliquer une troisième en dessous, en la décalant un peu.)
4. Les femmes qui ont de petits seins peuvent appliquer une troisième bande au niveau de la face externe du sein, de la côte à l'épaule. Voici une autre variante pour redresser la poitrine : avec l'autre main, appliquez la bande sous le sein à la hauteur du sternum, sans imprimer de tension, puis remontez vers l'extérieur le long du sein. Pendant l'application, soulevez le sein avec la main située du même côté du corps. Puis tirez la bande, en imprimant de nouveau une tension, jusqu'à la face postérieure de l'épaule, au niveau de l'omoplate.

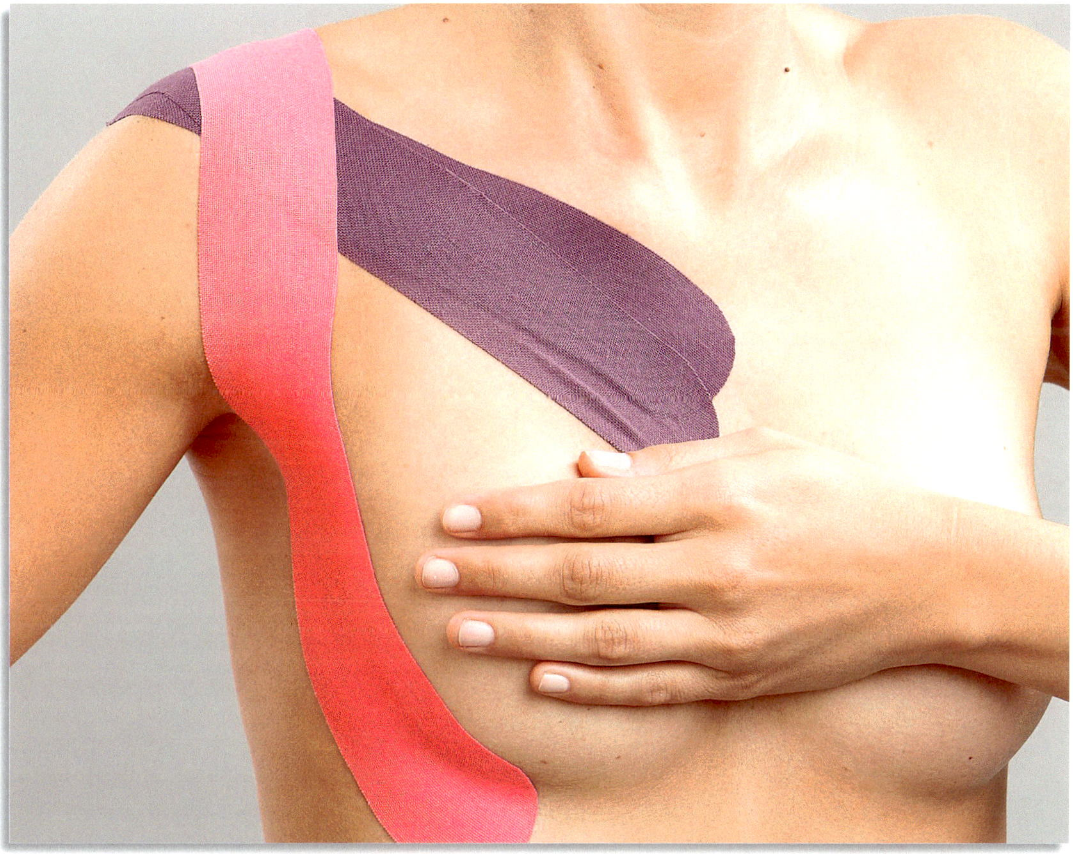

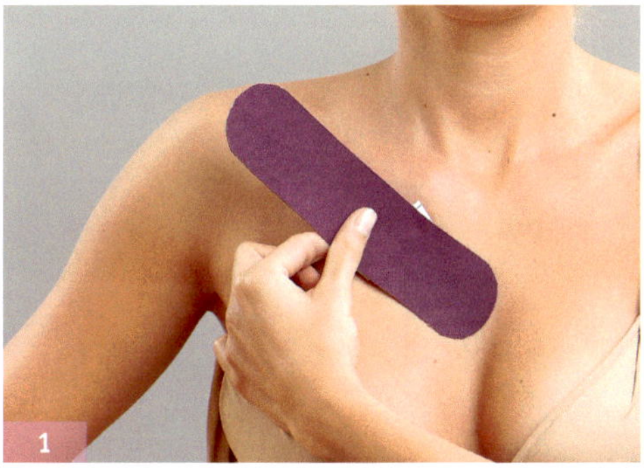

1

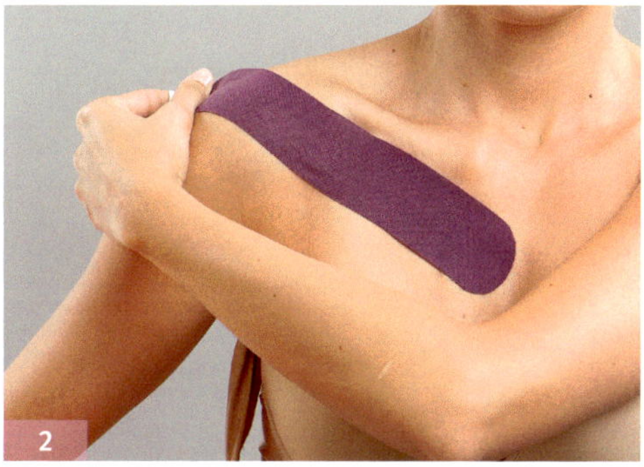

2

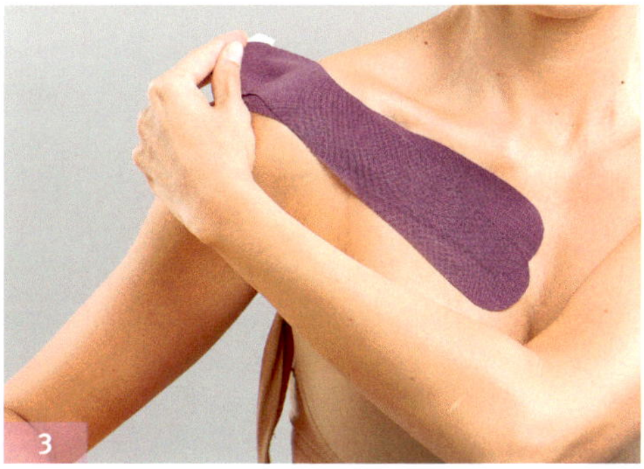

3

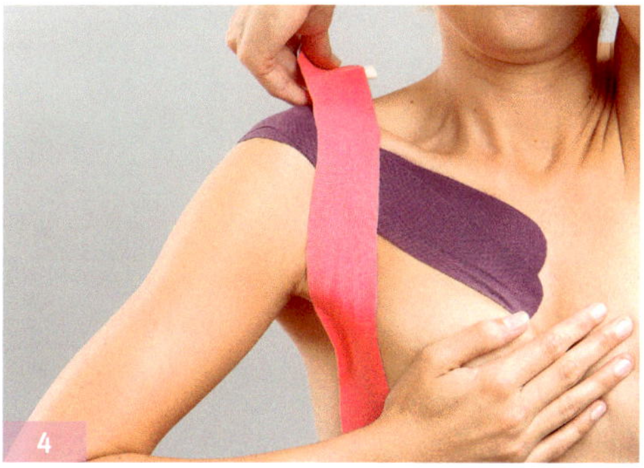

4

Application R1 : Rachis cervical

Si vous ne pouvez plus regarder derrière vous

Nos vertèbres cervicales sont souvent malmenées. Elles peuvent en effet souffrir d'une mauvaise posture adoptée dans le quotidien professionnel. Des douleurs qui surviennent lors de la rotation du rachis cervical, en faisant une marche arrière en voiture par exemple, nécessitent un traitement adapté. Vous pourrez combiner cette application avec celle qui est réservée au rachis thoracique.

▸ Bande

Nombre : **2 à 3**
Forme : **I**
Largeur : **5 cm**
Tension : **nette (ou modérée)**
Durée : **jusqu'à 7 jours**

Conseil

Si seule la rotation de la tête dans les deux sens et non la flexion vous fait souffrir, appliquez uniquement les deux bandes en diagonale, comme sur la grande photo.

Description

Il existe plusieurs variantes de cette application selon les douleurs. Pour mesurer et appliquer les bandes, baissez la tête de manière à ne ressentir aucune douleur.

1. Quand le fait de baisser la tête est douloureux : Appliquez l'une des extrémités de la bande entre l'omoplate droite et les vertèbres dorsales. Tirez la bande, en imprimant une tension nette, jusqu'à la nuque, juste en dessous de la racine des cheveux. Imprimez une tension plus forte au niveau de la nuque.
2. Appliquez une deuxième bande de la même façon de l'autre côté, en positionnant la base au même endroit que celle de la première bande.
3. Pour renforcer l'effet produit, vous pouvez appliquer une bande à l'horizontale. Sa base est située sur le milieu de la bande. Appliquez-la sur la base des deux bandes verticales, puis tirez la bande, en imprimant une tension nette, de part et d'autre de la colonne vertébrale, jusque sur la face postérieure des épaules.
4. Quand le fait de tourner la tête sur le côté fait souffrir : si la nuque vous fait mal à droite et que la rotation de la tête vers la gauche est douloureuse, ne posez cette application que sur la partie droite. L'effet produit sera renforcé par l'application en diagonale d'une autre bande. Pour cela, appliquez une extrémité de cette bande sur l'angle inférieur de l'omoplate gauche, puis tirez la bande, en imprimant une tension faible à nette, jusqu'à l'extrémité de la première bande. Procédez inversement, si vous avez mal sur la gauche de la nuque et que la rotation de la tête vers la droite est douloureuse.

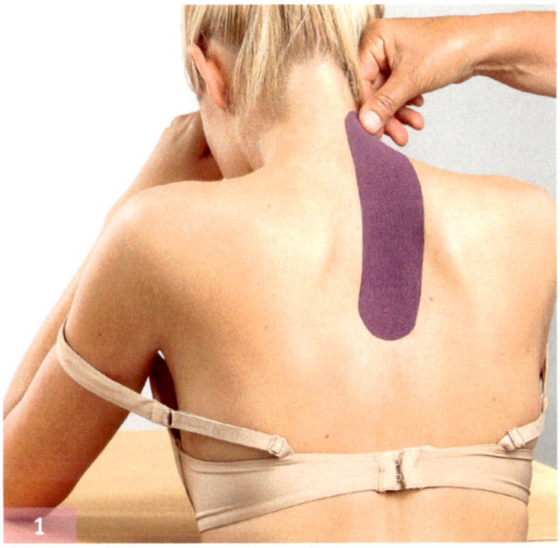
1

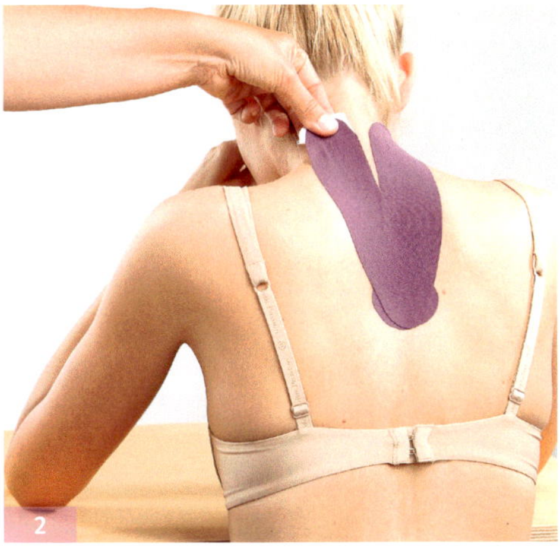
2

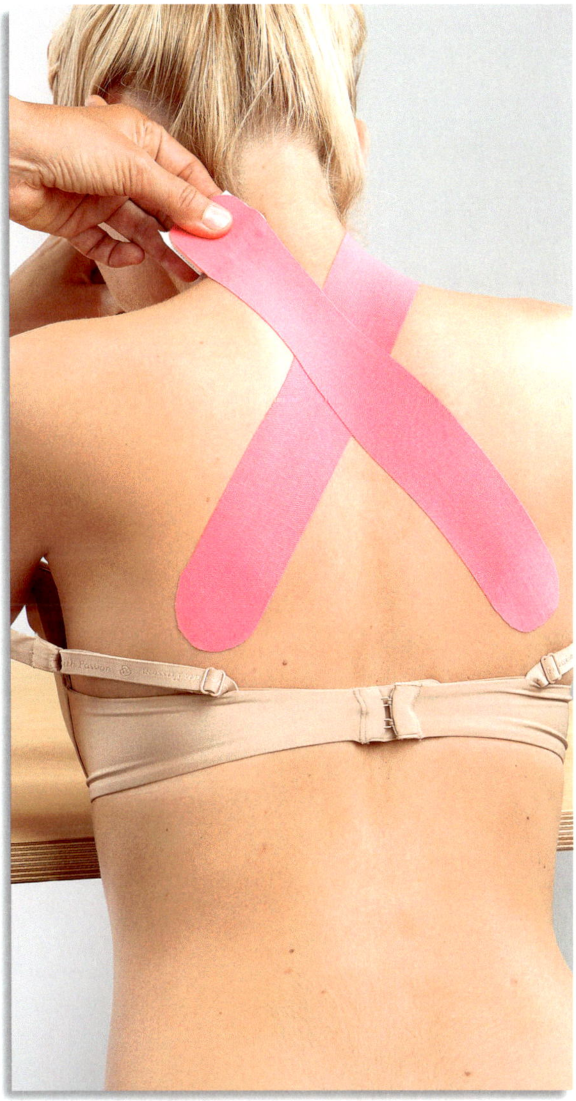

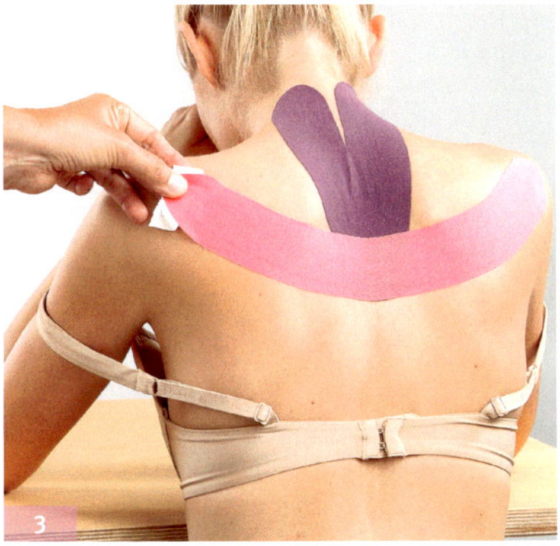
3

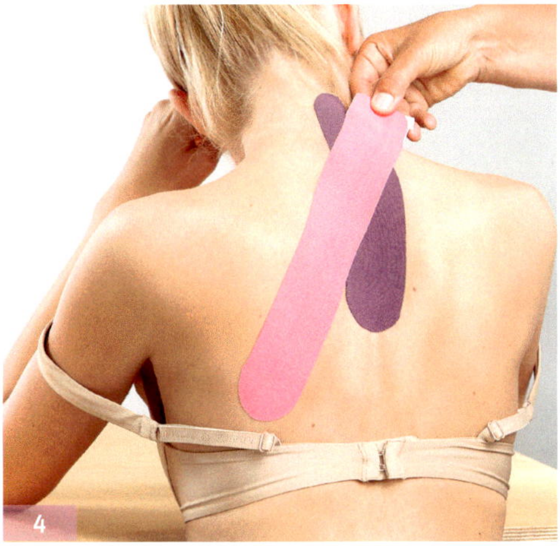
4

Application M7 : Muscle trapèze (3)

Un bienfait pour les muscles de la nuque

La ligne qui relie la nuque à l'épaule constitue le bord supérieur du muscle trapèze. Or, cette zone est souvent douloureuse, contractée et parfois affaiblie. Cette application vient souvent en complément d'autres applications. Avec un peu d'adresse, vous pourrez la poser vous-même, mais il est préférable de faire appel à votre partenaire.

▸ Bande

Nombre : **1 ou 2**
Forme : **I**
Largeur : **5 cm**
Tension : **nette**
Durée : **jusqu'à 7 jours**

Combinaisons possibles

Avec R1, M5, M6, P6 ou des applications visant à traiter les céphalées et les problèmes d'épaule.

Description

Asseyez-vous devant une table en prenant appui sur les deux coudes. Soutenez votre tête avec vos mains. Faites mesurer par un partenaire la longueur de la bande, d'un côté de la nuque à l'épaule opposée, en passant en dessous de la racine des cheveux. Découpez une ou deux bandes en les réduisant de $^{1}/_{4}$ par rapport à la longueur mesurée.

1. Base : Collez l'extrémité de l'une des bandes sur l'os de l'épaule.
2. Parcours et fin : Tirez la bande le long de la partie supérieure du muscle trapèze, passez par les cervicales et rejoignez l'autre côté de la nuque. Collez l'extrémité de la bande en dessous de la racine des cheveux, sur la nuque.
3. En cas de douleurs des deux côtés de la nuque, de problèmes au niveau des épaules ou de céphalées, on applique une bande de chaque côté. Les deux bandes se croisent au niveau des vertèbres cervicales inférieures. Sur la grande photo, cette application est combinée avec M6.

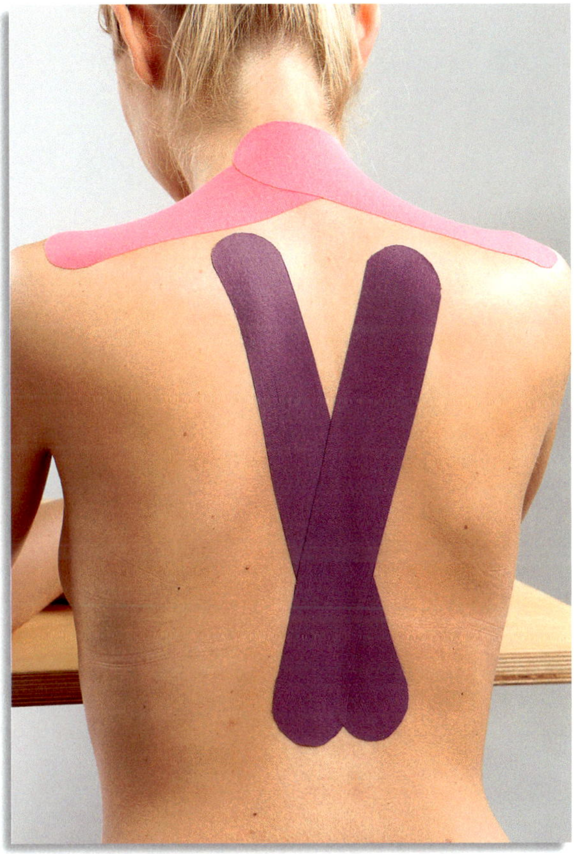

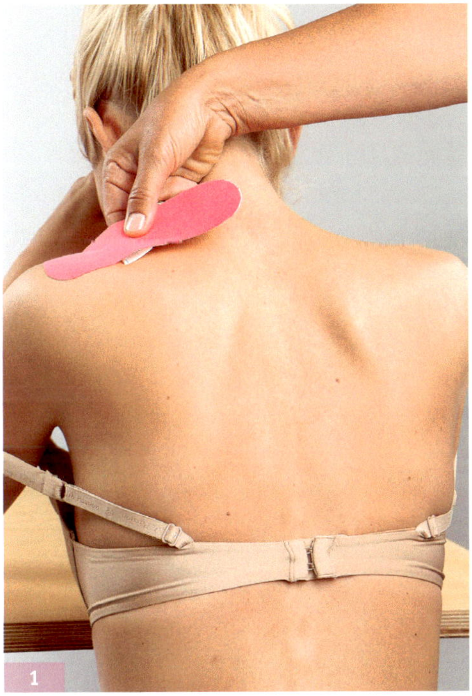

1

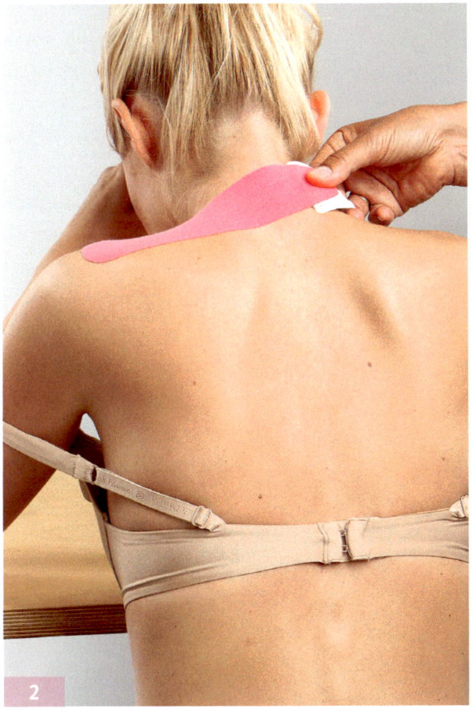

2

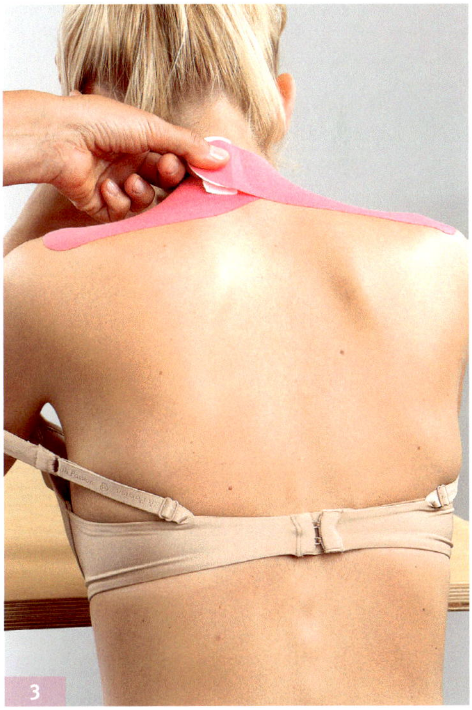

3

Application C1 : Céphalées

En cas de céphalées dues à des contractures au niveau des muscles de la nuque

Il existe de nombreux types de céphalées. Le taping est efficace quand celles-ci sont déclenchées par des contractures musculaires. Outre l'application présentée ici, vous pouvez également poser des pansements magnétiques ou des grilles pour taping sur les zones douloureuses.

▸ Bande
Nombre : **4**
Forme : **I**
Largeur : **5 cm**
Tension : **modérée**
Durée : **jusqu'à 7 jours**

Combinaisons possibles
Avec M7, en réduisant la longueur de la bande de $^1/_8$ par rapport à la longueur mesurée et en l'appliquant sur la seconde bande. Avec R1 ou une application lymphatique.

Description

Asseyez-vous bien droit devant une table et appuyez la tête dans les mains pendant que votre partenaire mesure la longueur des bandes.

- Les deux premières bandes démarrent de part et d'autre de la pointe du sternum, descendent par les côtes, remontent vers la pointe inférieure de l'omoplate, longent le rachis thoracique jusqu'à l'angle nuque-épaule, et rejoignent le bord supérieur interne de la clavicule. Il vous faut deux bandes identiques.
- Les deux autres bandes démarrent de la face postérieure de l'épaule, rejoignent la vertèbre qui est à la jonction des cervicales et des dorsales et se terminent à la jonction entre la nuque et le tronc. Il vous faut deux bandes identiques.

Découpez les bandes en les réduisant de $^1/_4$.

1. Premières bandes : Collez une extrémité de la bande sur le sternum. Puis, sur l'expiration, tirez la bande, en imprimant une tension modérée, sur les côtes et remontez vers le dos jusqu'à la pointe inférieure de l'omoplate.
2. Toujours sur l'expiration, tirez la bande de l'omoplate vers les vertèbres dorsales en direction de la partie supérieure du muscle trapèze. Collez l'extrémité de la bande sur le bord supérieur interne de la clavicule.
3. Posez une autre bande, de la même façon, de l'autre côté.
Secondes bandes : Collez l'extrémité de la bande à l'horizontale sur la face postérieure externe de l'épaule. Sur l'expiration, tirez la bande le long de la partie supérieure de l'omoplate jusqu'à la colonne vertébrale. Cette seconde bande croise la première et rejoint, sur l'autre moitié du corps, la jonction entre la nuque et le tronc. Procédez de même avec l'autre bande (voir la grande photo).

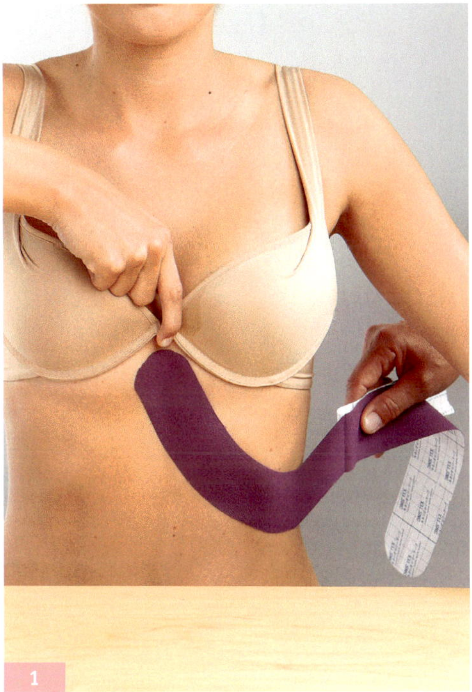

1

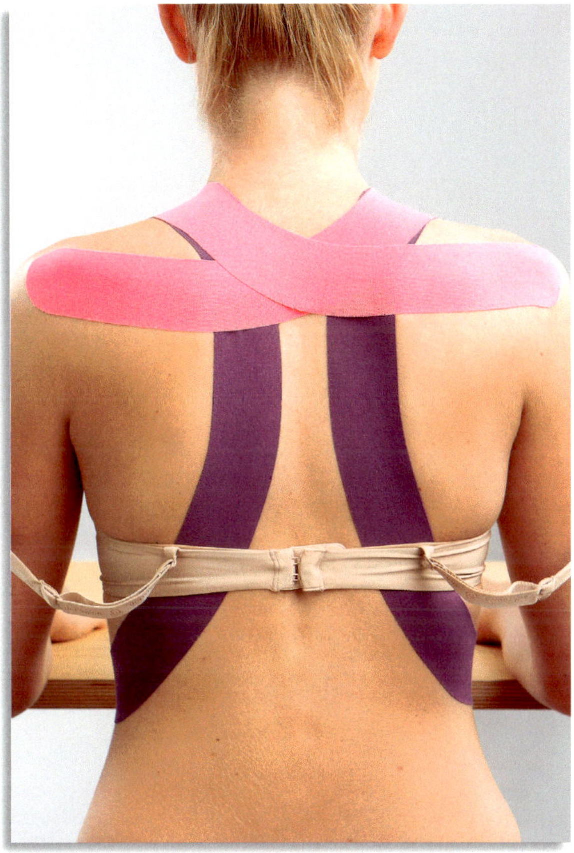

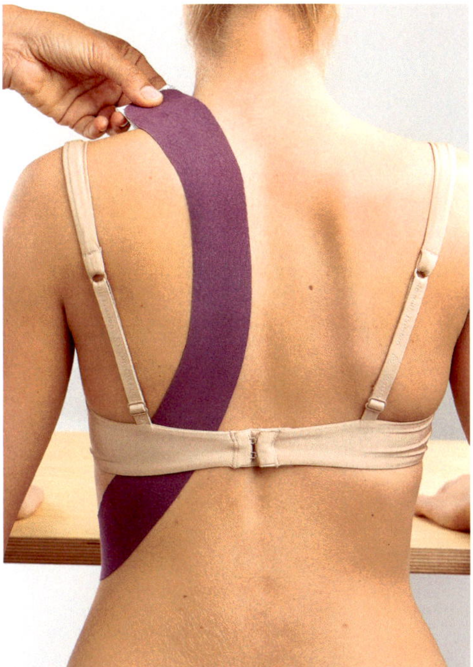

2

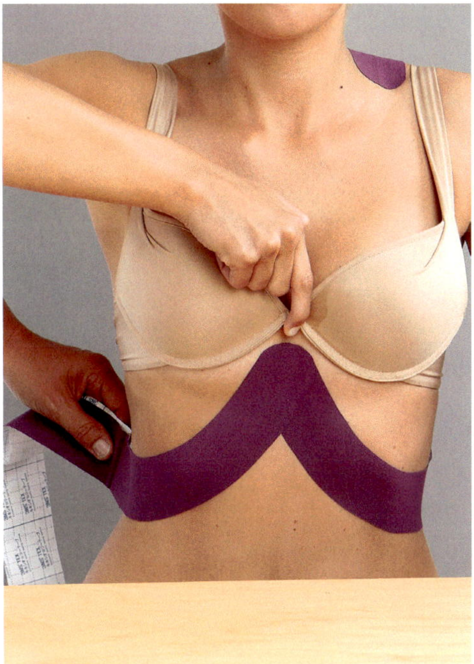

3

Application P6 : Première côte

En cas de contractures et de douleurs au niveau de la nuque

Les premières côtes forment comme un collier autour du cou. Elles sont situées à la jonction du cou et de la cage thoracique et font office de couvercle. En cas de mauvaise posture, quand on est assis devant l'ordinateur par exemple, la première côte peut occasionner des maux tels que des céphalées, des douleurs au niveau de la nuque ou des fourmillements dans les doigts.

▸ Bande

Nombre : **1 ou 2**
Forme : **I**
Largeur : **5 cm**
Tension : **nette**
Durée : **jusqu'à 7 jours**

Description

Pour mesurer la longueur de la bande, démarrez de la partie supérieure du sternum, passez par le cou et rejoignez la première vertèbre située en dessous de la nuque. Découpez la bande en la réduisant de $^1/_4$ par rapport à la longueur mesurée.

1. Base : Collez l'une des extrémités de la bande au milieu du sternum, puis tirez la bande vers le haut jusqu'à la clavicule située sur le côté du corps concerné.
2. Parcours : Poursuivez en tirant la bande jusqu'à la vertèbre proéminente qui se trouve à la jonction des cervicales et des dorsales.
3. Si vous souffrez des deux côtés de la nuque, n'hésitez pas à appliquer une bande de chaque côté.
4. Si cette application ne suffit pas, posez une bande supplémentaire au niveau des dorsales, puis tirez-la en imprimant une tension nette vers la partie supérieure du muscle trapèze, jusqu'à la clavicule. Expirez profondément pendant l'application. Vous pouvez procéder de la même façon de l'autre côté. (Si vous renouvelez l'application, collez d'abord cette bande avant les deux bandes roses.)

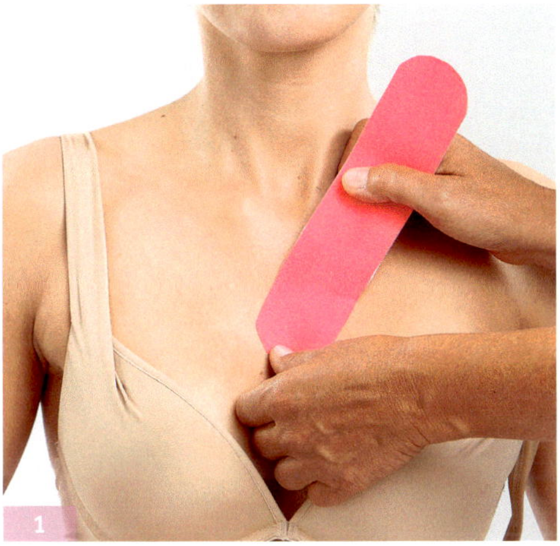
1

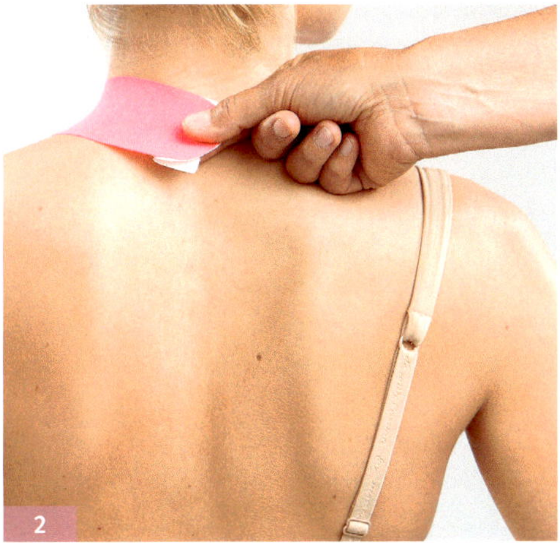
2

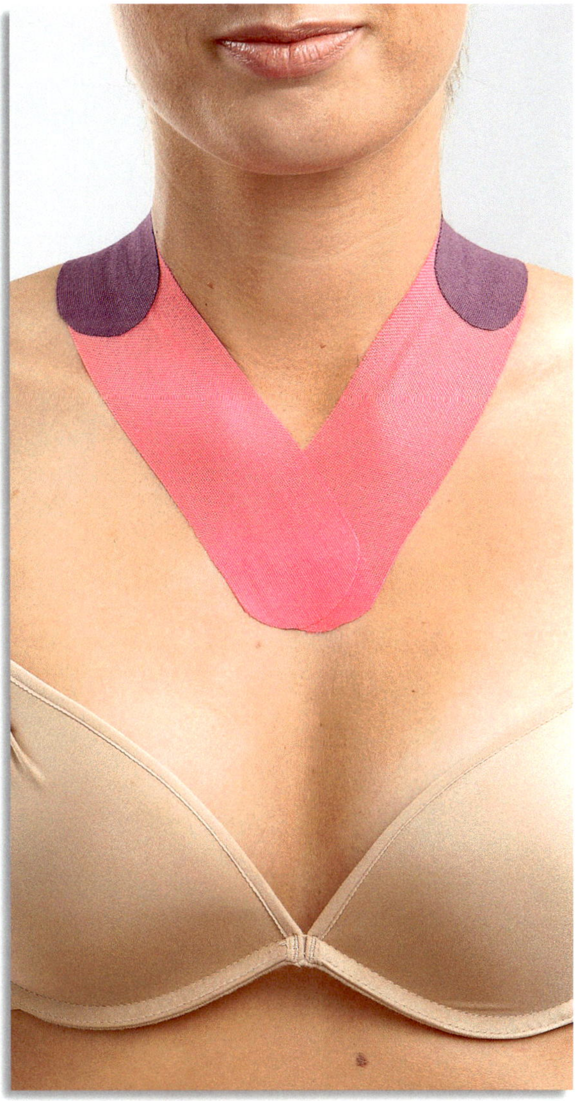

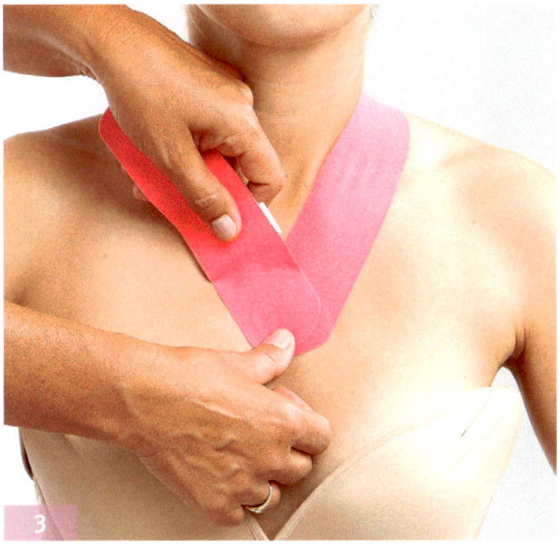
3

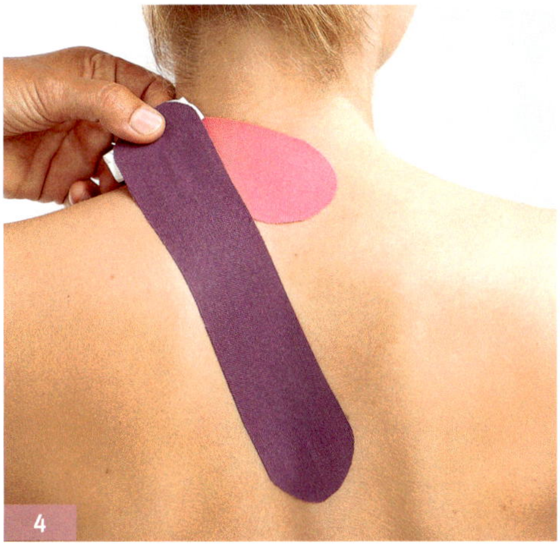
4

Application P4 : Plexus brachial

En cas de douleurs irradiant dans le bras

Les douleurs qui lancent, tirent, brûlent ou picotent et irradient de l'épaule (ou de la nuque) jusqu'à la face interne du bras ou parfois même jusqu'aux doigts résultent de l'irritation de nerfs. Cette irritation survient souvent au niveau des cervicales et doit être traitée médicalement. L'application présentée ici peut contribuer à apaiser les douleurs et à faciliter les exercices prescrits.

▸ Bande

Nombre : **1**
Forme : **I**
Largeur : **5 cm**
Tension : **modérée à nette**
Durée : **jusqu'à 7 jours**

Combinaisons possibles

Avec P6, R1 ou V1.

Description

Asseyez-vous sur un tabouret devant un miroir et posez la main du bras concerné sur le genou. Pour mesurer la longueur de la bande, démarrez sur le côté du cou, passez par le bras et le coude et rejoignez la face interne de l'avant-bras. Découpez la bande en la réduisant de moins de $^{1}/_{4}$ par rapport à la longueur mesurée.

1. Base : Collez l'extrémité de la bande sur le côté du cou, près du muscle épais en forme de câble qui relie la tête à la clavicule et au sternum.
2. Parcours : Tirez la bande vers l'épaule, en imprimant une tension modérée.
3. Tirez-la ensuite, en imprimant une tension nette, sur la face antérieure de l'épaule puis, en imprimant une tension modérée, le long du bord interne du biceps en direction du coude. Faites passer la bande, en imprimant une tension nette, sur la face antérieure interne du coude.
4. Fin : Collez l'extrémité de la bande à 5-10 cm en dessous du pli du coude, sur la face antérieure interne de l'avant-bras.

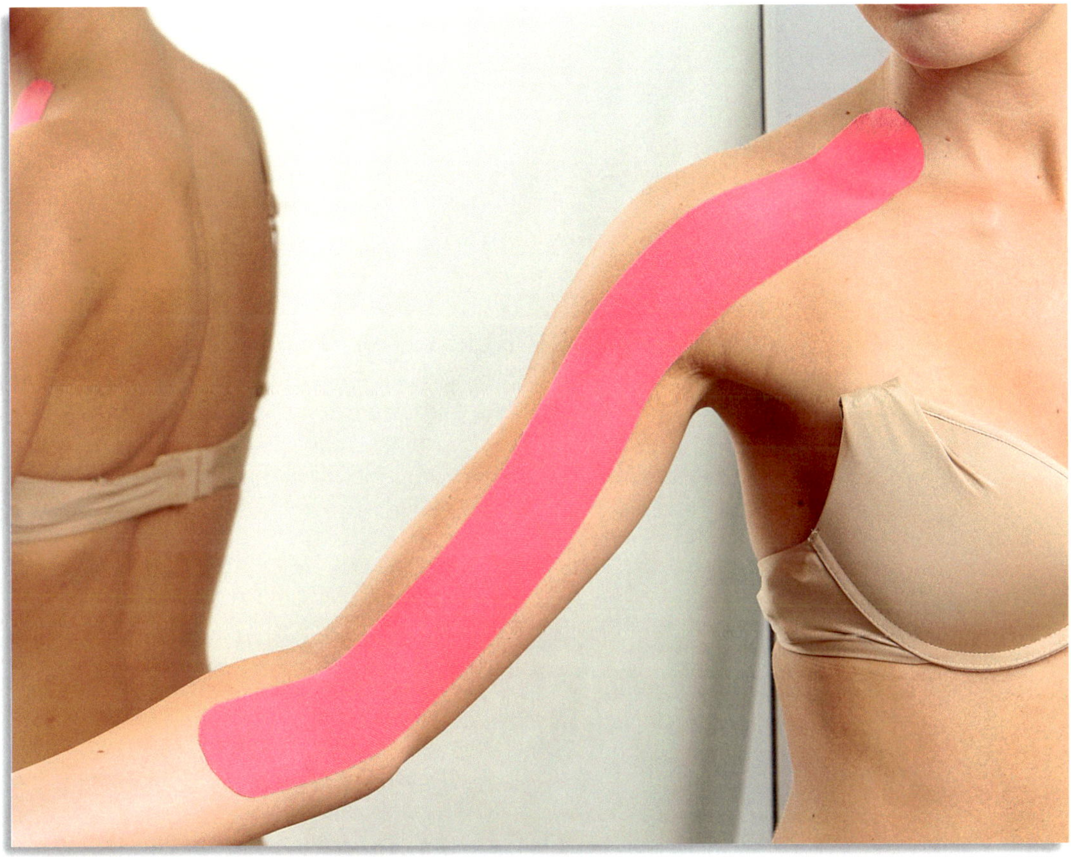

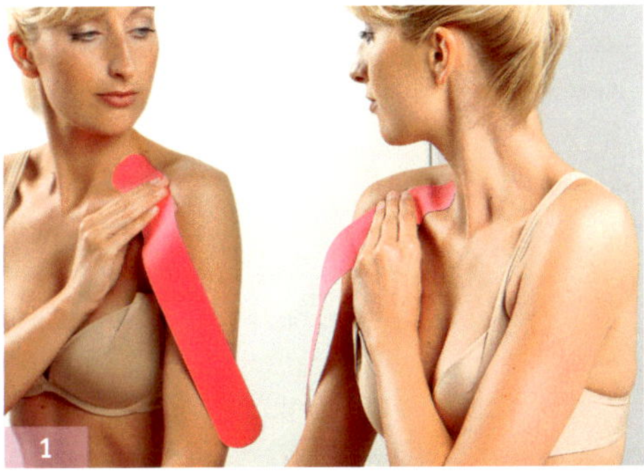

1

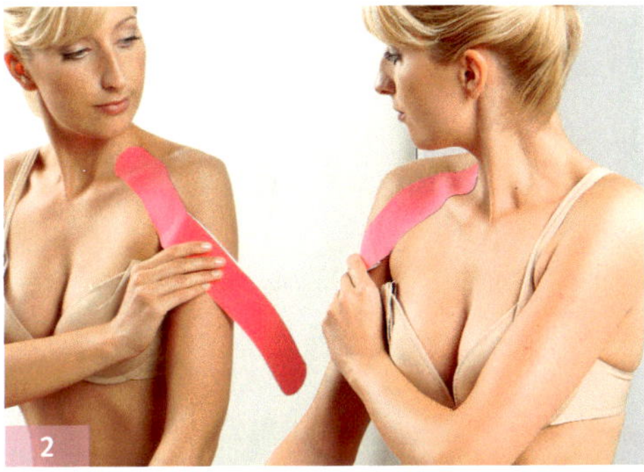

2

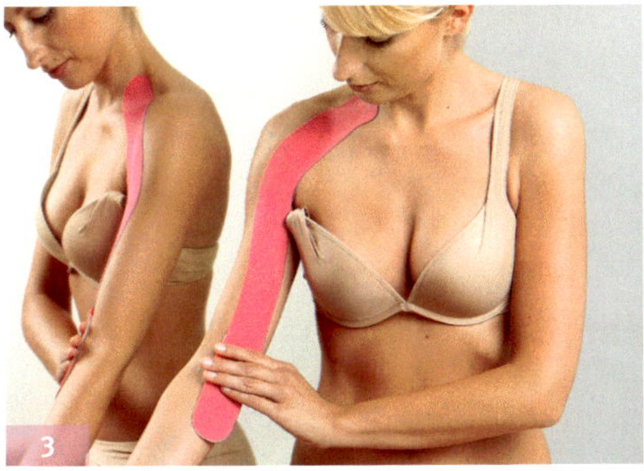

3

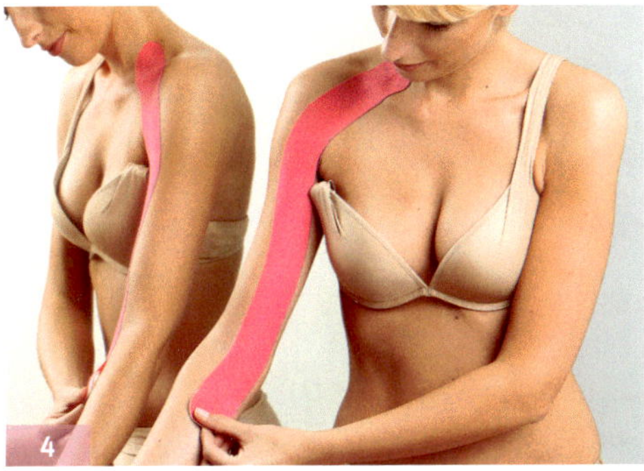

4

Application V1 : Vertèbres cervicales

En cas de contractures sur la partie antérieure du cou

La partie antérieure du cou est très fragile. À cet endroit-là, on applique généralement des bandelettes de 2,5 cm sans imprimer de tension. Combinée avec d'autres applications réservées à la face postérieure du corps, celle qui vous est présentée ici contribue à l'apaisement de céphalées et de douleurs aux bras. Si vous sentez des points douloureux sur le parcours du muscle sterno-cléido-mastoïdien, traitez-les d'abord en appliquant des pansements magnétiques ou des grilles pour taping.

▸ Bande
Nombre : **2**
Forme : **I**
Largeur : **2,5 cm**
Tension : **aucune**
Durée : **jusqu'à 7 jours**

Conseil
Si vous avez du mal à supporter la bande ou si celle-ci a des effets excessifs, appliquez-en une autre plus courte, qui démarrera au-dessus de la clavicule, sur le tendon étroit du muscle.

Description

Asseyez-vous devant un miroir. Palpez le muscle du cou qui se situe en diagonale à l'avant du cou (muscle sterno-cléido-mastoïdien). Vous pouvez, dans un premier temps, appliquer des pansements magnétiques ou des grilles pour taping sur les points sensibles. Pour mesurer la longueur de la bande, démarrez de l'os qui se trouve juste derrière l'oreille et suivez le parcours du muscle jusqu'au sternum. Découpez la bande dans la longueur, car il vous faudra deux bandes de 2,5 cm de large.

1. Base : Collez l'extrémité de l'une des bandes sur le sternum, de manière à ce que la bande soit orientée vers le muscle du cou.
2. Parcours : Sur l'expiration, appliquez la bande en diagonale, sans imprimer de tension, en remontant le long du muscle. Regardez ce que vous faites dans le miroir tout en redressant légèrement la tête du côté où est posée la bande. Collez la bande avec soin en passant par-dessus la clavicule.
3. Fin : Collez l'extrémité de la bande sur l'os qui se trouve derrière l'oreille, en évitant de coller le lobe en même temps. Si vous avez l'impression que la tête tire de manière inconfortable vers l'avant, cela signifie que vous avez imprimé une certaine tension. Retirez la bande et appliquez-la une nouvelle fois, sans tension.
4. Collez la seconde bande de la même façon de l'autre côté.

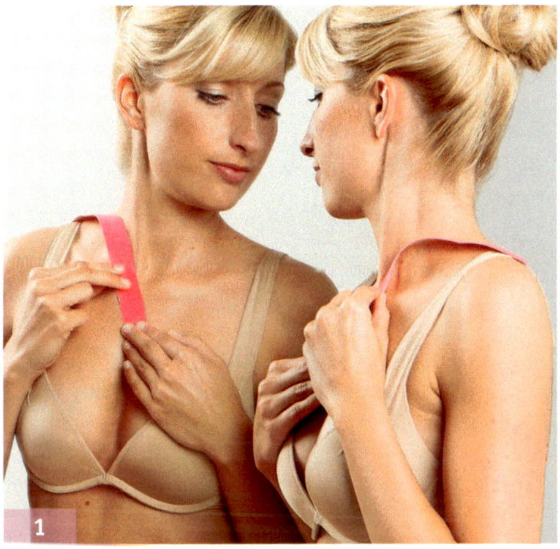

1

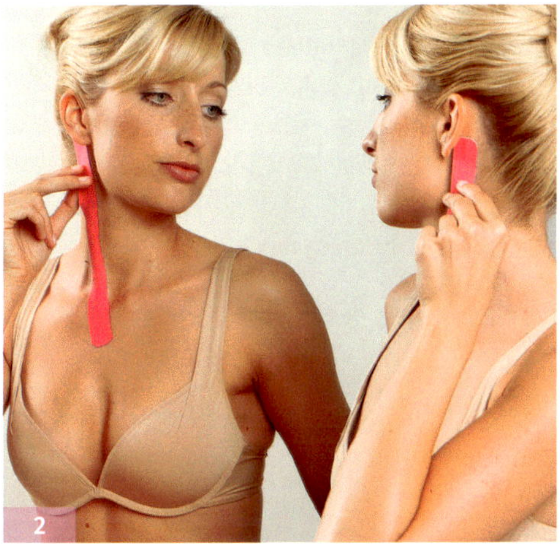

2

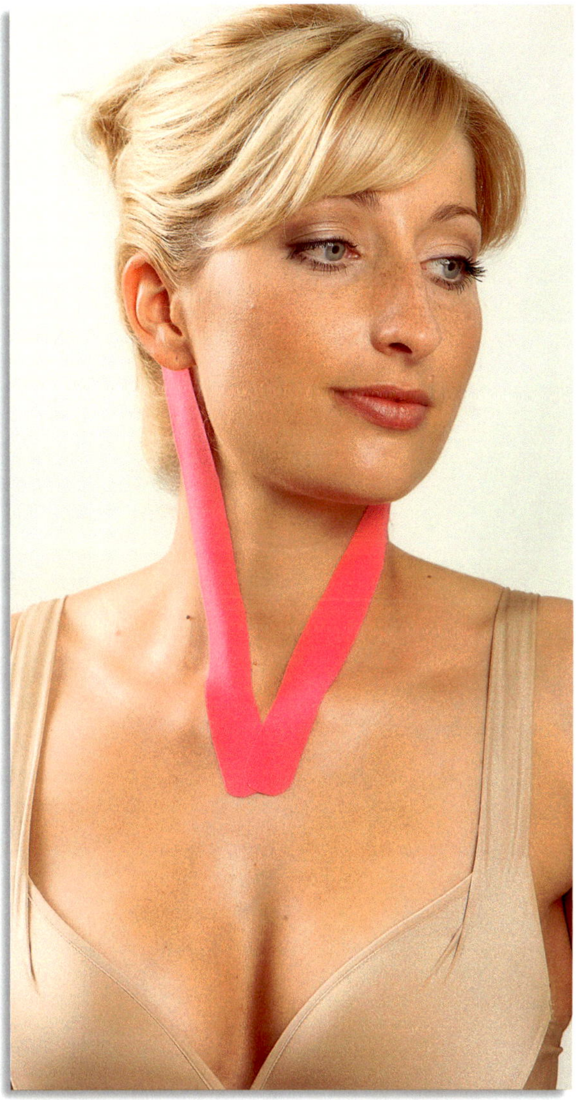

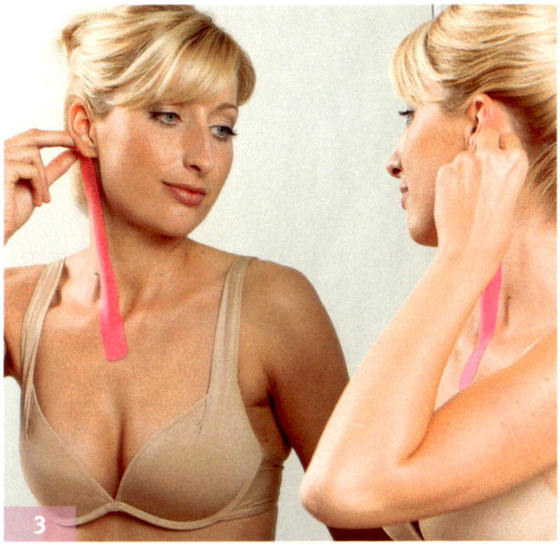

3

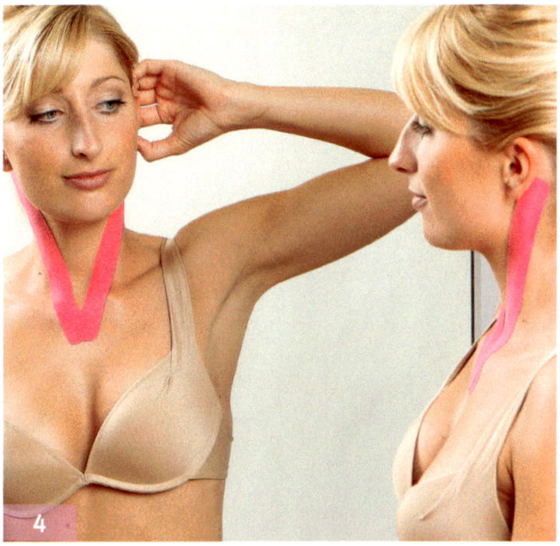

4

Application P1 : Plancher buccal, cou

En cas de contractures au niveau du plancher buccal et de la zone de l'os hyoïde

Les muscles attachés à l'os hyoïde rejoignent aussi bien le plancher buccal que le sternum. Ils peuvent être parcourus de points douloureux, contractés, sujets aux crampes ou encore perturber la déglutition. On traite parfois ces troubles en détendant les muscles situés au niveau du rachis cervical et l'on prescrit volontiers du magnésium en cas de crampes. Cette application a des vertus apaisantes.

▸ Bande

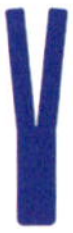

Nombre : **1**
Forme : **Y**
Largeur : **5 cm**
Tension : **aucune**
Durée : **jusqu'à 7 jours**

Combinaisons possibles

Avec V1, M18 (en cas de douleurs au niveau du visage) ou P6.

Description

Asseyez-vous ou tenez-vous debout devant un miroir. Pour mesurer la longueur de la bande, démarrez sous la pointe du menton et rejoignez le bord supérieur du sternum, entre les deux clavicules. Coupez la bande sans la raccourcir. Découpez-la dans la longueur en préservant les 4 derniers centimètres. Déchirez le support papier au niveau de la section et retirez-le sur la partie non découpée de la bande, qui servira de base.

1. Base : Collez la base sous la pointe du menton sans imprimer de tension et sans le redresser.
2. Parcours et fin : Retirez le support papier de l'une des branches du Y et appliquez la bandelette le long du larynx jusqu'au bord interne de la clavicule, au niveau du sternum.
3. Appliquez la seconde bandelette comme la première le long du larynx, sans couvrir le milieu du cou.
   Attention : Cette application peut déclencher des réactions excessives ou inadaptées. Dans ce cas, retirez-la aussitôt. Ne l'employez pas si vous n'avez pas la peau du cou suffisamment ferme.
   Si l'effet produit est positif mais insuffisant, combinez cette application avec V1.

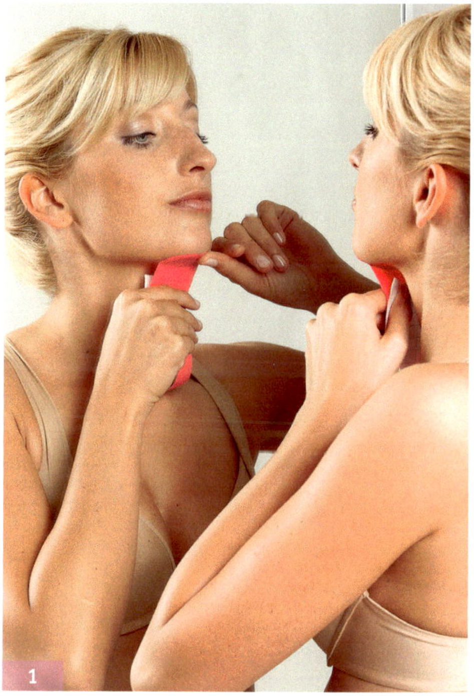
1

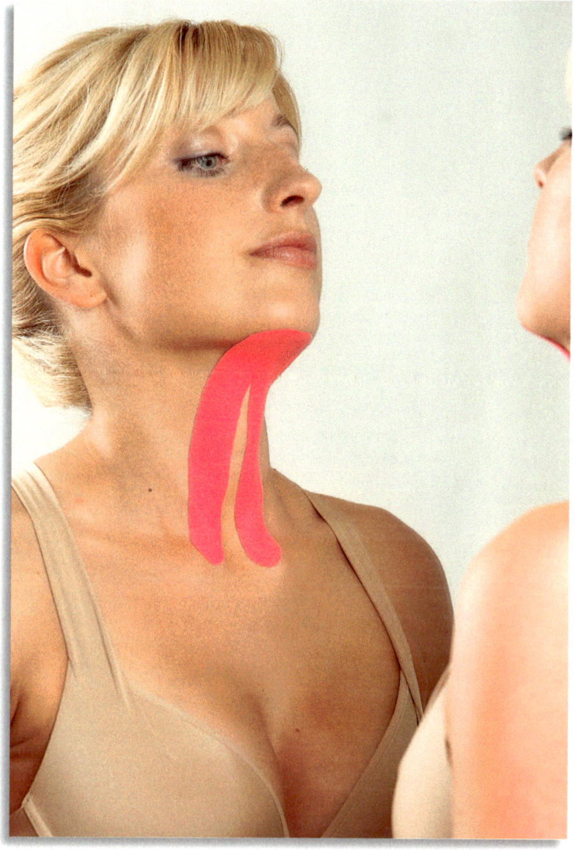

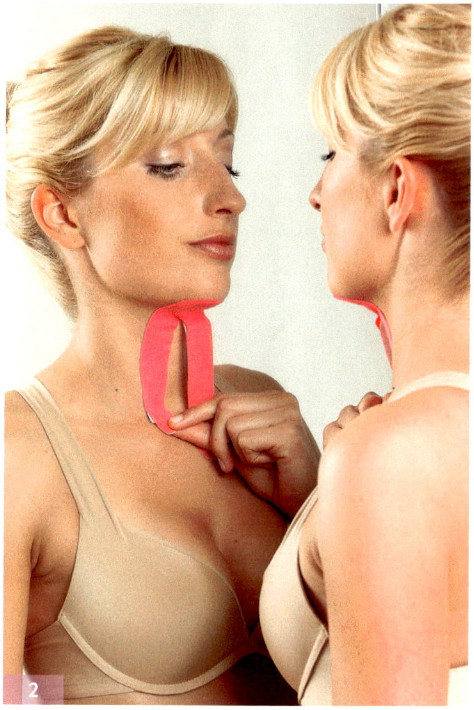
2

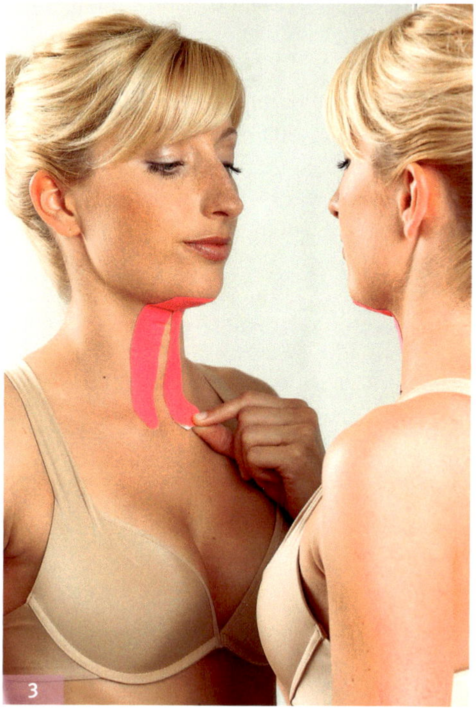
3

Application M18 : Muscles masticateurs

En cas de grincements de dents nocturnes et douloureux

Avez-vous tendance à grincer des dents la nuit ? Dans les périodes de stress, le fait de contracter les mâchoires longtemps la nuit peut provoquer des douleurs musculaires le matin au réveil ou en mangeant. Ce phénomène (bruxisme) est sans gravité, car les muscles masticateurs ne sont pas blessés mais simplement sursollicités. Une gouttière, de la relaxation et le taping peuvent y remédier. Vous pouvez également appliquer des pansements magnétiques ou des grilles de taping sur les joues, au niveau des zones musculaires douloureuses.

▸ Bande

Nombre : **2**
Forme : **I**
Largeur : **2,5 cm**
Tension : **aucune**
Durée : **jusqu'à 7 jours ou bien seulement la nuit**

Combinaisons possibles

Avec N3, en cas de douleurs névralgiques au niveau du visage. Avec R1 ou V1, en cas de problèmes au niveau des cervicales.

Description

Asseyez-vous devant un miroir. Ouvrez et fermez la bouche afin de percevoir, juste devant le conduit auditif, le mouvement de l'articulation de la mâchoire. Pour mesurer la longueur de la bande, démarrez de l'os situé à 1 cm au-dessus de l'articulation de la mâchoire et rejoignez la face inférieure du menton. Découpez la bande obtenue dans la longueur, car vous aurez besoin de deux bandes de 2,5 cm de large.

1. Base : Collez l'extrémité de l'une des bandes sur l'os situé au-dessus de l'articulation de la mâchoire. Orientez la bande vers le menton. Gardez la bouche fermée ou bien légèrement entrouverte.
2. Parcours : Appliquez la bande en diagonale, sans imprimer de tension ! Attention : la bande ne doit pas être appliquée trop près du coin de l'œil ni de la commissure des lèvres sous peine de tirer de manière désagréable.
3. Fin : Collez l'extrémité de la bande sous le menton, au niveau de la ligne médiane du visage.
4. Appliquez la seconde bande sur l'autre moitié du visage. Les extrémités des deux bandes se rejoignent sous le menton, ce qui rendra l'application plus stable et efficace.

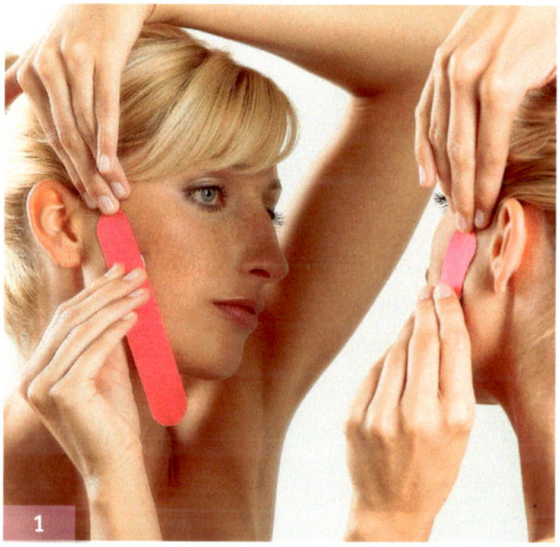
1

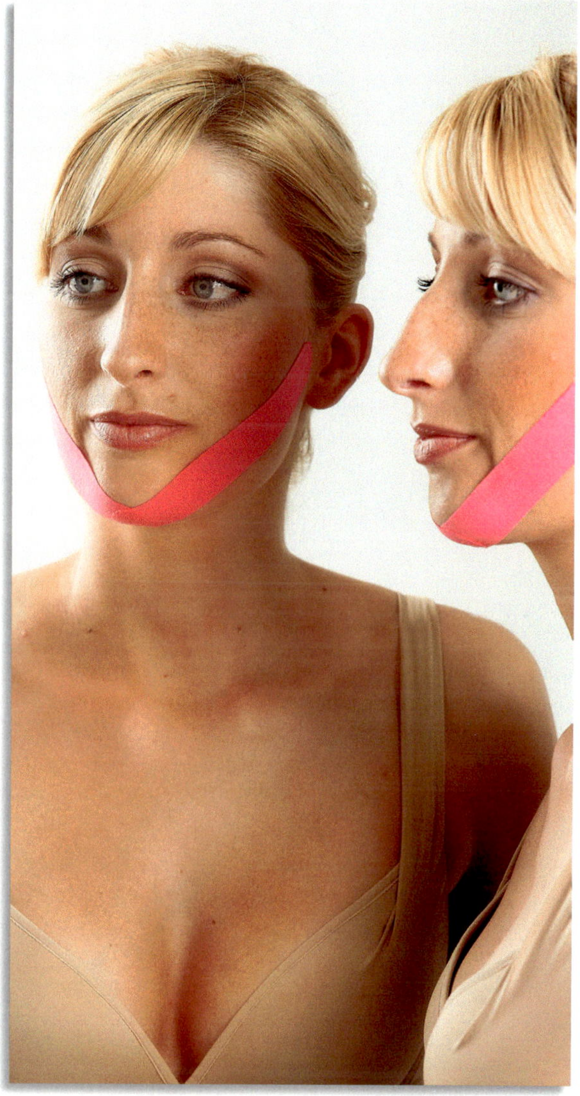

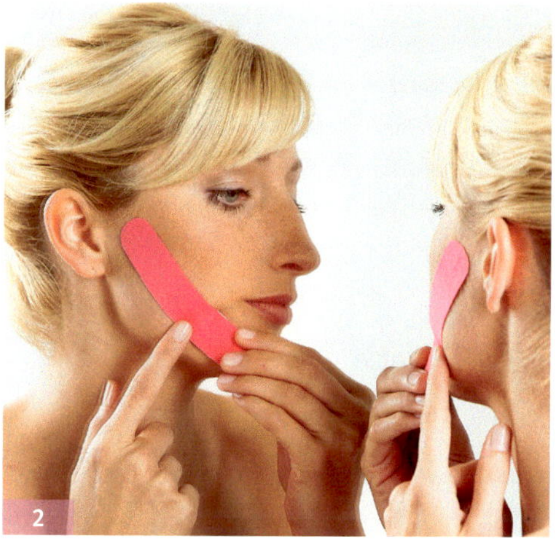
2

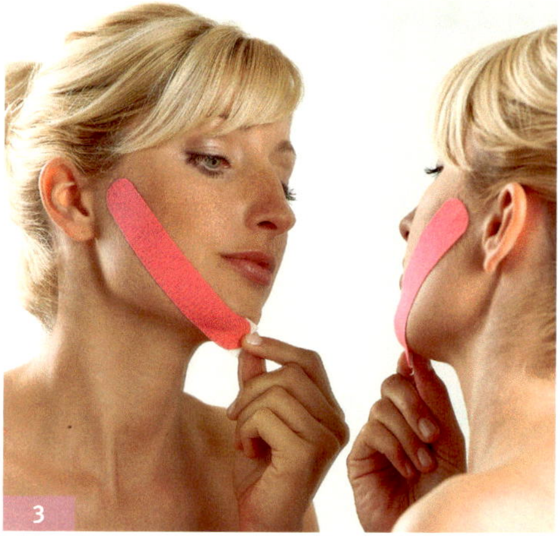
3

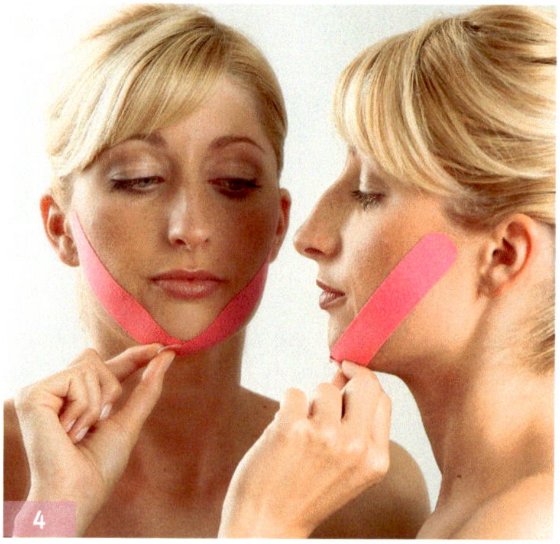
4

Application A3 : Articulation de la mâchoire

Quand l'articulation de la mâchoire craque et fait souffrir

Les claquements, frottements et douleurs devant l'oreille quand vous ouvrez ou fermez la bouche sont dus à des perturbations au niveau de l'articulation de la mâchoire. Ces problèmes peuvent être handicapants, car le fait de manger et de parler fait souffrir. On vous proposera peut-être une gouttière pour détendre l'articulation. Vous pouvez coller un pansement magnétique ou une grille pour taping sur l'articulation avant de poser l'application présentée ici.

▸ Bande
Nombre : **2**
Forme : **I**
Largeur : **2,5 cm**
Tension : **aucune**
Durée : **jusqu'à 7 jours**

Conseil
Si vous avez simultanément des problèmes au niveau des cervicales, appliquez R1 ou V1.

Description

Asseyez-vous devant un miroir. Ouvrez et fermez la bouche afin de percevoir, juste devant le conduit auditif, le mouvement de l'articulation de la mâchoire. Vous pouvez appliquer un pansement magnétique ou une grille pour taping si la zone est douloureuse. Mesurez la longueur de la bande, de l'os de la pommette à l'angle de la mâchoire (situé à quelques centimètres en dessous du lobe de l'oreille). Découpez la bande obtenue dans la longueur, car il vous faudra deux bandes de 2,5 cm de large.

1. Base : Collez l'une des extrémités de la bande sur le bord inférieur de l'os de la pommette. La bande est orientée vers la mâchoire inférieure. Gardez la bouche fermée.
2. Parcours et fin : Appliquez la bande en diagonale vers l'arrière, sans imprimer de tension ! Elle ne doit pas tirer au niveau du coin de l'œil. Collez l'extrémité de la bande sous l'angle de la mâchoire inférieure, et surtout pas au-delà. Elle ne doit pas être collée sur la zone sensible du cou.
3. Appliquez la seconde bande comme la première sur l'autre moitié du visage.

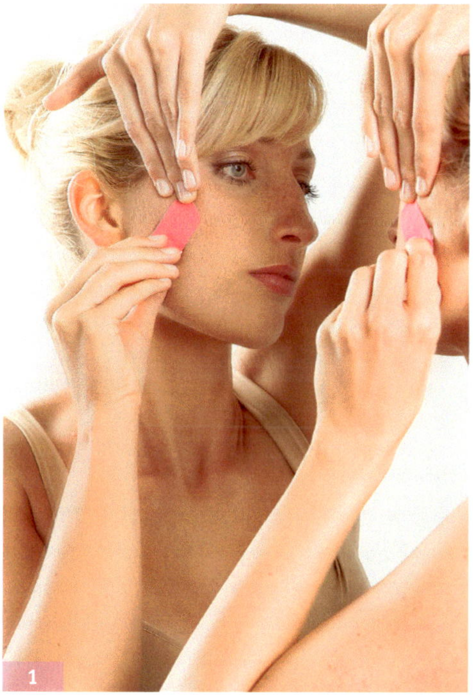
1

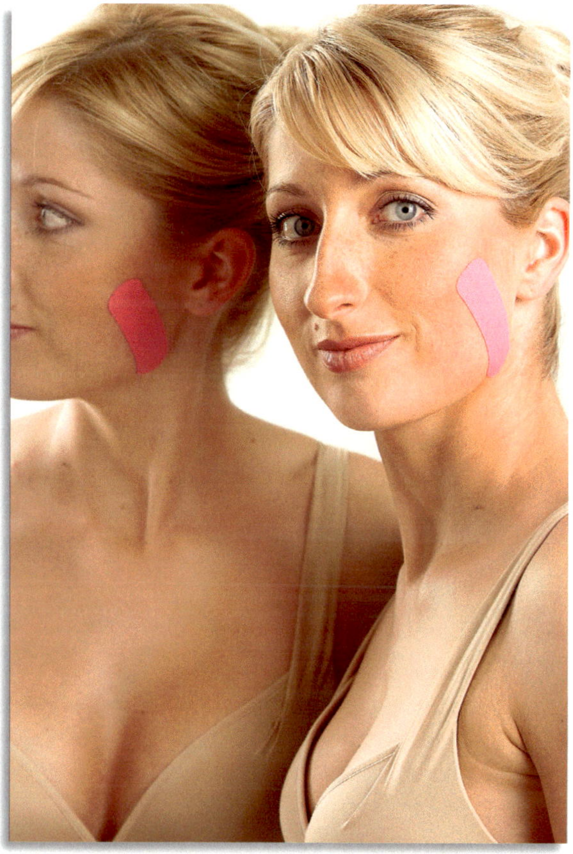

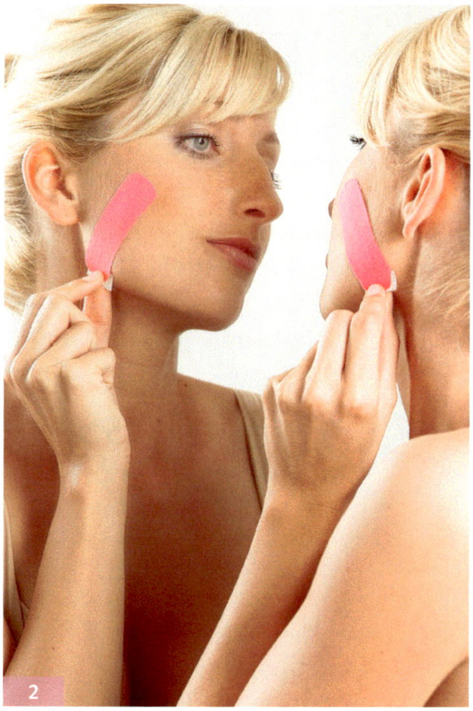
2

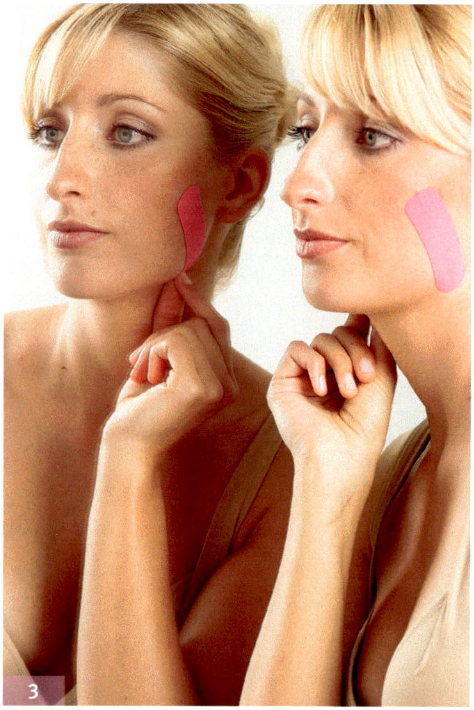
3

Application N3 : Nerf trijumeau

En cas de douleurs aiguës au niveau du visage

En cas de névralgies du trijumeau, on peut procéder à une opération chirurgicale qui soulage considérablement. Parfois, un traitement médicamenteux suffit. L'application présentée ici contribue à apaiser la douleur. Vous pouvez également coller des pansements magnétiques et des grilles pour taping sur les zones douloureuses : sur les joues, sous les yeux, sur les ailes du nez ou au niveau de la mâchoire inférieure, juste avant la pointe du menton, dans le creux qui se trouve derrière le sourcil ou entre les sourcils.

▸ Bande

Nombre : **2**
Forme : **I**
Largeur : **2,5 cm**
Tension : **aucune**
Durée : **jusqu'à 7 jours**

Combinaisons possibles

Avec R1 ou V1.

Description

Première bande : Asseyez-vous devant un miroir. Pour mesurer la longueur de la bande, démarrez de l'os qui se trouve derrière l'oreille, passez sous l'oreille jusqu'à l'angle de la mâchoire inférieure et poursuivez au-delà de la pointe du menton.

Seconde bande : Démarrez au-dessus de l'articulation de la mâchoire et rejoignez en diagonale la face inférieure de la pointe du menton.

Découpez les deux bandes dans la longueur pour obtenir la largeur souhaitée.

1. Base de la première bande : Collez l'une des extrémités de la bande sur l'os qui se trouve derrière l'oreille.
2. Parcours et fin de la première bande : Appliquez la bande, sans imprimer de tension, en ligne droite, sous l'oreille puis sur la mâchoire inférieure avant de rejoindre l'autre côté du menton.
3. Base de la seconde bande : Collez l'une des extrémités de la bande sur l'os qui se trouve au-dessus de l'articulation de la mâchoire. Gardez la bouche fermée ou bien légèrement entrouverte.
4. Parcours et fin : Appliquez la bande en biais, sans imprimer de tension ! Collez son extrémité sous le menton, au niveau de la ligne médiane du visage.
   Les deux bandes se croisent au niveau du menton.

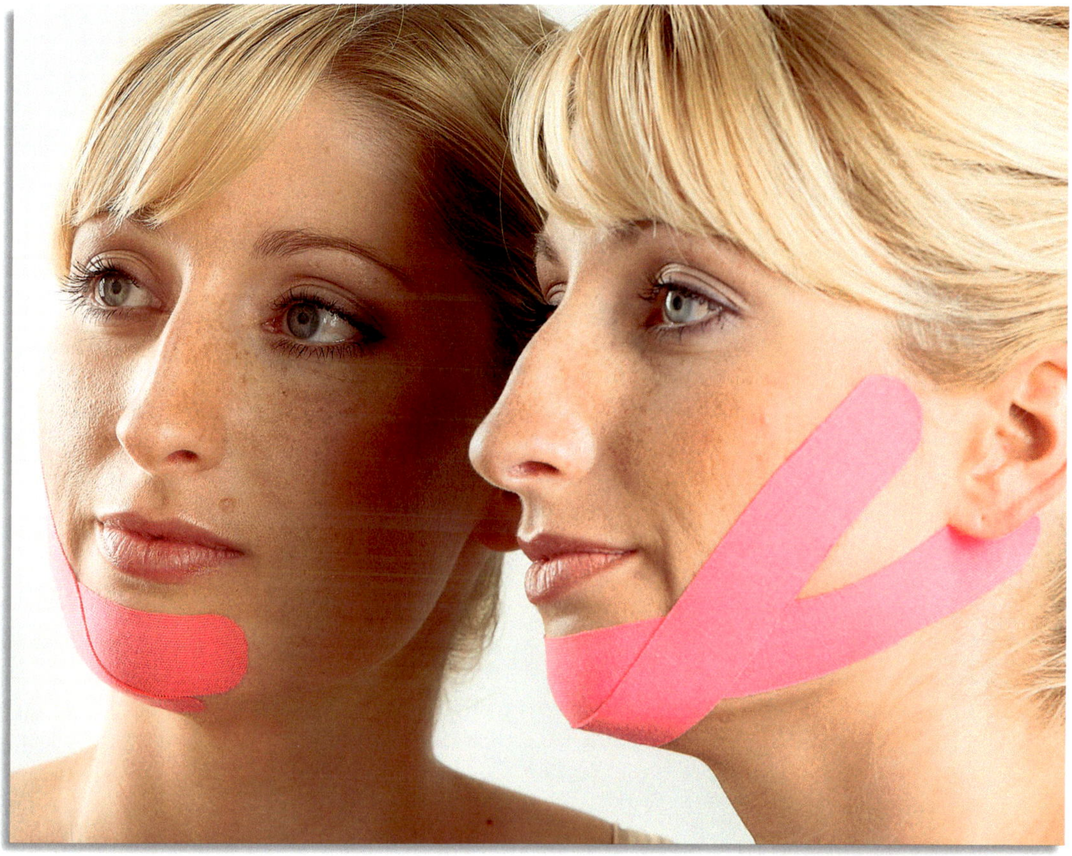

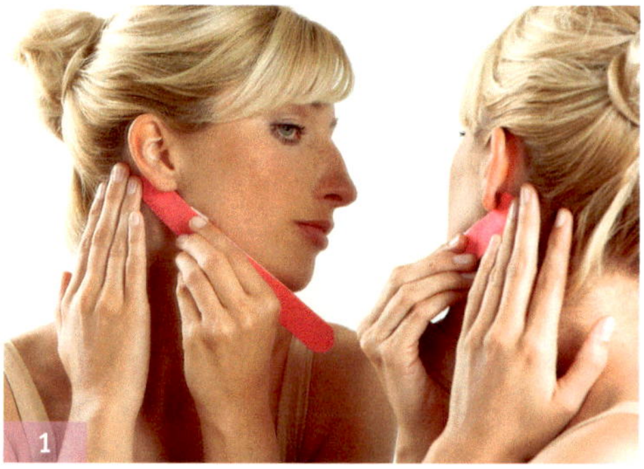

1

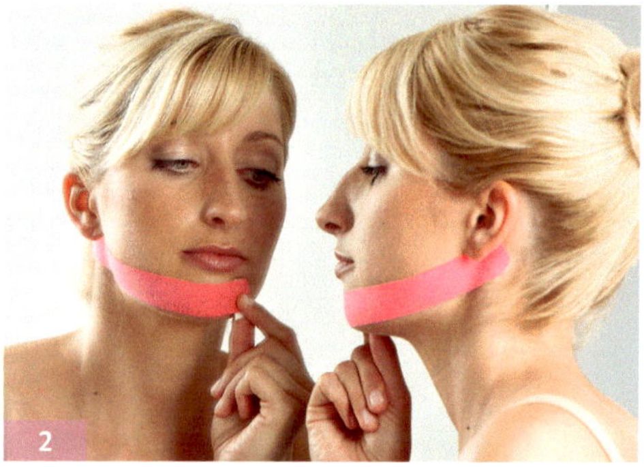

2

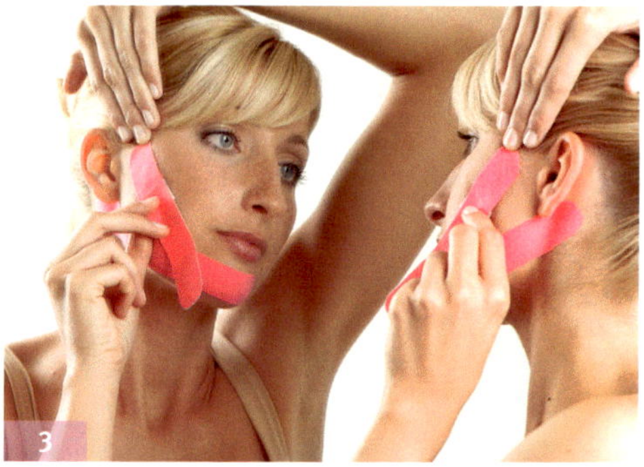

3

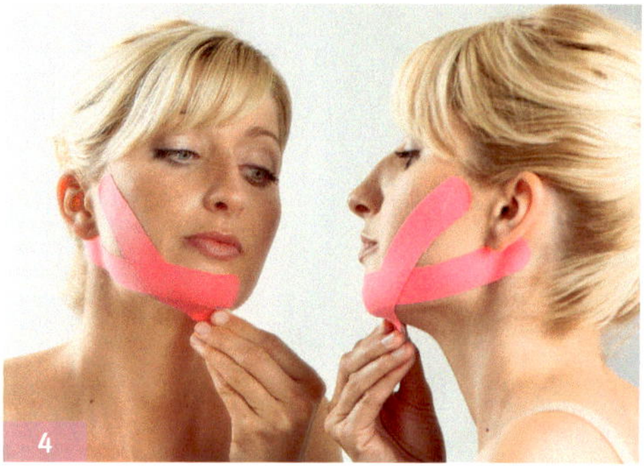

4

Application N4 : Nez et sinus

En cas de nez bouché ou de sinusite

En plus d'un traitement médicamenteux ou de remèdes comme les douches nasales, les inhalations, etc., le taping peut contribuer à l'évacuation du mucus. Collez des bandes d'un côté ou de chaque côté du nez et, si nécessaire, sur le front. Vous constaterez alors que le nez coule beaucoup plus facilement. L'application présentée ici peut être posée uniquement la nuit. Certains patients parviennent même à diminuer leurs ronflements grâce à cette application.

▸ Bande

Nombre : **1 à 3**
Forme : **I**
Largeur : **2,5 à 4 cm**
Tension : **aucune**
Durée : **jusqu'à 7 jours**

Conseil

Vous pouvez d'abord coller entre les sourcils un pansement magnétique ou une grille pour taping.

Description

Asseyez-vous ou tenez-vous debout devant un miroir. Mesurez la longueur de la bande de manière à relier à l'horizontale les deux os des pommettes en passant par l'arête du nez. Découpez la bande obtenue dans la longueur de manière à disposer de deux bandes de 2,5 cm de large. Vous pouvez aussi la découper dans la longueur afin d'obtenir une bande de 3 ou 4 cm de large. Il vous faudra éventuellement en plus une bande fine que vous appliquerez de l'arête du nez au front, ainsi qu'une autre bande pour le front.

1. + 2. Appliquez la première bande à l'horizontale au milieu de l'arête du nez et collez-en les extrémités de part et d'autre des ailes du nez sur l'os des pommettes. N'imprimez aucune tension !

3. Si vous avez des problèmes au niveau des sinus, appliquez, sans imprimer de tension, une deuxième bande fine, de l'arête du nez au front, en passant entre les sourcils. Vous pouvez appliquer une troisième bande à l'horizontale sur le front (grande photo).

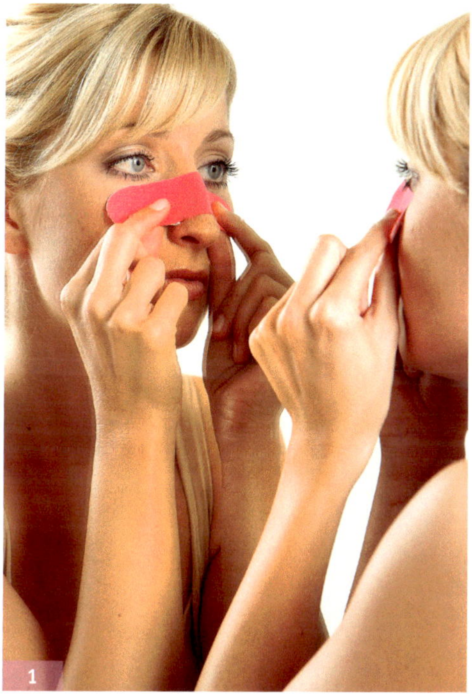
1

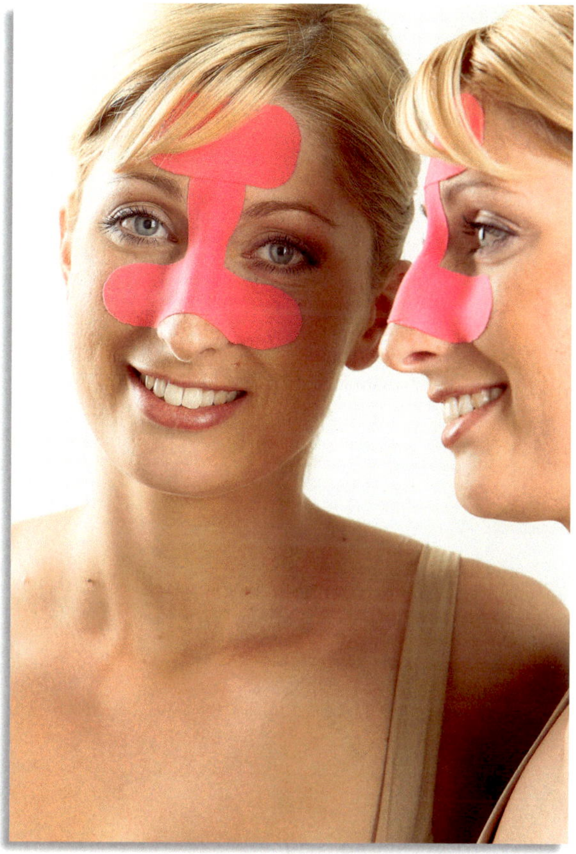

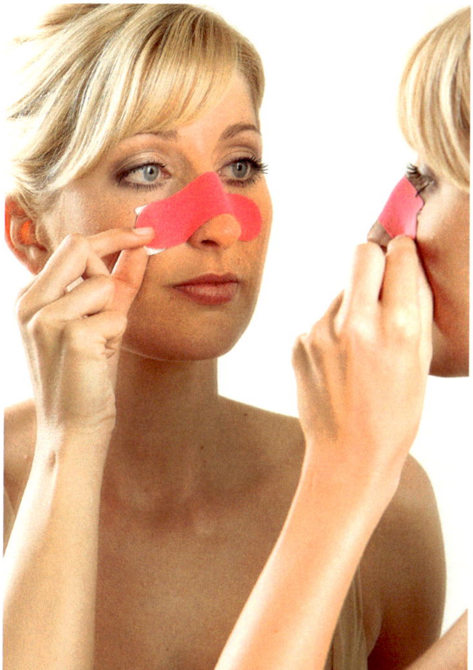
2

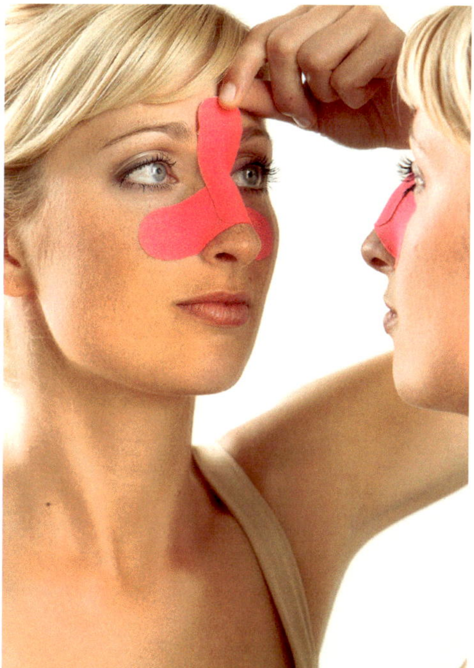
3

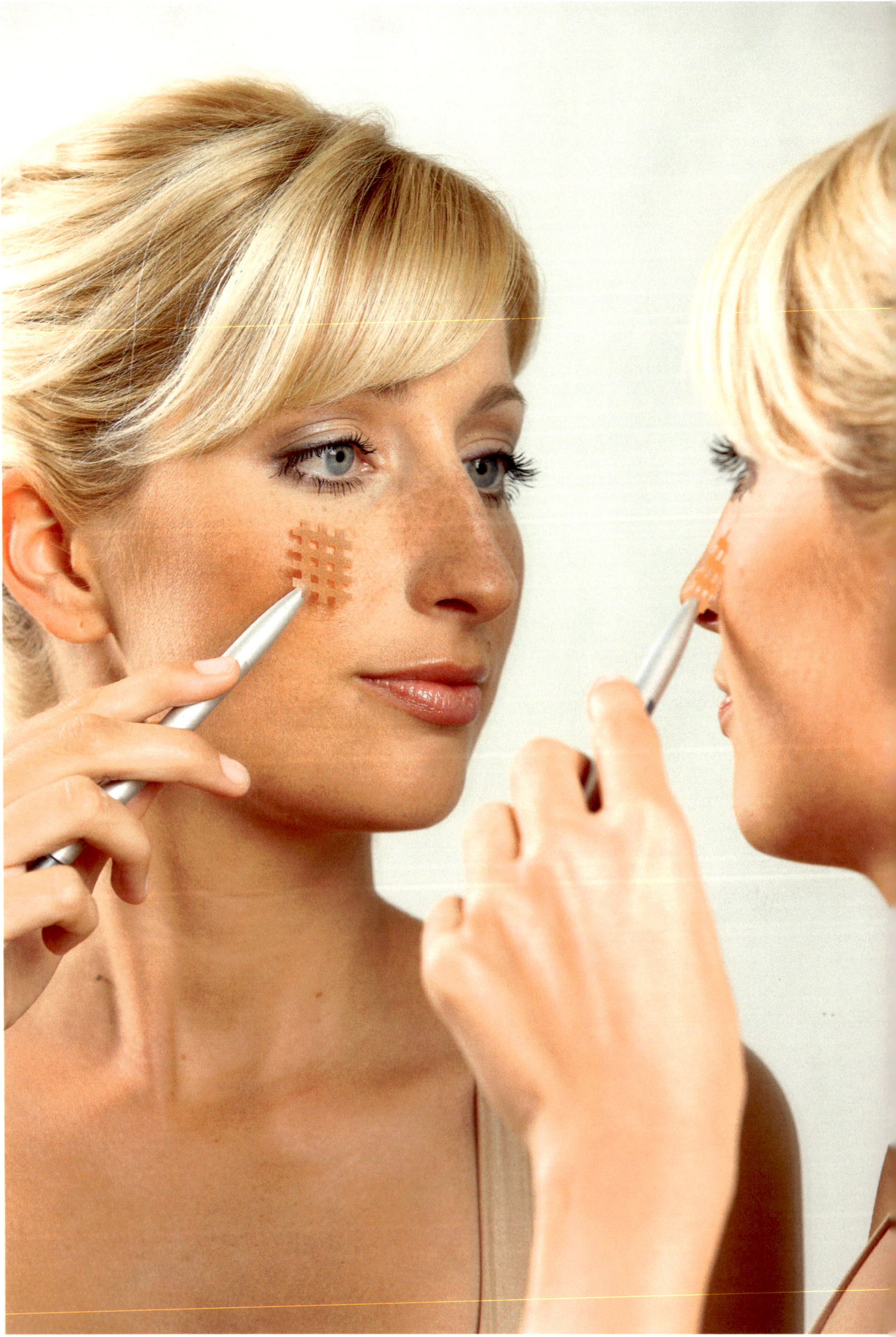

Taping et points spéciaux

Avant de procéder à la pose d'applications, il est plus efficace de traiter, dans un premier temps, les points spéciaux, tels que les points douloureux, avec des bandes plus petites réservées à cet usage.

Pansements magnétiques et grilles pour taping

En plus des applications que vous avez découvertes dans le chapitre précédent, vous pourrez également appliquer des petites bandes, pansements magnétiques et grilles pour taping par exemple, sur les points spéciaux. Il peut s'agir de points douloureux ou de points d'acupuncture. Sur le visage notamment, ces grilles pour taping couleur chair sont plus agréables à porter et plus esthétiques.

Il existe de nombreux produits pour traiter ces points spéciaux. En voici quelques exemples :

- Les pansements magnétiques sont employés en acupuncture. On les trouve dans différentes tailles et résistances.
- Des patchs imprégnés de titane.
- Des grilles pour taping : ces petites bandes en forme de grilles existent dans différentes tailles (de 1,5 × 2,5 cm à 4 × 6 cm). Elles portent le nom de Cross Tape® ou Cross Patch.
- Des patchs énergétiques appelés patchs LiveWave.

Dans notre cabinet, nous utilisons des pansements magnétiques et des grilles pour taping pour traiter les points spéciaux. Voyez par vous-même le produit qui vous convient le mieux.

De quels points s'agit-il ?

Les points spéciaux sont des points qui sont particulièrement douloureux ou des points d'acupuncture que l'on peut traiter de manière ciblée. Il est important de les identifier et de les traiter avec des petites bandes avant de poser une application par-dessus.

Points douloureux. Ce sont des points situés sur un muscle, un os ou une articulation qui sont douloureux à la palpation, surtout si on les compare avec les points identiques qui se trouvent sur l'autre moitié du corps.

Points *trigger*. Il s'agit de points qui, lors de la palpation de certaines zones musculaires, provoquent des douleurs irradiantes.

Points sensibles ou « Tender points ». Ce sont des points qui ne provoquent pas de douleurs irradiantes, mais qui réagissent sensiblement. On peut les palper soi-même ou apprendre à les palper avec l'aide d'un thérapeute. Ces points sont régulièrement confondus avec des zones nerveuses ou osseuses sensibles au toucher, ce qui n'est ni dangereux ni grave en soi. Dans ce cas aussi, les petites bandes peuvent soulager. Quoi qu'il en soit, elles ne peuvent pas avoir d'effets nocifs.

Points d'acupuncture. Ces points sont très adaptés au taping. Certains d'entre eux servent à énergiser le corps. Ils sont très en vogue dans le milieu sportif.

Si vous utilisez les patchs LiveWave, sachez qu'ils diffèrent selon qu'on les applique sur la moitié droite ou la moitié gauche du corps. Aucune étude scientifique à ce jour ne prouve leur efficacité.

L'application de ces petites bandes

Vous pouvez appliquer ces petites bandes directement sur les points que vous palpez. Comme elles sont généralement couleur chair, elles sont plus discrètes sur le visage. Les grilles pour taping sont appliquées le plus souvent en biais et non en travers par rapport au trajet du muscle. Il n'existe pas non plus de preuves scientifiques de leur efficacité. Nous disposons uniquement des résultats positifs que nous rencontrons dans la pratique.

Les grilles pour taping présentent la particularité d'être attirées par le point à traiter, sans doute du fait d'une charge électrostatique contraire. Le corps montre lui-même où il a besoin d'être soigné. Pour cela, retirez le support papier de la grille, puis collez un coin de la grille sur un objet en plastique pointu, un stylo par exemple. Rapprochez la grille de la zone de peau concernée de manière à ce qu'elle trouve elle-même sa place. Veillez toutefois à ce que les petits poils ne se collent pas dessus.

▼ Rapprochez la grille de la zone de peau concernée et collez-la sur l'endroit vers lequel elle est attirée.

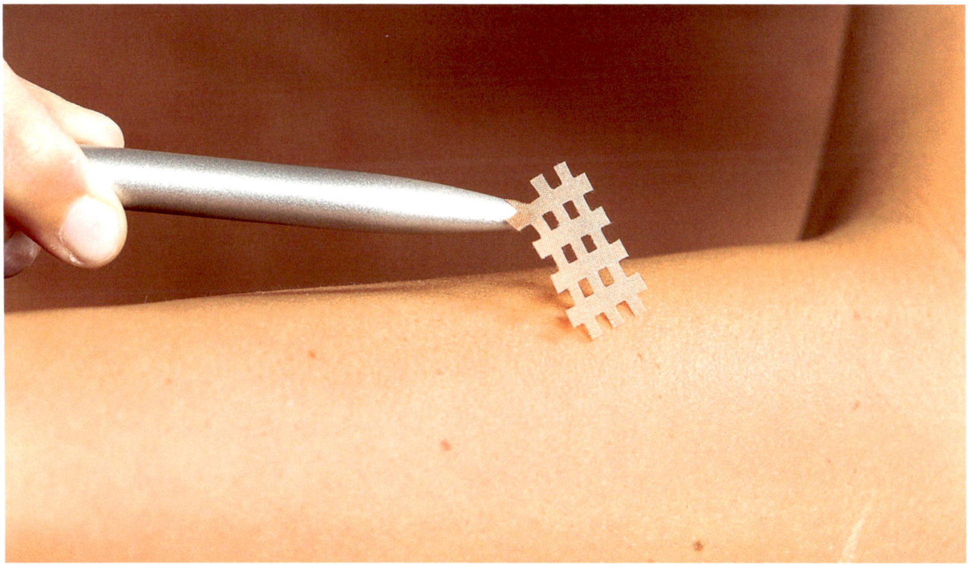

Points spéciaux de la jambe

Traitez d'abord ces points avec des pansements magnétiques et des grilles pour taping avant de poser les applications.

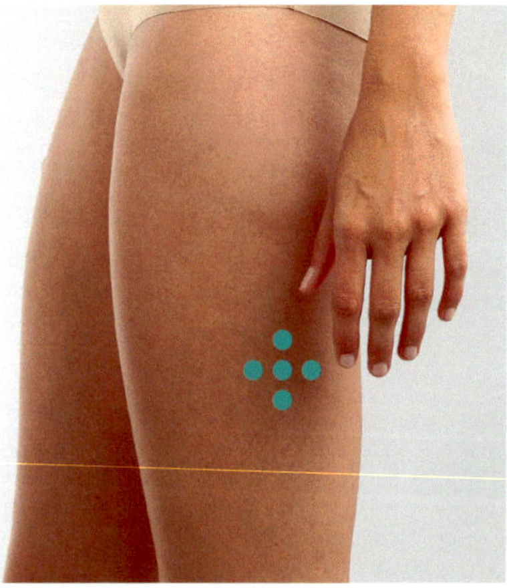

1

1. Sur la face externe de la cuisse, au niveau de la zone de l'application C11, se trouve souvent un nœud douloureux qui comporte plusieurs points trigger ou points douloureux.

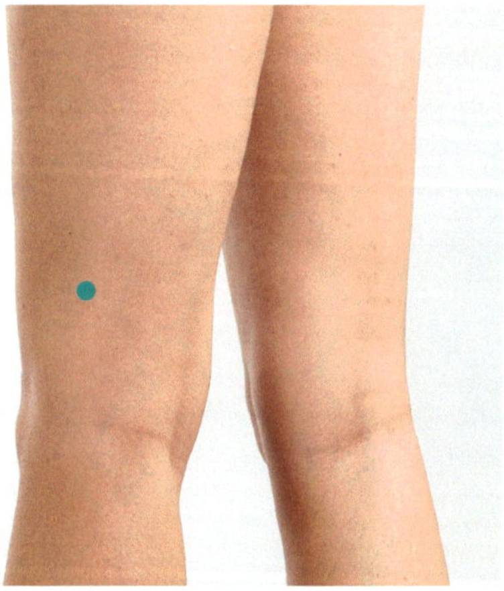

2

2. Même chose sur la face externe des ischio-jambiers (application M17).

Les points spéciaux sont nombreux sur le visage et la tête

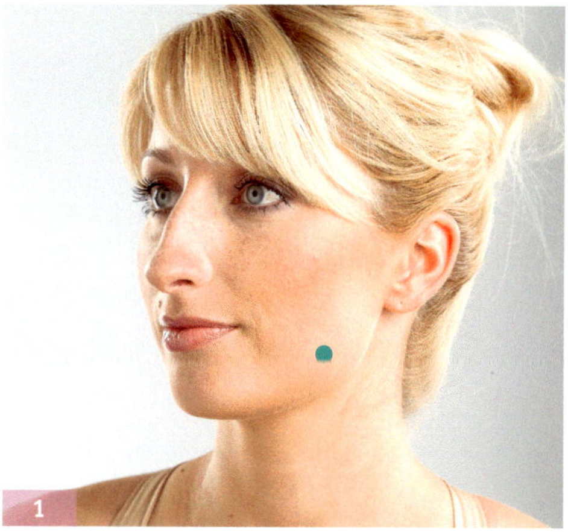

1. Point *trigger* du muscle masticateur masséter (6e point du méridien de l'estomac, Jia Che).

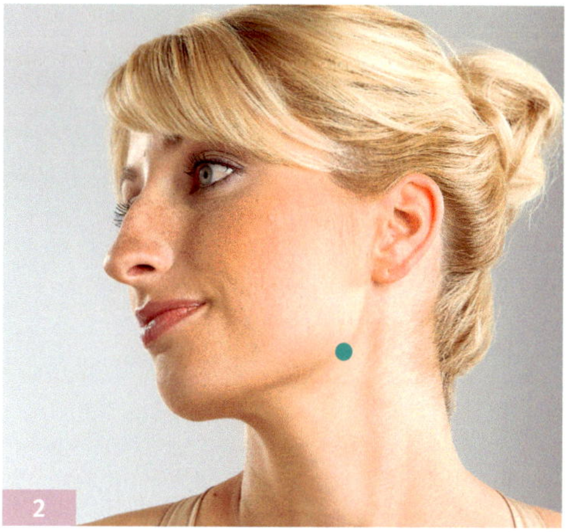

2. Point *trigger* d'un autre muscle masticateur au niveau de l'angle de la mâchoire (muscle ptérygoïdien médial).

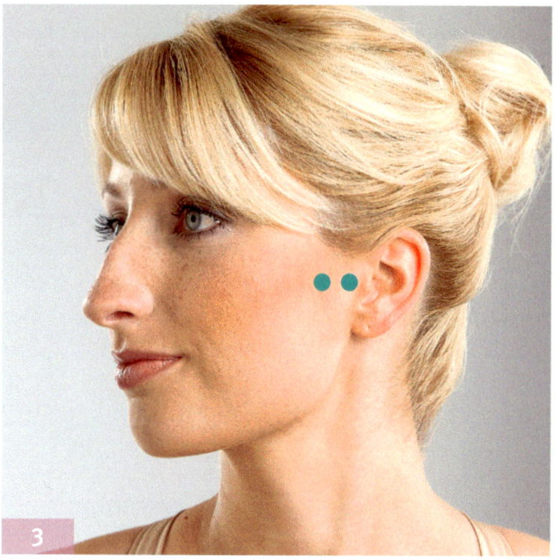

3. Point *trigger* au niveau de l'articulation de la mâchoire sur un autre muscle masticateur (muscle ptérygoïdien latéral).

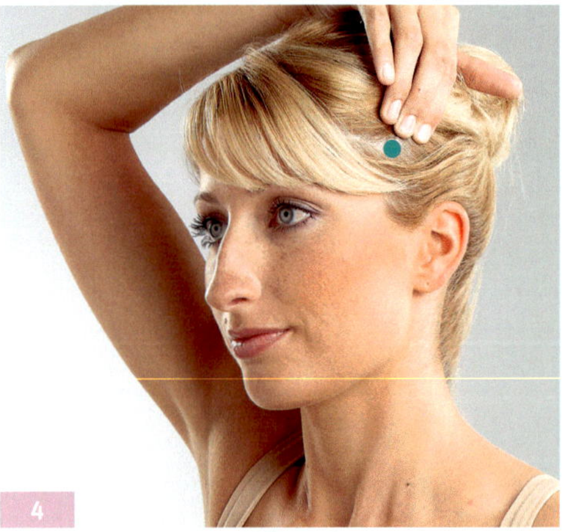

4. Au niveau de la tempe sur un muscle masticateur (muscle temporal).

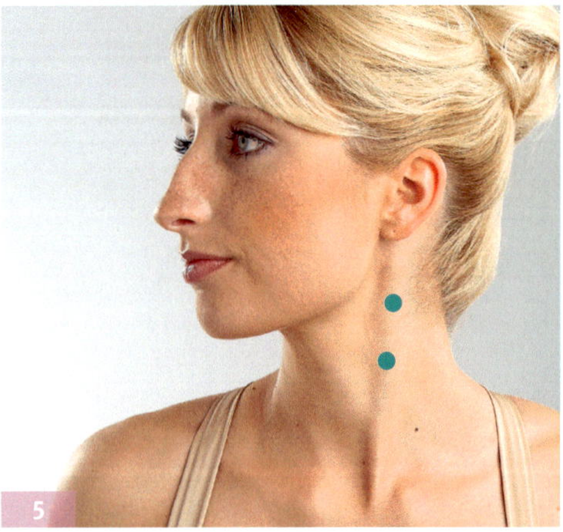

5. Sur le côté du cou, le muscle en biais (muscle sterno-cléido-mastoïdien) possède souvent plusieurs points trigger.

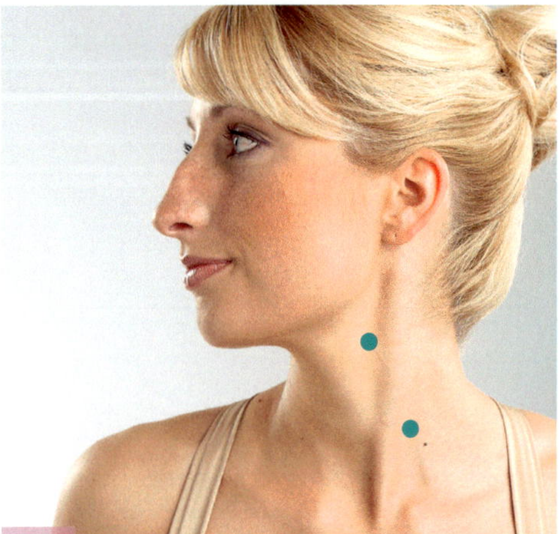

6. Sur le côté du cou, au niveau du muscle scalène.

Points à traiter en cas de nez bouché ou de céphalées

Les photos suivantes vous indiquent les points importants à traiter en cas d'inflammation des sinus, de nez bouché ou de céphalées. Approchez la petite grille de la zone de peau concernée et laissez-la se placer d'elle-même.

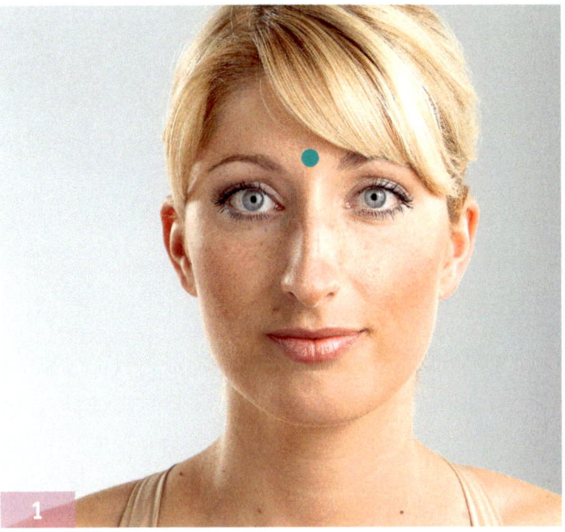
1

1. Sur le troisième œil, par exemple. En acupuncture, il s'agit d'un point important pour les céphalées (Yin Tang).
2. Autre point d'acupuncture important pour les céphalées (Tai Yang), qui est situé sur la tempe.
3. Points importants sur le nerf trijumeau : au milieu du sourcil, sur l'aile du nez, sous l'œil et sur la face externe du menton.
4. En cas de nez bouché : point situé en bas de l'aile du nez et/ou sur le nez.

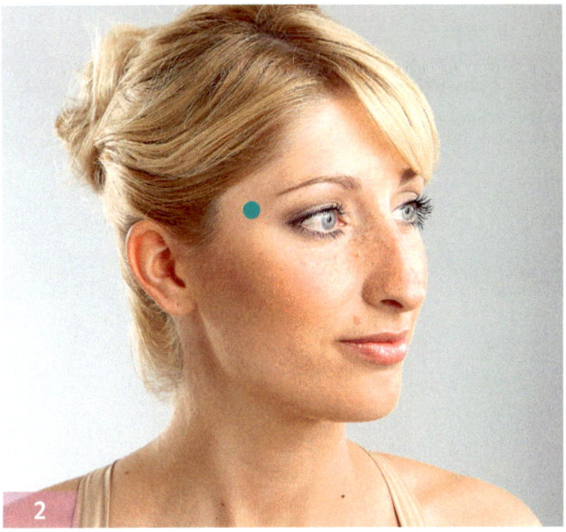
2

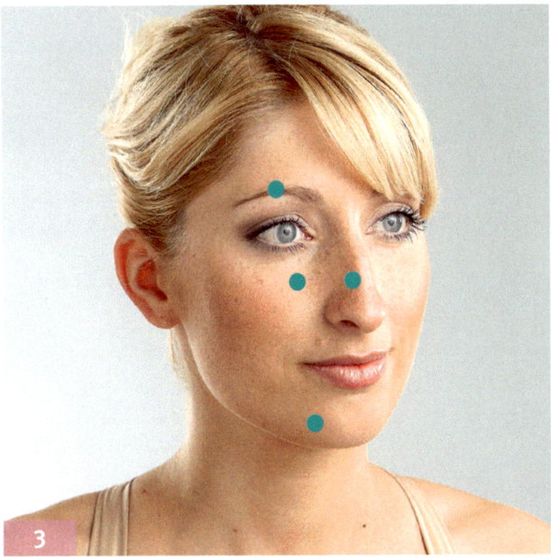
3

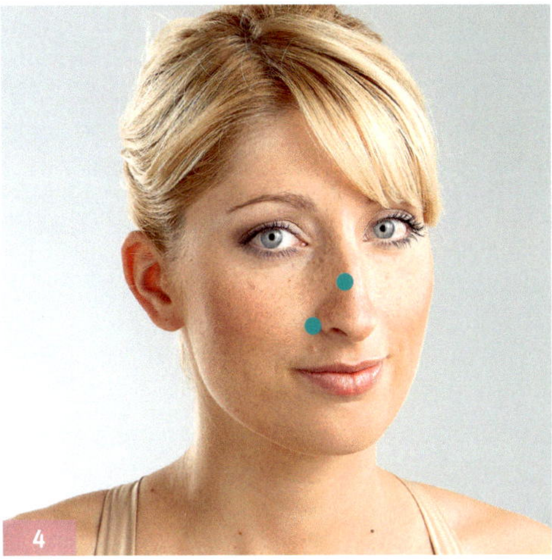
4

Zones nerveuses du bras

1. Le point boxeur situé sur la face externe du bras en cas de douleurs névralgiques sur la face postérieure de l'avant-bras et de la main (nerf radial).

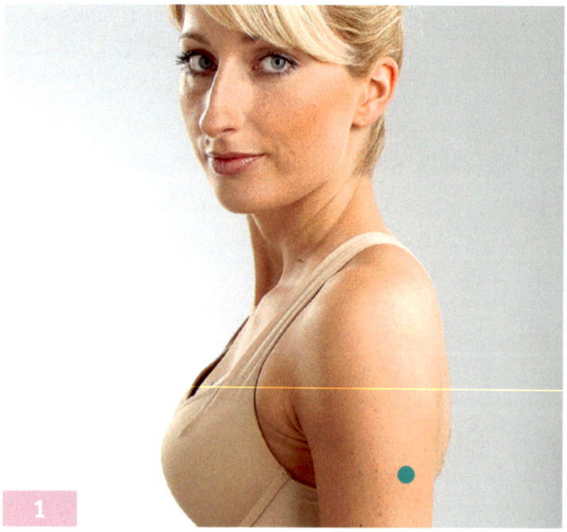

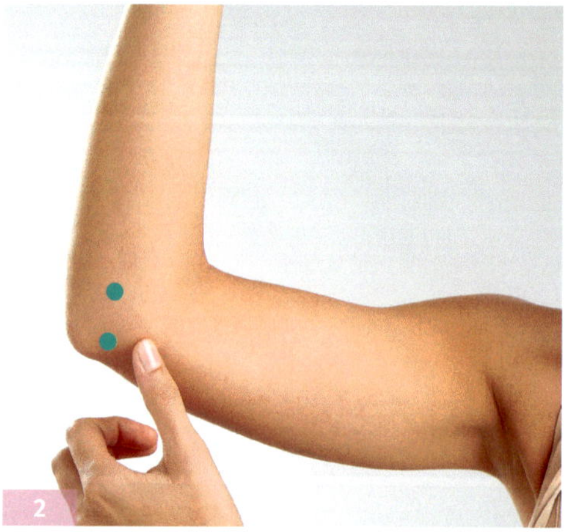

2. Dans et sous le tunnel du coude (nerf ulnaire) en cas de douleurs sur la face interne de l'avant-bras et sur le bord externe de la main.

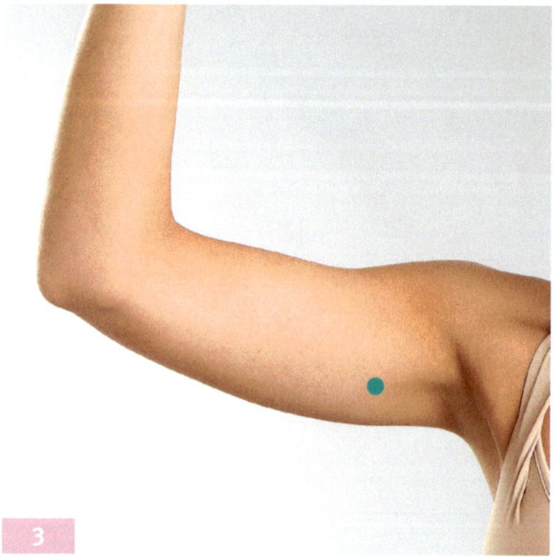

3. Sur la face interne du bras (derrière le biceps) entre l'aisselle et le coude, en cas de douleurs au niveau de l'avant-bras et de la main (nerf ulnaire et nerf médian).

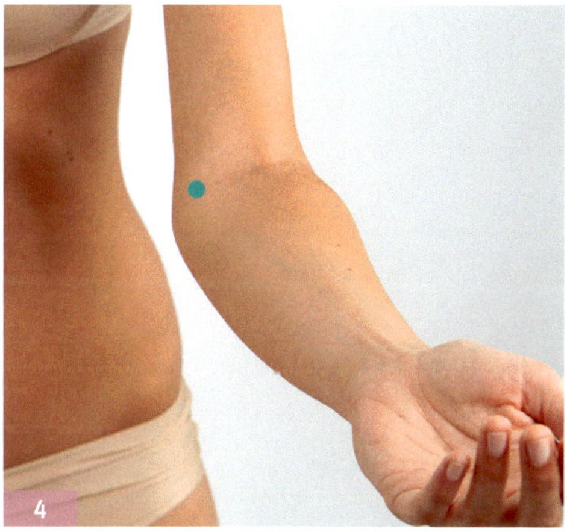

4. Le point situé sur la face interne du coude est aussi un point d'acupuncture (Shao Hai). On le traite pour gagner en joie de vivre et remédier aux troubles du sommeil.

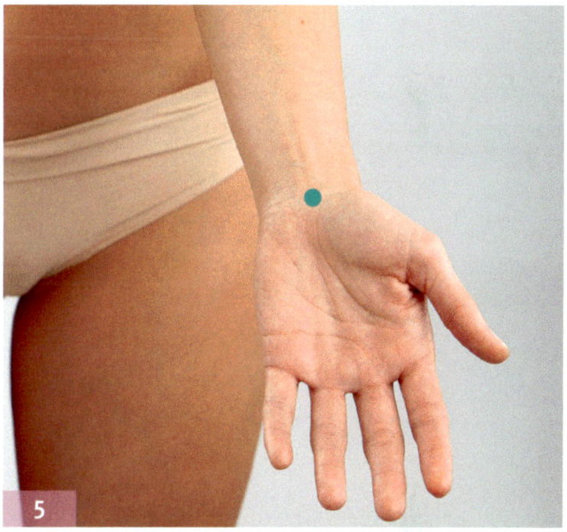

5. Point situé au milieu du poignet en cas de syndrome du canal carpien (nerf médian).

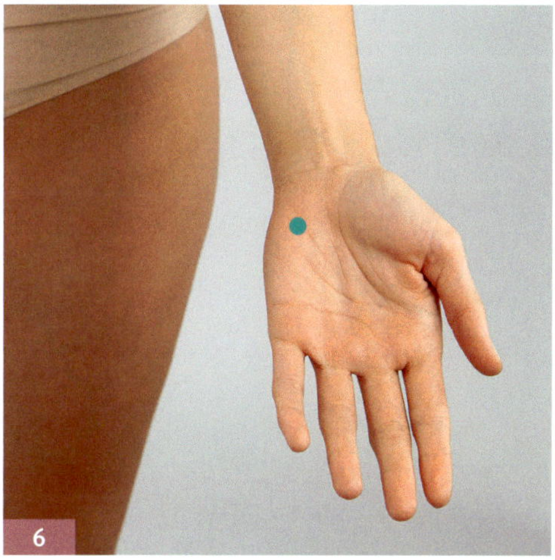

6. Point situé juste au-dessus de l'os du poignet, sur la paume, en cas de douleurs sur la face externe de la main (nerf ulnaire).

Zones nerveuses de la jambe

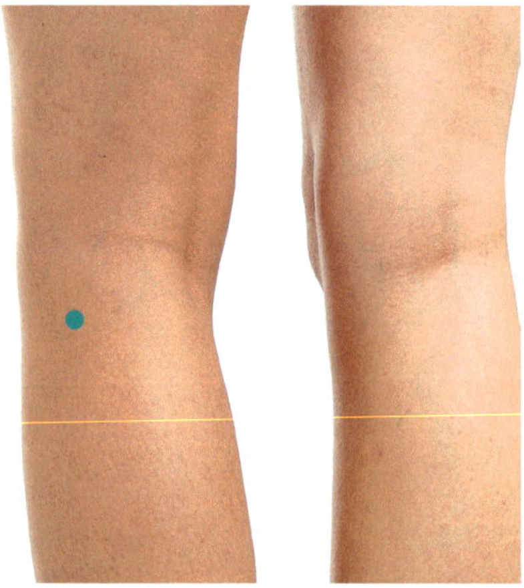

1

1. + 2. Sur la jambe se trouvent les points du nerf fibulaire, juste derrière la tête du péroné et sur le dos du pied.

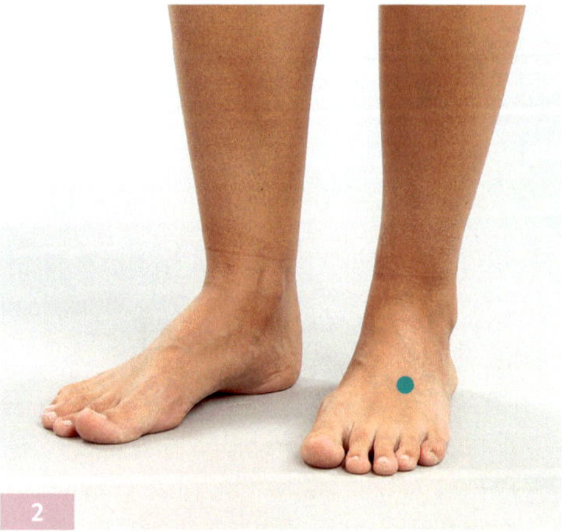

2

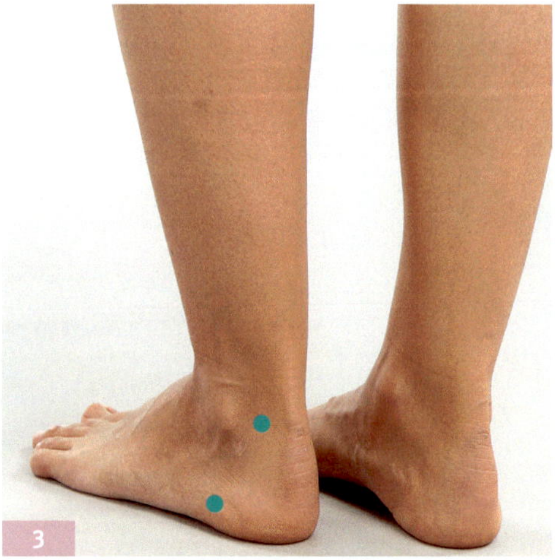

3

3. Entre la malléole externe et le tendon d'Achille, ainsi que sur la face externe du talon se trouvent les points du nerf sural.

Points d'acupuncture

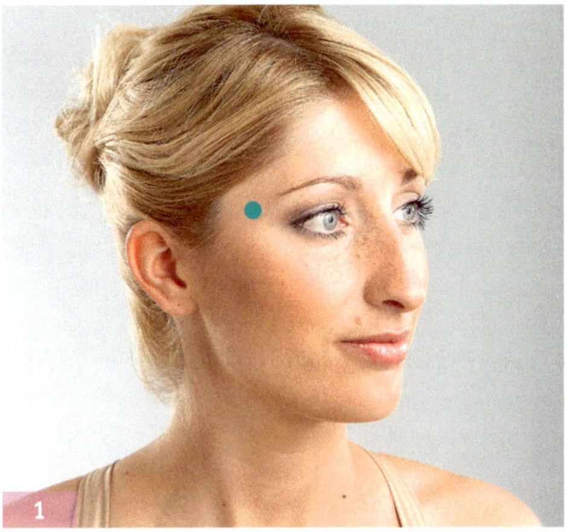

1. Au niveau de la tempe, sur le côté du sourcil, se trouve un point d'acupuncture important pour traiter les céphalées (Tai Yang).

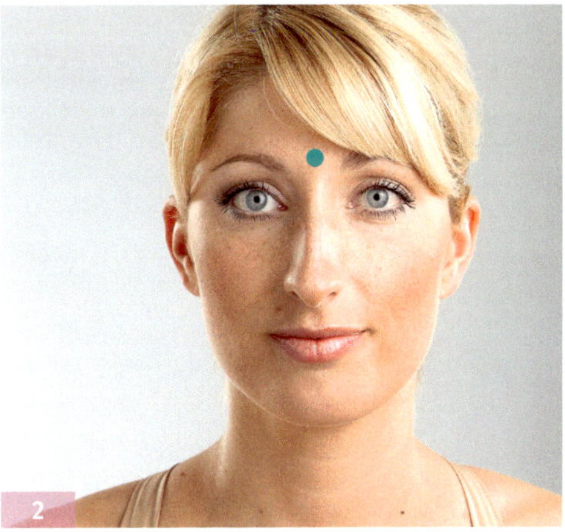

2. Le troisième œil est un autre point d'acupuncture important pour traiter les céphalées (Yin Tang).

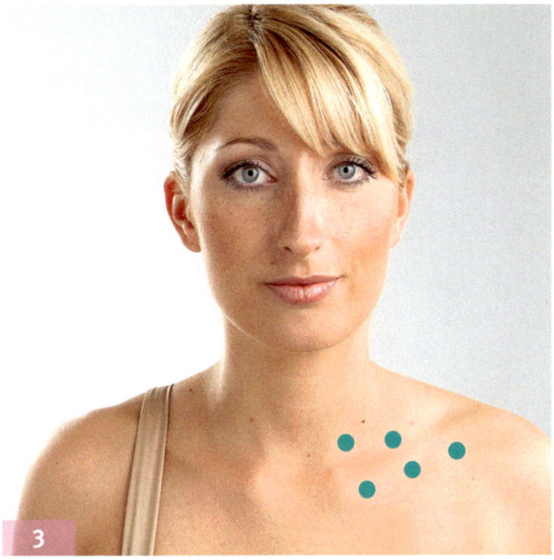

3. Au-dessus et en dessous de la clavicule se trouvent des points d'acupuncture et réflexes que l'on peut traiter en cas de difficultés respiratoires, d'asthme, de céphalées ou de mains froides. Au-dessus de la clavicule en partant de la gauche :
   - Ganglion stellaire (voir page suivante) ;
   - 12e point du méridien de l'estomac (Que Pen).

   Sous la clavicule en partant de la gauche :
   - 27e point du méridien du rein (Shu Fu) ;
   - 13e point du méridien de l'estomac (Qi Hu) ;
   - 2e point du méridien du poumon (Yun Men).

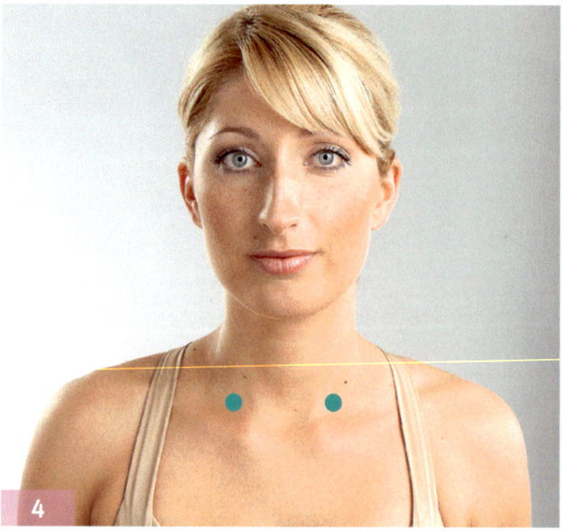

4. Le ganglion stellaire, qui est le point maître en réflexothérapie et un nœud important du système nerveux autonome, est situé juste au-dessus de la clavicule, au niveau de la septième vertèbre cervicale. Ce point permet de traiter presque toutes les douleurs qui surviennent au niveau du bras et de la tête, surtout quand on souffre également au niveau de la nuque.

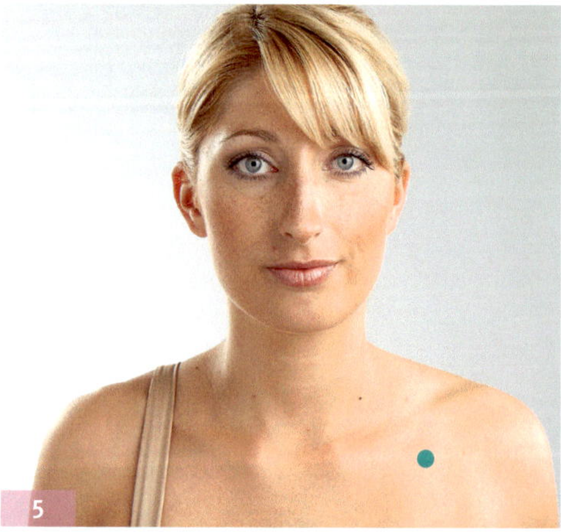

5. Le point 13E du méridien de l'estomac (Qi Hu), situé juste en dessous de la clavicule, dans le creux externe, peut permettre de soigner la toux, les troubles respiratoires, l'asthme et les douleurs au niveau du buste.

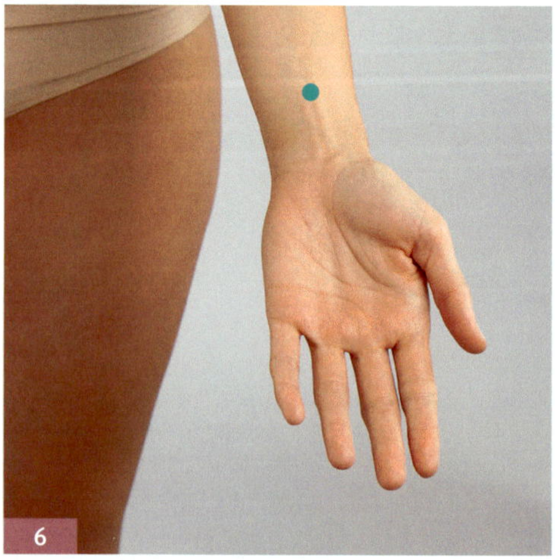

6. Le point PC6 du méridien du péricarde (Neiguan) se trouve sur la face antérieure du bras, non loin du pli du poignet. Il permet de traiter les nausées et vomissements ainsi que le syndrome du canal carpien.

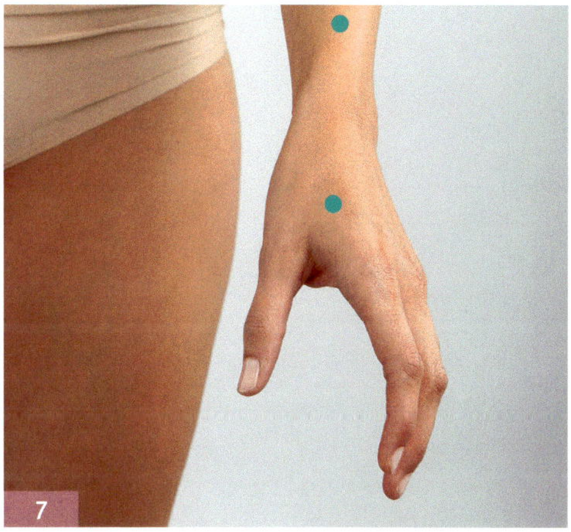

7. Le point 4GI du méridien du gros intestin (He Gu) se trouve entre le pouce et l'index, sur le bord radial au milieu du deuxième métacarpien. Il permet de traiter les douleurs au visage, aux dents, au niveau de la tête et la fièvre. Il renforce également le système immunitaire. Il est toutefois recommandé de ne pas l'activer pendant la grossesse. Sur la photo, le point situé sur le radius permet de soigner les troubles qui surviennent dans cette zone.

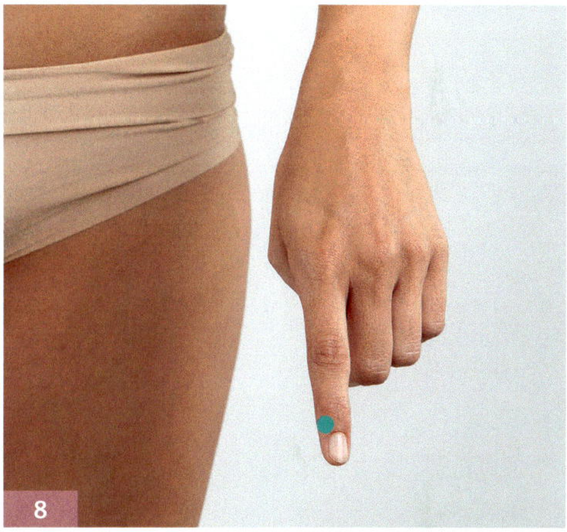

8. Le point 1GI du méridien du gros intestin (Shang Yang) se trouve sur le bord radial de la phalangette de l'index et peut être activé en cas de fortes fièvres, douleurs dentaires aiguës et pour apaiser les douleurs en général.

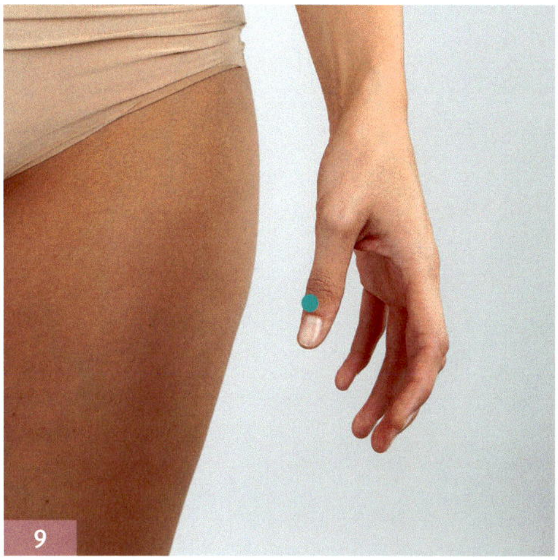

9. Le point 11P du méridien du poumon (Shao Shang) se trouve sur le bord radial de la phalangette du pouce. On le traite en cas de maladies inflammatoires du pharynx.

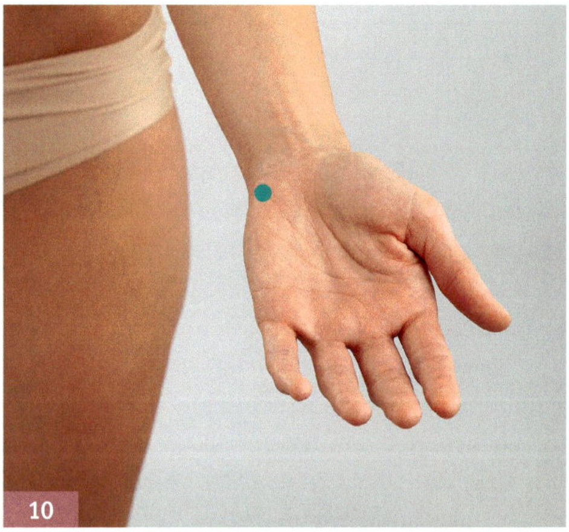

10. Le point 7C du méridien du cœur (Shen Men) se trouve sur le poignet à l'extrémité cubitale de la pliure. On l'active avec le 6e point du méridien de la rate en cas de troubles psychosomatiques, tels que les angoisses et les troubles du sommeil.

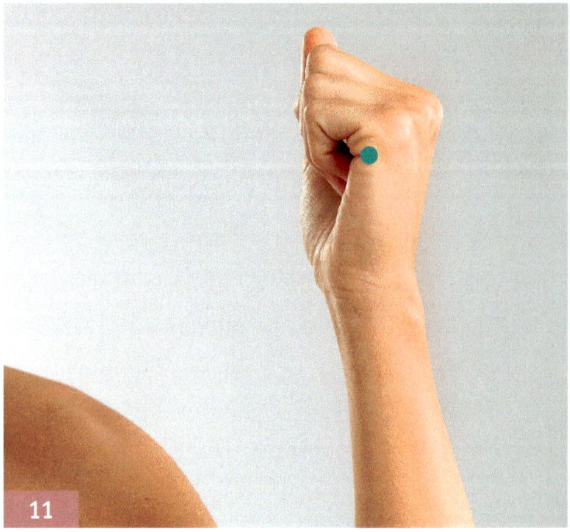

11. Le point 3IG du méridien de l'intestin grêle (Hou Xi) est situé sur le bord cubital de la main, à l'extrémité du pli quand on ferme le poing. On l'active pour traiter de nombreux troubles aigus de l'appareil locomoteur, tels que le torticolis et le lumbago.

Points d'acupuncture de la jambe

1. Le point 40V du méridien de la vessie (Wei Zhong) se trouve au milieu de la fosse poplitée (creux du genou). On le traite en cas de douleurs sciatiques et de problèmes au genou et au niveau du dos.

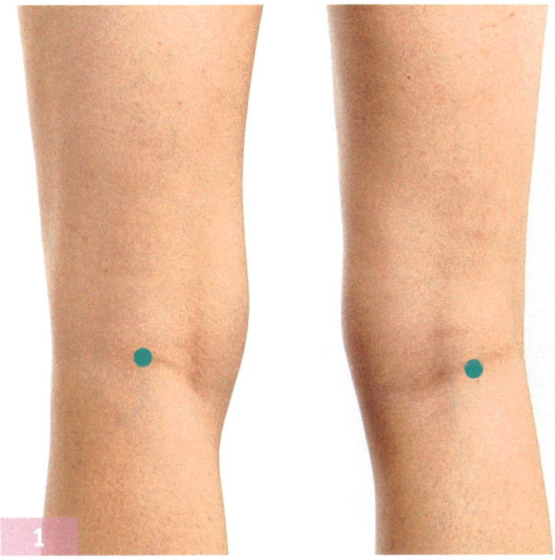
1

2. Le point 58V du méridien de la vessie (Fei Yang) est situé sur la face postérieure de la jambe, au niveau du péroné. On l'active pour gagner en force et en endurance dans les jambes et en cas de contractures musculaires au niveau de la nuque et de douleurs au niveau de l'occiput.

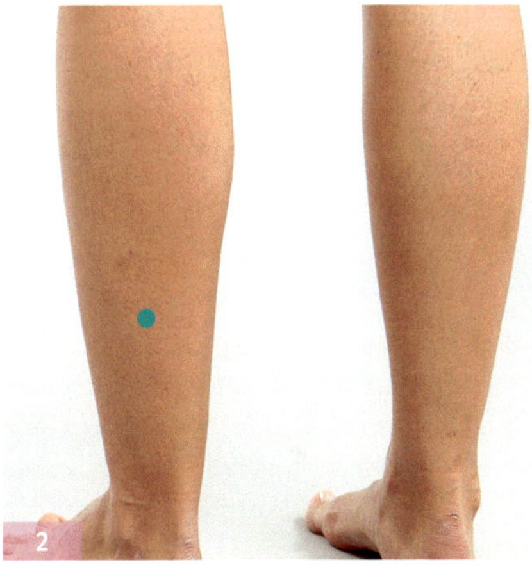
2

3. Le point 60V du méridien de la vessie (Kun Lun) se trouve entre la malléole externe et le tendon d'Achille. Il permet de traiter les céphalées, les vertiges, ainsi que les douleurs et les raideurs au niveau du dos et de la nuque.

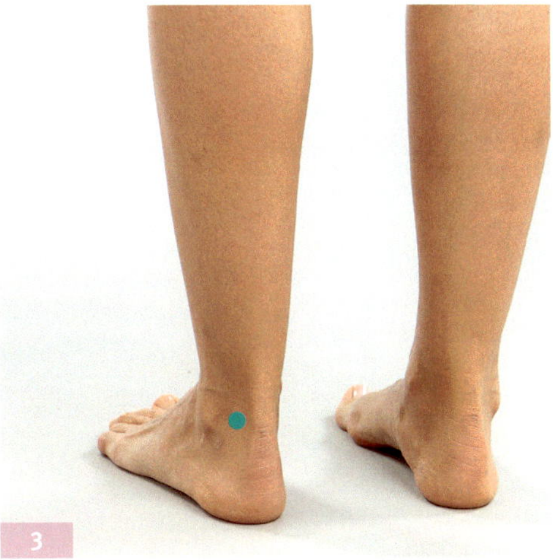
3

4. Le point E36 du méridien de l'estomac (Zu San Li) se situe à quatre travers de doigt de la rotule et à un travers de doigt du bord externe du tibia. Il permet de soulager les douleurs gastro-intestinales et de stabiliser l'état psychique.

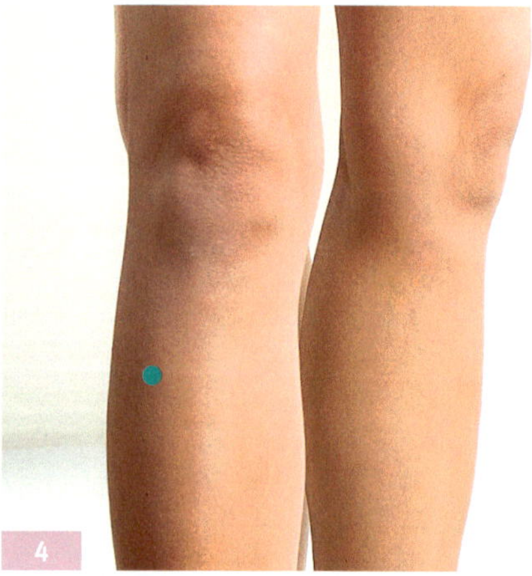

4

5. Le point 34VB du méridien de la vésicule biliaire (Yang Ling Quan) se trouve au niveau de la tête du péroné. Il agit en cas de contractures des muscles et des tendons, traite les douleurs au genou et à la hanche, surtout sur la face externe, ainsi que les céphalées et les acouphènes.

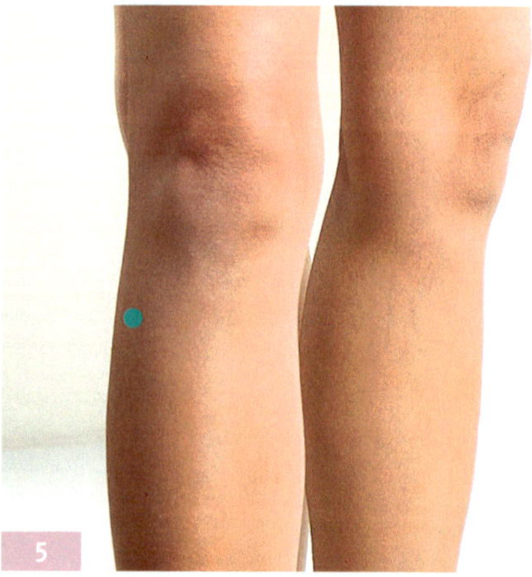

5

6. Le point 3RN du méridien du rein (Tai Xi) est situé entre le talon d'Achille et la malléole interne. Son activation traite les douleurs au cou et aux oreilles, ainsi que l'asthme, les douleurs menstruelles et les troubles du sommeil.

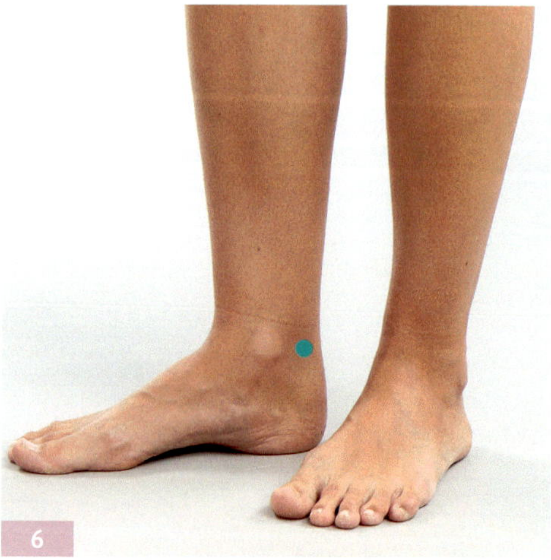

6

7. Les points 2F (Xing Jian) et 3F (Tai Chong), situés tous les deux dans la dépression qui se trouve entre le premier et le deuxième orteil, servent à se détendre en cas de céphalées de tension ou de problèmes digestifs (constipation).

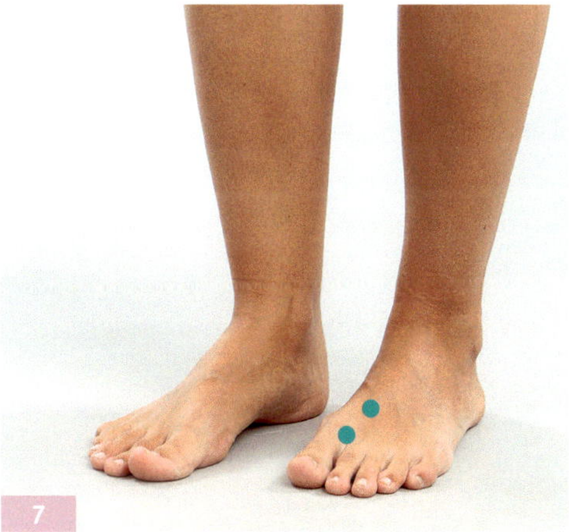

7

8. Le point F5 du méridien du foie, le point RA6 du méridien de la rate et le point RN8 du méridien du rein sont presque alignés sur la face antérieure interne du tibia. On les active pour traiter les problèmes hormonaux, par exemple les douleurs menstruelles et les céphalées d'origine hormonale, ainsi que les pathologies gastro-intestinales et urogénitales ou encore pour faciliter l'accouchement. Il est conseillé de ne pas traiter cette zone pendant la grossesse. L'application M4 réservée au muscle tibial postérieur atténue considérablement la sensibilité de cette zone.

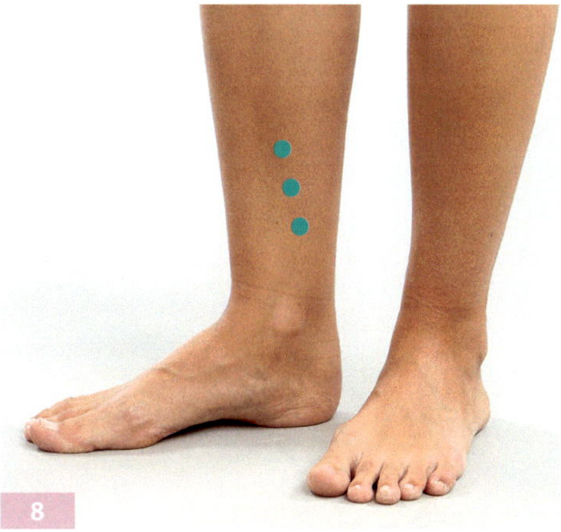

8

Index

A

Abdomen, application 140
Acrylate 26
Activer la colle 46
Arthrocinématique 22
Arthrose 12
– Articulation de la hanche, application 128
– Articulation en selle du pouce, application 162
– Genou, application 102
Articulation 22
– Immobilisation 19
– Mobilisation 41
Articulation de la hanche, application 128
Articulation de la mâchoire, douleurs 42
Articulation de la mâchoire, application 220
Articulation des doigts, application 170
Articulation en selle du pouce, application 162
Articulation métacarpo-phalangienne, application 160
Asthme bronchique, application 156
Auriculothérapie 32

B

Bandes et applications
– Arrondir les angles 45
– Base 36
– Colle 26
– Coller 45
– Combinaisons 48
– Couleur 29
– Domaines d'application 56
– Erreurs possibles 47
– Forme 35
– Matériel 25
– Mesurer la longueur 35
– Poser 43, 46
– Raccourcir 43
– Retirer 28
– Taux d'élastine 25, 38
– Tension 36, 37
– Tolérance de la peau 26
– Troubles 49
– Zones du corps 39
Bas-ventre, application 138
Bassin, application 146
Bruxisme 218

C

Cheville, application 82
Choix des couleurs 32
Cicatrice 42
– Applications 70, 72
Cinématique 22
Coiffe des rotateurs, application 190, 192
Colle 26
Constipation 136
Contracture musculaire 11
Côtes, application 158
Coton 25
Coude, application 174, 176
Couleurs 29
– Caractéristiques 30
– Choix 32
Cuisse, application 118

D

Déchirure musculaire 66
Diaphragme, application 154
Domaines d'application 13
Dos voûté 152
Douches 27
Douleur 10
Douleur névralgique 42
Douleurs à l'épaule 188, 190, 192, 198
Douleurs à la hanche, 126
Douleurs à la nuque 210
Douleurs articulaires 40
Douleurs dans le bras, application 212
Douleurs menstruelles 12, 136, 138
Drainage lymphatique 23
Durée 28

E

Effets 17
Élasticité 25, 36
Base 36, 46
Entorse 11
Entorse du pouce 160
Entraînement 40
Épicondylite, application 180
Épitrochléite, application 178
Erreurs 47

G

Genou, ligament latéral interne, application 104
Genou, application 96, 98, 100, 102
Genoux cagneux 106, 118
Gonflements 12, 16, 23, 40
Gonflements, application 62
Grilles pour taping 228
Grincer des dents 218
Grossesse 18

H

Hallux valgus, application 78
Hématome 12, 16, 64, 66
Hernie discale 11

I-J

Incontinence, application 134
Inhibition réciproque 39
Insuffisance respiratoire, application 156
Jambe, application 90
Kinematic Taping® 23
Kinésio-taping 20

L-M

Lésion de la syndesmose 84
Lordose, application 146
Maladie de De Quervain, application 164
Maladie du SMS 160
Maux de dos 11
Mollet 86
– Application lymphatique 62
Mouvements douloureux 11
Muscle deltoïde, application 200
Muscle du tibia, application 90, 92
Muscle sartorius, application 106
Muscle trapèze, application 196, 198, 206
Muscles 22, 32, 40, 41
Muscles adducteurs de la cuisse, application 124
Muscles de la cuisse, application 108, 120, 124
Muscles de la jambe, application 94
Muscles droits de l'abdomen, application 150
Muscles extenseurs de l'avant-bras, application 180
Muscles extenseurs des doigts, application 170
Muscles fessiers, application 132
Muscles fléchisseurs de l'avant-bras, application 178
Muscles fléchisseurs des doigts, application 168
Muscles ischio-jambiers, application 120
Muscles masticateurs 42, 218
Muscles obliques de l'abdomen, application 148
Muscles pectoraux, application 202

N

Nager 27
Nerf médian, application 186
Nerf sciatique, application 122
Nerfs 23
Neurodynamique 23
Névralgie du trijumeau 222
Nez bouché 12, 233, 224

O

Œdème 18
Œdème de la lymphe 16
Omoplate, application 194
Opération du ligament croisé 136

P-Q

Pansements magnétiques 228
Patchs LiveWave 228
Peau 18
– Épiler 28
– Préparer 43
Physiothérapie 14, 21
Pieds plats 74
Pigments 27
Plancher buccal, application 216
Plancher pelvien, application 134
Plante du pied, application 88
Plexus brachial, application 212
Poignet, application 172
Points d'acupuncture 229, 237, 241
Points sensibles 228
Points spéciaux 228
– Bras 234
– Céphalées 233
– Jambe 230, 236
– Nez bouché 233
– Tête 231
Points *trigger* 228
Position initiale 38
Première côte, application 210
Principes d'application 40
Quadriceps, application 108

R

Rachis cervical, application 204
Rachis lombaire, application 142, 144
Rachis thoracique, application 152
Raser 28
Respiration abdominale, application 154
Respiration, application 154, 156
Rhizarthrose 162
Ronflements 224
Rotation de l'avant-bras, application 182, 184
Rotule, application 110, 112, 114, 116

S

Sacrum, application 136
Signal vasculaire autonome 32
Sinus 224
Syndrome du canal carpien, application 182, 186

T-U

Taping
– Contre-indications 18
– Développement 19
– Domaines d'application 13
– Effets 17
– Fonctions 17
– Manière d'agir 15
– Possibilités d'emploi 12
– Principes 40
– Rigide 19
Tendon d'Achille, application 86
Tendons du pouce, application 164
Tennis-elbow 180
Tension 36, 37, 38
Tension intérieure, application 136
Thérapie manuelle 21
Transpirer 27
Troubles 49
Usure articulaire 12

V-Z

VAS 32
Vertèbres cervicales, application 214
Voûte plantaire longitudinale, application 74
Voûte plantaire transversale, application 76
Zones d'application 56
Zones nerveuses 234, 236

Avertissement

Comme toute science, la médecine est en perpétuelle évolution. La recherche et les expériences cliniques élargissent sans cesse nos connaissances, surtout en ce qui concerne les traitements médicamenteux. Les conseils, informations et enseignements contenus dans le présent ouvrage sont le fruit de l'expérience des auteurs, et ils ont tous été soigneusement mis en pratique et vérifiés, mais ils n'ont en aucun cas vocation à se substituer à l'avis éclairé d'un médecin. Le lecteur est donc seul responsable de l'usage qu'il en fait et doit, en cas de doute ou de troubles persistants, demander conseil à un professionnel de la santé. Les auteurs et l'éditeur ne sauraient être tenus responsables quant aux éventuels préjudices ou dommages qui pourraient découler de la mise en œuvre des conseils proposés dans cet ouvrage, ni bien sûr en cas d'interprétation erronée.

Photographies : Lothar Bertrams, Stuttgart, Allemagne
Modèle : Sandy Sachse

Traduit de l'allemand par Sabine Boccador
L'éditeur remercie pour sa relecture Benoît Girardin, physiothérapeute
Mise en page de la version française : SCM, Toulouse

ISBN : 978-2-7114-2366-8

Dépôt légal : octobre 2015

Achevé d'imprimer en Slovaquie par Polygraf